[美]石川清武（Kiyotake Ishikawa） 主 编

心血管疾病实验模型

方法与步骤

秦 牧 石少波 刘 韬 等 ◎译

Experimental Models of Cardiovascular Diseases
Methods and Protocols

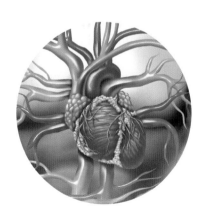

U0295114

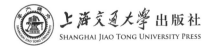

上海交通大学出版社
SHANGHAI JIAO TONG UNIVERSITY PRESS

内容提要

本书就如何建立稳定、可重复的心血管疾病模型进行了详细且准确的阐述。全书共分为 6 篇 30 章，详细介绍了心血管疾病的计算机模型、体外模型、离体模型、小动物模型以及大动物模型的建立方法和操作步骤。小到心肌细胞的分离培养，大到大动物在体心血管疾病模型的建立，均可在本书中找到详实且准确的答案。本书由从事心血管疾病基础研究和临床研究的国内外专家共同翻译，是一部心血管疾病模型制备技术全面、可靠的参考书，可为从事心血管疾病研究的学者、研究生以及技术人员等提供帮助。

上海市版权局著作权合同登记号　图字：09 - 2020 - 674

First published in English under the title
Experimental Models of Cardiovascular Diseases：Methods and Protocols
edited by Kiyotake Ishikawa
Copyright © Springer Science＋Business Media，LLC，part of Springer Nature，2018
This edition has been translated and published under licence from
Springer Science＋Business Media，LLC，part of Springer Nature.

图书在版编目(CIP)数据

心血管疾病实验模型：方法与步骤／（美）石川清
武主编；秦牧等译. —上海：上海交通大学出版社，
2021.11
　　ISBN 978 - 7 - 313 - 25212 - 8

Ⅰ.①心… Ⅱ.①石… ②秦… Ⅲ.①心脏血管疾病
—实验动物—模型　Ⅳ.①R54 - 33

中国版本图书馆 CIP 数据核字（2021）第 151125 号

心血管疾病实验模型：方法与步骤
XINXUEGUAN JIBING SHIYAN MOXING：FANGFA YU BUZHOU

主　　编　[美] 石川清武（Kiyotake Ishikawa）　　译　　者：秦　牧　等
出版发行　上海交通大学出版社　　　　　　　　　地　　址：上海市番禺路 951 号
邮政编码　200030　　　　　　　　　　　　　　　电　　话：021 - 64071208
印　　制　上海锦佳印刷有限公司　　　　　　　　经　　销：全国新华书店
开　　本：787 mm×1092 mm　1/16　　　　　　　印　　张：20.5
字　　数：457 千字
版　　次：2021 年 11 月第 1 版　　　　　　　　　印　　次：2021 年 11 月第 1 次印刷
书　　号：ISBN 978 - 7 - 313 - 25212 - 8
定　　价：198.00 元

版权所有　侵权必究
告读者：如发现本书有印装质量问题请与印刷厂质量科联系
联系电话：021 - 56401314

译者名单

按姓氏笔画排序

石少波　　武汉大学人民医院
叶　平　　武汉市中心人民医院
刘东海　　加拿大蒙特利尔大学
刘　欣　　武汉大学人民医院
刘　韬　　武汉大学人民医院
孙育民　　上海市静安区中心医院
李小平　　四川省人民医院
李亚峰　　山西省人民医院
李海涛　　海南省人民医院
张　宇　　上海交通大学附属胸科医院
周万平　　苏州大学附属儿童医院
赵冬冬　　同济大学附属第十人民医院
姜伟峰　　上海交通大学附属胸科医院
秦　牧　　上海交通大学附属胸科医院
顾永伟　　南京大学医学院附属盐城医院
郭　凯　　上海交通大学医学院附属新华医院
黄　冬　　上海交通大学附属第六人民医院
常　栋　　厦门大学附属心血管病医院
梁　卓　　首都医科大学附属安贞医院
蒋晨曦　　首都医科大学附属安贞医院
熊　峰　　加拿大蒙特利尔大学
戴明彦　　武汉大学人民医院

心血管疾病目前仍然是全球主要的死亡原因。由于全球人口老龄化以及发展中国家生活方式的改变，预计在未来 10 年内，罹患该疾病的人数将进一步增加。目前众多学者正在针对这一疾病展开系统的研究。然而，该病的基本病理生理过程还有许多问题有待阐明。同时，新的治疗方法包括药物疗法、细胞疗法、基因疗法和器械疗法等也在积极探索中。开展这些研究的关键是设计合理且可重复的实验，其中疾病模型是决定研究质量和结果的最基本要素。因此，应用适宜的实验模型是获得成功和可重复性结果的关键。

本书的目的是为广大研究人员提供建立可靠且可重复的心血管疾病实验模型的方法学。来自资深专业实验室的实用而详细的实验方案将有助于心血管疾病实验的开展，进而推动心脏生物学的新发现和有效治疗方法的发展。

感谢所有专家作者在撰写方法学步骤上的奉献精神，这些方法将帮助其他研究人员重现心血管疾病的实验模型。我们希望《心血管疾病实验模型：方法与步骤》一书能对读者开展和改进其研究提供重要的参考。

石川清武(Kiyotake Ishikawa)

美国西奈山伊坎医学院

前　言

　　心血管疾病是人类的"头号杀手"，一直是基础研究和转化医学的热点，从事该领域的研究者众多，每年发表大量的科学论文。心血管疾病模型的建立作为决定研究质量的"基石"，其合理性和可重复性是研究成功的关键。然而，目前对于建立标准的心血管疾病模型，不同实验室都有各自的方法，而通过文献学习往往受限于文章篇幅很难将实验细节尽数公开。因此，亟须一部系统介绍心血管疾病模型的书籍，将实验步骤以及重要的操作细节详尽阐述，方便研究者能将经典的动物模型一一学习和再现。

　　该部著作包括 30 章，对从细胞培养到动物模型制备都进行了非常细致的描述，同时也总结了模型建立过程中的注意事项和操作经验，内容"图文并茂"且"面面俱到"，极大地方便了读者的学习、模仿和重复。各个章节的译者都是国内外长期从事心血管病基础和临床研究的资深学者，定能为广大读者真实还原原著的精髓。

秦　牧

2021 年 7 月

目　录

第 5 篇　小动物模型　　　　　　　　　　　　　　　　139

第 6 篇　大动物模型　　　　　　　　　　　　　　　　225

索引　　　　　　　　　　　　　　　　　　　　　　315

第 1 篇

总　论

第1章
心血管疾病的实验模型总论

Jae Gyun Oh, Kiyotake Ishikawa

【摘　要】心血管疾病是临床上最常见的致死原因之一。心血管疾病的实验模型对理解疾病机制、提供准确诊断以及开发新的治疗方法均有重要的作用。在过去大量的心血管疾病模型被各个实验室提出和复制，其中具有明显优势的模型，特别是那些具有可行性、可重复性以及与人类疾病高度相似的模型，常被选择并广泛使用。本章对这些离体、在体和计算机模型做了简要的总结。

【关键词】动物模型　心肌梗死　心肌细胞　电生理　模型　肺高压　心力衰竭（心衰）左心室　啮齿动物　大动物

1.1　引言

全世界范围内心血管疾病的患病率持续上升，根据美国心脏协会的最新报道（2017年心脏病和卒中统计）[1]，超过9 000万的美国成年人至少患有一种心血管疾病，并且患病人数增长迅速。大量聚焦心血管疾病的预防、诊断和治疗的研究改善了患者的预后，但仍有继续提升的空间。基础科学研究是上述成就的推动力量，并将在今后的研究中发挥重要的作用。

各类心血管疾病模型为发现新疗法和确定疾病的病理生理学机制做出了积极的贡献。体外模型利用细胞或组织，实现快速、高效、可控的实验研究。相比之下，利用在体模型，则可在更复杂的生物学系统中验证疾病的机制和疗效。最近，随着计算和软件科学的进步，出现了可靠的心血管疾病计算机模型。本章对模拟人类心血管疾病的实验模型做了概述，并标注了对应的章节编号，详细的模型构建方法会在本书其他章节中介绍。

1.2　计算机模型

近年来，技术的进步催生了各类心血管疾病的计算机模型。通过整合实验得到关键的数据元素，计算机模型提供了高通量和高效的分析方法，有利于研究人员全面而系统地理解复杂且动态变化的生物体，并为研究生物学机制提供了新思路。例如，通过整合各种离子通道特性，成功地制作了心肌动作电位的计算机模型，该模型可用来研究离子通道基因变异的影响以及药物的作用[2]。这些数据还可进一步应用到更复杂的系统中，如组织或器官水平的电生理活动（第 2 章）。通过有限元分析[3]等多种方法模拟心肌收缩，更新了人们对心肌收缩机制的认识。心脏收缩性作为体循环血流动力学的组成部分，通过压力-容量循环理论[4]进行模拟，常被用于预测和研究各种干预措施对血流动力学参数的影响。此外，与其他领域相似，计算机方法可实现大数据分析，并从中提取重要的生物学信息。在未来，随着技术的进步，计算机模拟将变得更加强大，甚至可能取代大多数体外和体内实验。

1.3 体外模型

体外模型最突出的优点是可以进行大规模细胞实验，并对实验条件进行精确控制，在信号通路研究、细胞品系的机制研究和高通量药物筛选等领域具有显著的优势。原代离体细胞和永生细胞系研究大幅增进了人们对心血管系统的分子和生理调控的认识。近年来，人类胚胎干细胞（embryonic stem cell，ESC）和诱导多能干细胞（induced pluripotent stem cell，iPSC）衍生的细胞也被应用到体外模型中，为研究心血管疾病提供了新方法。

1.3.1 原代分离的心肌细胞

在心脏功能和心脏病的体外模型中，最常用的细胞是从 1～5 日龄的大鼠中分离得到的新生心肌细胞。这类细胞易于分离和培养，同时操作基因表达谱可靠[5]。对新生心肌细胞进行多种病理生理学刺激，可模拟体内的心脏病理过程。例如，通过去甲肾上腺素[6]、血管紧张素 Ⅱ[7]、内皮素-1[8]等物质诱导心肌肥厚。直接牵拉细胞模拟容量超负荷引起的心肌延展[9]。此外，通过缺氧-复氧[10]或除氧化合物（如 $Na_2S_2O_4$）处理可制作缺血-再灌注模型[11]。这些刺激通常可以导致类似体内环境的细胞反应，如肥大、凋亡、自噬、胚胎基因表达，使其成为心脏病的可靠模型。尽管如此，由于其形态不成熟[12]，与成年心肌细胞的基因表达存在差异[13]，在一定程度上限制了这类细胞的应用。

相比之下，成年心肌细胞（第 3 章）在形态学和细胞行为特征上与人类完整的心脏细胞更为相似。这类细胞可从不同性别、不同年龄、包括人类在内的不同物种的动物心脏中通过酶消化法分离获得。而从转基因或疾病状态下的动物分离得到的心肌细胞，可针对性地用于研究基因功能和病理机制。重要的是，成体细胞具有成熟的肌节结构和离子通道，更适合于开展膜片钳[14]、收缩性测定（第 7 章）[15]、钙离子显像[16,17]等研究。分离和培养方法上的技术难点限制了这类细胞的应用。但是，上述优势促使科研人员继续应用这类细胞，因此，它们仍然是体外心脏研究中最常用的模型之一。

1.3.2 永生细胞系

为了克服原代心肌细胞的培养困难，研究人员建立了永生心肌细胞系[18]，代表性的细胞系包括 H9c2[19]、ANT-T 抗原（ANT-T-antigen）[20]、AT-1[21]、MC29[22]、HL-1[23]和

AC16[24]。上述细胞源自心脏细胞，因此保留了与来源细胞相似的基因表达谱和表型特征。例如，H9c2 细胞起源于成心肌细胞系，是从 BDIX 大鼠胚胎的心室肌细胞分离而来的；AC16 细胞则来源于人类的心室肌组织（与 SV40 转化的人类成纤维细胞融合）。在使用这些细胞时，需要认识各类细胞系的特点和局限性，有必要在其他心脏模型中验证。另外，易于培养和可行冻存-融化，使这些细胞在体外模型的构建中变得非常实用。

1.3.3　ESC 和 iPSC 衍生的心肌细胞

心肌样细胞可通过 ESC（第 4 和第 5 章）或 iPSC（第 6 章）等多能干细胞诱导分化而来。利用这些细胞构建心脏疾病体外模型是最近的研究热点。其突出的优势在于这些细胞可直接从患者获得，而无须切取真正的心脏。这使得基于基因谱个体差异的心脏精准医学成为可能。例如，针对基因异常的研究[25]，筛选潜在延长 QT 间期或具有心脏毒性的药物[26]。然而，成本问题、细胞的构建以及诱导后的细胞存在生理和结构上的不成熟，使该方法在应用中仍然具有挑战性。当这些限制得以解决后，干细胞诱导的心肌细胞可能成为体外研究中主要采用的细胞类型。

1.3.4　血管疾病的体外模型

血管内皮细胞（vascular endothelial cell，VEC）和平滑肌细胞（smooth muscle cell，SMC）是进行体外血管疾病建模时最常应用的两类细胞。在体内，这些细胞的病理改变会导致动脉粥样硬化、和再狭窄、高血压、动脉瘤，与心血管相关死亡具有密切关系。导致这些疾病的主要信号通路已被找到，与此同时，VEC 和 SMC 也被用于血管再生相关的研究。原代细胞可通过消化酶解各物种（包括人类）的血管组织得到。与心肌细胞不同，原代细胞在培养皿上容易扩增，对冻存-融化耐受良好，因此使用较为方便。和心脏细胞模型类似，ESC 和 iPSC 诱导的 VEC[27] 和 SMC[28] 也被用于血管疾病的建模。通常使用这些细胞进行包括对增殖、迁移、收缩、分泌和血管生成的测定。为了更密切地反映体外环境，有时会在流体条件下培养细胞，或与其他细胞一起培养以体现细胞相互之间的作用。

1.4　离体组织模型

尽管基于细胞的模型可以对相应细胞做高效、可精确调控的实验，但这些模型仍然缺乏三维空间结构和与其他类型细胞的相互作用。心血管疾病的离体组织模型可以在确保对实验环境精确调控的同时，克服上述限制。目前常用的离体组织模型大多是从动物或人体的新鲜器官分离获得。利用 Langendorff 系统（第 8 章）[29] 或动物间交叉循环的全心灌注（第 9 章）[30]，可以在器官水平实现精确控制的生理学研究。采用这些方法进行关于压力-容量关系、心脏工作、心肌氧耗的研究，为现有心脏生理学理论的建立起了关键性作用。复杂的心脏电生理研究也可通过 Langendorff 系统实现[31]。对钙离子敏感的荧光探针的光标测，可以在全心或人工灌注的心脏组织中对心脏电活动进行高时空分辨率研究

（第 10 章）。通过改变灌注液的成分，可以对不同浓度的循环离子或药物进行研究[32]。对离体心脏做暂时或永久的冠状动脉结扎，可以研究缺血和再灌注损伤的影响。这些新鲜分离的心脏的缺点在于其完整性难以长期保持。因此，这些模型主要用于急性实验。运用细胞培养及工程的方法，可以培养适合进行长期实验的组织[33]。与细胞培养相比，组织的三维结构可以更好地复制体内的生理环境。此外，采用人类 iPSC 诱导的心肌细胞可以进行特定疾病的研究（第 11 章）。随着这一技术的不断进步，在未来可能构建出完整的人造心脏。

与心脏相类似，离体血管的灌注方法也已经被开发出来[34]。采用这种方法可以进行高空间分辨率成像，从而在动脉粥样硬化的研究中取得新的发现。动脉粥样硬化斑块破裂和血栓形成常导致突发疾病而威胁生命，因此需要有效的措施预防此类事件发生。为了评估血栓事件的风险以及评价抗栓药物在特定患者中的疗效，一种离体血栓模型也已经被开发出来（第 12 章）。

1.5　在体模型

在体心脏的功能和生理受到多种心脏外因素的影响，如血流动力学、神经内分泌和炎症信号等[35]。这些信号的激活维持着人体内环境的稳态。然而，这些因素的持续作用会导致心脏产生病理反应。更重要的是，在急性或慢性过程中，心脏功能障碍激活了上述病理因素。反过来，这些病理因素又进一步恶化了心脏功能，从而形成恶性循环。为了在复杂的生物体系中了解心脏疾病的病理生理学特点和评估疗效，在体模型是十分必要的实验方法。目前已报道了多种动物模型，其中较常用的模型会在后续的章节中介绍。

1.5.1　小动物模型

啮齿动物模型由于具有以下优点，因此在心血管疾病研究中扮演了重要的角色：具有与人类心脏和血管相似的解剖结构；易于饲养且价格适中；繁殖快且寿命短；与高等动物相比，伦理问题较少[36]。得益于基因操纵技术的发展，在小鼠模型上可以对基因功能和疾病机制进行深入分析。小鼠和人类在很多基因上具有较高的相似性[37]，加之检测小鼠基因与蛋白质表达的方法已较为成熟，因此小鼠成为在体心血管疾病研究中最常用的动物。与小鼠相比，大鼠具有更大的心脏和血管体积，可提供更多的组织，并且更容易通过手术操作诱发疾病。而且大鼠在生理学上也比小鼠更接近人类。

除了转基因心血管疾病模型外，大鼠和小鼠具有相似的模型构建方法。由于小鼠体型较小，对其进行手术操作更具挑战。然而，当研究者熟悉了必要的技能后，利用小鼠可以进行高通量的研究。心脏缺血模型包括永久冠状动脉结扎和缺血-再灌注，可通过相似的技术实现（第 13 章）。结扎的位置和长度决定了损伤范围的大小和模型构建后的生存率。在慢性期，小鼠心脏由重构导致收缩功能障碍与人类心肌梗死后的改变相似[38]。与高等动物相比，小鼠心肌梗死的愈合过程似乎更快[39]。另一种常用模型是通过手术缩窄主动脉，引起压力超负荷，从而诱导心力衰竭（简称心衰）（第 14 章和第 15 章）。在小鼠上,心脏肥厚最先出现,随后发生心脏扩张和收缩功能障碍[40]。疾病的进展速度与缩窄的位置和狭窄程度有关。相比之下,大鼠在主动脉缩窄后并不一定会出现这些病理改变[41]。药物诱导心脏疾病的模型也十分常用。血管紧张素或异丙肾上腺素一般通过渗透泵注入(第 16 章)[42],而心脏毒性药物(如阿霉素)一般采用注射进行全身给药(第 17 章)[43]。在大鼠上,注射野百合碱可以简便地诱导肺动脉高压(第 18 章)[44];而在小鼠上,一般通过缺氧诱导制作肺动脉高压模型(第 19 章),因为野百合碱的效果并不可靠。

诱导血管重构时,常用的方法是导线损伤法(第 20 章)[45]和球囊充气法[46];高胆固醇饮食引起的内皮破坏和血管牵拉可以诱导慢性血管损伤;动静脉瘘模型是研究静脉重构的实用模型(第 21 章)[47]。

1.5.2　大动物模型

大动物模型的核心优势在于其心脏大小、解剖结构以及生理学特点与人类心脏相似。这些特点使得在研究过程中,研究人员可以使用临床上应用的影像设备和包括血管内导管在内的治疗设备。大动物模型具有与人类相似的生理学特点以及比啮齿动物更复杂的免疫系统,因而可以更容易地预测人类对新疗法的反应。通过解剖可以得到大量的组织样本,并且可在同一只动物中进行不同的测定,这在啮齿动物的心脏中是较难实现的。大动物实验存在的问题:由于受成本和场地限制,实验动物的数量规模难以扩大;伦理问题更加复杂;研究资源有限(如抗体和引物等)。然而,在实验室研究向临床应用转化、医疗设备测试、心脏成像方法评估等领域,大动物实验是这些研究实际应用于临床之前的重要步骤。

大动物模型使用的动物包括猪、犬、羊、兔以及除人类以外的灵长类动物。为了在与临床实际情况相当的条件下测试治疗或诊断方法,大动物模型需要表现出与目标人群相似的疾病状态。在所有心脏疾病中,缺血性疾病模型最为常用。心肌梗死可以通过导管(第 22 章)[48]或手术方法诱发(第 23 章)[49],并且能控制收缩功能障碍的程度。利用这些模型设计的急性期研究着重于减少因最初缺血造成的心肌损伤以及随后的再灌注损伤。而慢性期研究着重于预防或逆转进行性心脏功能障碍和心脏重构。其他缺血模型,包括冠状动脉血栓模型和慢性缺血模型,分别模拟了弥漫性心脏功能障碍(第 27 章)[50]和心肌冬眠[51]。心肌梗死后的二尖瓣反流是不良事件的危险因素,这种动物模型可以在猪[52]或羊上实现[53,54]。

非缺血性心脏病模型可以通过持续快速起搏(心动过速性心肌病)(第 24 章)[55]、瓣膜反流(第 25 章)[56]或动静脉分流引起容量超负荷、主动脉[58]或肾脏缩窄[59]引起压力超负荷(第 26 章)以及心脏毒性药物注射[60]等方法构建。压力超负荷介导的模型与临床上常见的心衰类型较为相似。然而,由于存在不合并肥胖或代谢病的保留射血分数的心衰,以及使用老年动物的困难性,又使动物模型难以完全复制所有的临床表现。不合并肺动脉高压的右心衰竭可以通过缩窄肺动脉构建[61];肺栓塞模型可以模拟慢性血栓性肺动脉高压患者(第 28 章)[62];我们课题组最近建立了一种合并右心室功能障碍的毛细血管后肺动脉高压模型(第 29 章)[63]。这些大动物模型为不同类型肺动脉高压的研究提供了选择。

兔动脉粥样硬化模型是一种常用的血管疾病模型,用于研究动脉粥样硬化的影像学和治疗方法(第 30 章)[64]。高脂饮食和球囊损伤诱导的血管损伤也可应用于其他物种。大动物的主动脉夹层和主动脉瘤模型也已开发完成[65]。

1.6 总结

上述所有模型都有各自的优点和局限性,对研究人员而言,重要的是根据可靠的假设设计实验,并使用适当的模型来验证这些假设。利用本书各章中描述的模型构建方法,应当能够实现成功且可重复的实验研究。

参考文献

［1］ Benjamin E J, Blaha M J, Chiuve S E, et al. Heart disease and stroke statistics – 2017 update: a report from the American Heart Association[J]. Circulation, 2017, 135(10): E146 – E603.

［2］ O'Hara T, Virag L, Varro A, et al. Simulation of the undiseased human cardiac ventricular action potential: model formulation and experimental validation [J]. PLoS Comput Biol, 2011, 7 (5): e1002061.

［3］ Dorri F, Niederer P F, Lunkenheimer P P. A finite element model of the human left ventricular systole[J]. Comput Methods Biomech Biomed Engin, 2006, 9(5): 319 – 341.

［4］ Santamore W P, Burkhoff D. Hemodynamic consequences of ventricular interaction as assessed by model analysis[J]. Am J Physiol, 1991, 260(1 Pt 2): H146 – H157.

［5］ Louch W E, Sheehan K A, Wolska B M. Methods in cardiomyocyte isolation, culture, and gene transfer[J]. J Mol Cell Cardiol, 2011, 51(3): 288 – 298.

［6］ Simpson P, McGrath A, Savion S. Myocyte hypertrophy in neonatal rat heart cultures and its regulation by serum and by catecholamines[J]. Circ Res, 1982, 51(6): 787 – 801.

［7］ Sadoshima J, Izumo S. Molecular characterization of angiotensin Ⅱ — induced hypertrophy of cardiac myocytes and hyperplasia of cardiac fibroblasts. Critical role of the AT1 receptor subtype [J]. Circ Res, 1993, 73(3): 413 – 423.

［8］ Sakai S, Shimojo N, Kimura T, et al. Involvement of peptidyl-prolyl isomerase Pin1 in the inhibitory effect of fluvastatin on endothelin – 1 – induced cardiomyocyte hypertrophy[J]. Life Sci, 2014, 102(2): 98 – 104.

［9］ Komuro I, Kaida T, Shibazaki Y, et al. Stretching cardiac myocytes stimulates protooncogene expression[J]. J Biol Chem, 1990, 265(7): 3595 – 3598.

［10］ Acosta D, Puckett M. Ischemic myocardial injury in cultured heart cells: preliminary observations on morphology and beating activity[J]. In Vitro, 1977, 13(12): 818 – 823.

［11］ Peng K, Qiu Y, Li J, et al. Dexmedetomidine attenuates hypoxia/reoxygenation injury in primary neonatal rat cardiomyocytes[J]. Exp Ther Med, 2017, 14(1): 689 – 695.

［12］ Brette F, Orchard C. T-tubule function in mammalian cardiac myocytes[J]. Circ Res, 2003, 92 (11): 1182 – 1192.

［13］ Gilsbach R, Preissl S, Gruning B A, et al. Dynamic DNA methylation orchestrates cardiomyocyte development, maturation and disease[J]. Nat Commun, 2014, 5: 5288.

［14］ Bhargava A, Lin X, Novak P, et al. Super-resolution scanning patch clamp reveals clustering of functional ion channels in adult ventricular myocyte[J]. Circ Res, 2013, 112(8): 1112 – 1120.

［15］ Gaitas A, Malhotra R, Li T, et al. A device for rapid and quantitative measurement of cardiac myocyte contractility[J]. Rev Sci Instrum, 2015, 86(3): 034302.

［16］ Moshal K S，Tipparaju S M，Vacek T P，et al. Mitochondrial matrix metalloproteinase activation decreases myocyte contractility in hyperhomocysteinemia［J］. Am J Physiol Heart Circ Physiol，2008，295(2)：H890 - H897.

［17］ Cagalinec M，Waczulikova I，Ulicna O，et al. Morphology and contractility of cardiac myocytes in early stages of streptozotocin-induced diabetes mellitus in rats［J］. Physiol Res，2013，62(5)：489 - 501.

［18］ Marvin W J Jr，Robinson R B，Hermsmeyer K. Correlation of function and morphology of neonatal rat and embryonic chick cultured cardiac and vascular muscle cells［J］. Circ Res，1979，45(4)：528 - 540.

［19］ Kimes B W，Brandt B L. Properties of a clonal muscle cell line from rat heart［J］. Exp Cell Res，1976，98(2)：367 - 381.

［20］ Steinhelper M E，Lanson N A Jr，Dresdner K P，et al. Proliferation in vivo and in culture of differentiated adult atrial cardiomyocytes from transgenic mice［J］. Am J Phys，1990，259(6 Pt 2)：H1826 - H1834.

［21］ Delcarpio J B，Lanson N A Jr，Field L J，et al. Morphological characterization of cardiomyocytes isolated from a transplantable cardiac tumor derived from transgenic mouse atria (AT - 1 cells)［J］. Circ Res，1991，69(6)：1591 - 1600.

［22］ Jaffredo T，Chestier A，Bachnou N，et al. MC29-immortalized clonal avian heart cell lines can partially differentiate in vitro［J］. Exp Cell Res，192(2)：481 - 491.

［23］ Claycomb W C，Lanson N A Jr，Stallworth B S，et al. HL - 1 cells：a cardiac muscle cell line that contracts and retains phenotypic characteristics of the adult cardiomyocyte［J］. Proc Natl Acad Sci U S A，1998，95(6)：2979 - 2984.

［24］ Davidson M M，Nesti C，Palenzuela L，et al. Novel cell lines derived from adult human ventricular cardiomyocytes［J］. J Mol Cell Cardiol，2005，39(1)：133 - 147.

［25］ Moretti A，Bellin M，Welling A，et al. Patient-specific induced pluripotent stem-cell models for long-QT syndrome［J］. N Engl J Med，2010，363(15)：1397 - 1409.

［26］ Burridge P W，Li Y F，Matsa E，et al. Human induced pluripotent stem cell-derived cardiomyocytes recapitulate the predilection of breast cancer patients to doxorubicin-induced cardiotoxicity［J］. Nat Med，2016，22(5)：547 - 556.

［27］ Zhang J，Chu L F，Hou Z，et al. Functional characterizationof human pluripotent stem cell-derived arterial endothelial cells［J］. Proc Natl Acad Sci USA，2017，114(30)：E6072 - E6078.

［28］ Ji H，Kim H S，Kim H W，et al. Application of induced pluripotent stem cells to model smooth muscle cell function in vascular diseases［J］. Curr Opin Biomed Eng，2017，1：38 - 44.

［29］ Langendorff O. Untersuchungen am uberlebenden saugethierherzen (investigations on the surviving mammalian heart)［J］. Arch Ges Physiol，1895，61：291 - 332.

［30］ Suga H，Hisano R，Goto Y，et al. Effect of positive inotropic agents on the relation between oxygen consumption and systolic pressure volume area in canine left ventricle［J］. Circ Res，1983，53(3)：306 - 318.

［31］ Frommeyer G，Milberg P，Witte P，et al. A new mechanism preventing proarrhythmia in chronic heart failure：rapid phase - Ⅲ repolarization explains the low proarrhythmic potential of amiodarone in contrast to sotalol in a modelof pacing-induced heart failure［J］. Eur J Heart Fail，2011，13(10)：1060 - 1069.

［32］ Motloch L J，Ishikawa K，Xie C，et al. Increased afterload following myocardial infarction promotes conduction-dependent arrhythmias that are unmasked by hypokalemia［J］. JACC Basic Transl Sci，2017，2(3)：258 - 269.

［33］ Kim D E，Lee E J，Martens T P，et al. Engineered cardiac tissues for in vitro assessment of contractile function and repair mechanisms［J］. Conf Proc IEEE Eng Med Biol Soc，2006，1：849 - 852.

［34］ Van Epps J S，Chew D W，Vorp D A. Effects of cyclic flexure on endothelial permeability and apoptosis in arterial segments perfused ex vivo[J]. J Biomech Eng, 2009, 131(10): 101005.

[35] Sutton M G, Sharpe N. Left ventricular remodeling after myocardial infarction: pathophysiologyand therapy[J]. Circulation, 2000, 101(25): 2981 - 2988.

[36] Camacho P, Fan H, Liu Z, et al. Small mammalian animal models of heart disease[J]. Am J Cardiovasc Dis, 2006, 6(3): 70 - 80.

[37] Guénet J L. The mouse genome[J]. Genome Res, 2005, 15(12): 1729 - 1740.

[38] Patten R D, Hall-Porter M R. Small animal models of heart failure: development of novel therapies, past and present[J]. Circ Heart Fail, 2009, 2(2): 138 - 144.

[39] Dewald O, Ren G, Duerr G D, et al. Of mice and dogs: species-specific differences in the inflammatory response following myocardial infarction[J]. Am J Pathol, 2004, 164(2): 665 - 677.

[40] Furihata T, Kinugawa S, Takada S, et al. The experimental model of transition from compensated cardiac hypertrophy to failure created by transverse aortic constriction in mice[J]. Int J Cardiol Heart Vasc, 2016, 11: 24 - 28.

[41] Chaanine A H, Gordon R E, Kohlbrenner E, et al. Potential role of BNIP3 in cardiac remodeling, myocardial stiffness, and endoplasmic reticulum: mitochondrial calcium homeostasis in diastolic and systolic heart failure[J]. Circ Heart Fail, 2013, 6(3): 572 - 583.

[42] Wang J J, Rau C, Avetisyan R, et al. Genetic dissection of cardiac remodeling in an isoproterenol-induced heart failure mouse model[J]. PLoS Genet, 2016, 12(7): e1006038.

[43] Robert J. Preclinical assessment of anthracycline cardiotoxicity in laboratory animals: predictiveness and pitfalls[J]. Cell Biol Toxicol, 2016, 23(1): 27 - 37.

[44] Stenmark K R, Meyrick B, Galie N, et al. Animal models of pulmonary arterial hypertension: the hope for etiological discovery and pharmacological cure[J]. Am J Physiol Lung Cell Mol Physiol, 2009, 297(6): L1013 - L1032.

[45] Sata M, Maejima Y, Adachi F, et al. A mouse model of vascular injury that induces rapid onset of medial cell apoptosis followed by reproducible neointimal hyperplasia[J]. J Mol Cell Cardiol, 2000, 32(11): 2097 - 2104.

[46] Gabeler E E, van Hillegersberg R, Statius van Eps R G, et al. A comparison of balloon injury models of endovascular lesions in rat arteries[J]. BMC Cardiovasc Disord, 2002, 2: 16.

[47] Lu D Y, Chen E Y, Wong D J, et al. Vein graft adaptation and fistula maturation in the arterial environment[J]. J Surg Res, 2014, 188(1): 162 - 173.

[48] Ishikawa K, Aguero J, Tilemann L, et al. Characterizing preclinical models of ischemic heart failure: differences between LAD and LCx infarctions[J]. Am J Physiol Heart Circ Physiol, 2014, 307(10): H1478 - H1486.

[49] Galvez-Monton C, Prat-Vidal C, Diaz-Guemes I, et al. Comparison of two preclinical myocardial infarct models: coronary coil deployment versus surgical ligation[J]. J Transl Med, 2014, 12: 137.

[50] Lavine S J, Prcevski P, Held A C, et al. Experimental model of chronic global left ventricular dysfunction secondary to left coronary microembolization[J]. J Am Coll Cardio, 1991, 118(7): 1794 - 1803.

[51] Ishikawa K, Ladage D, Takewa Y, et al. Development of a preclinical model of ischemic cardiomyopathy in swine[J]. Am J Physiol Heart Circ Physiol, 2011, 301(2): H530 - H537.

[52] Ishikawa K, Watanabe S, Hammoudi N, et al. Reduced longitudinal contraction is associated with ischemic mitral regurgitation after posterior MI[J]. Am J Physiol Heart Circ Physiol, 2018, 314 (2): H322 - H329.

[53] Beeri R, Chaput M, Guerrero J L, et al. Gene delivery of sarcoplasmic reticulum calcium ATPase inhibits ventricular remodeling in ischemic mitral regurgitation[J]. Circ Heart Fail, 2010, 3(5): 627 - 634.

[54] Hung J, Solis J, Guerrero J L, et al. A novel approach for reducing ischemic mitral regurgitation by injection of a polymer to reverse remodel and reposition displaced papillary muscles [J]. Circulation, 2008, 118(14 Suppl): S263 - S269.

［55］ Ojaimi C，Qanud K，Hintze T H，et al. Altered expression of a limited number of genes contributes to cardiac decompensation during chronic ventricular tachypacing in dogs［J］. Physiol Genomics，2007，29(1)：76 - 83.

［56］ Watanabe S，Fish K，Bonnet G，et al. Echocardiographic and hemodynamic assessment for predicting early clinical events in severe acute mitral regurgitation［J］. Int J Cardiovasc Imaging，2018，34(2)：171 - 175.

［57］ Alyono D，Ring W S，Anderson M R，et al. Left ventricular adaptation to volume overload from large aortocaval fistula［J］. Surgery，1984，96(2)：360 - 367.

［58］ Ishikawa K，Aguero J，Oh J G，et al. Increased stiffness is the major early abnormality in a pig model of severe aortic stenosis and predisposes to congestive heart failure in the absence of systolic dysfunction［J］. J Am Heart Assoc，2015，4(5)：e001925.

［59］ Munagala V K，Hart C Y T，Burnett J C Jr，et al. Ventricular structureand function in aged dogs with renal hypertension：a model of experimental diastolic heart failure［J］. Circulation，2005，111(9)：1128 - 1135.

［60］ Van Vleet J F，Greenwood L A，Ferrans V J. Pathologic features of adriamycin toxicosis in young pigs：nonskeletal lesions［J］. Am J Vet Res，1979，40(11)：1537 - 1552.

［61］ Schmitto J D，Doerge H，Post H，et al. Progressive right ventricular failure is not explained by myocardial ischemia in a pig model of right ventricular pressure overload［J］. Eur J Cardiothorac Surg，2009，35(2)：229 - 234.

［62］ Aguero J，Ishikawa K，Fish K M，et al. Combination proximal pulmonary artery coiling and distal embolization induces chronic elevations in pulmonary artery pressure in Swine［J］. PLoS One，2015，10(4)：e0124526.

［63］ Aguero J，Ishikawa K，Hadri L，et al. Characterizationof right ventricular remodeling and failure in a chronic pulmonary hypertension model［J］. Am J Physiol Heart Circ Physiol，2014，307(8)：H1204 - H1215.

［64］ Fan J，Kitajima S，Watanabe T，et al. Rabbit models for the study of human atherosclerosis：from pathophysiological mechanisms to translational medicine［J］. Pharmacol Ther，2015，146：104 - 119.

［65］ Kloster B O，Lund L，Lindholt J S. Induction of continuous expanding infrarenal aortic aneurysms in a large porcine animal model［J］. Ann Med Surg (Lond)，2015，4(1)：30 - 35.

第 2 篇

计算机模型

第2章
心脏电生理和心律失常的计算机模型概论

Joshua Mayourian, Eric A. Sobie, Kevin D. Costa

【摘　要】数学建模是一种有力的研究工具,用于揭示复杂而又精妙的心脏电活动的生物学过程。通过整合心脏电生理中的关键实验数据,系统生物学模拟可以补充经验的不足,为生理和病理机制提供定量的分析。为更好地理解这一复杂的生物系统,系统生物学模拟还提出新的假设,并开发出新的心脏治疗方法。在本章中,简要介绍了采用计算机方法描述生理和病理生理状态下单细胞水平和组织水平上的心脏电生理。先使用"自下而上"的方法,首次描述了离子通道数学模型基础。接下来,讨论此类通道的离子净流量是如何引起心肌细胞动作电位期间跨膜电压的变化。通过应用这些基本原理,阐述了动作电位如何在心脏组织模型中传播。此外,还提供了案例研究,涉及在单细胞水平和组织水平模拟心律失常的发生,以及规避或克服此类不良事件的方法。总之,本章为非数学工作者进行了简单介绍,讨论了基本概念和工具,以增进其对电生理建模研究的理解,并有助于促进同行的交流。

【关键词】心脏电生理学　系统生物学　定量系统药理学　疾病模型　离子通道　尖端扭转型室速　心律失常

2.1　引言

2.1.1　在基础研究和转化研究中为什么需要运用数学模型

生物学过程在不同层面展现出复杂性,而这种复杂性又很难用实验结果进行解释。首先,许多生物现象是非线性的,即一个系统中的一个小变化可以导致整体行为的大变化。其次,生物过程是多尺度的,这意味着行为从一个空间尺度(例如细胞)到另一个空间尺度(例如器官)的转化并不总是直接的。这种复杂性也使实验人员在一个给定的系统内,利用一个简单表述或模型来解决一个生物学问题。除了生物学上令人感兴趣的关注点之外,人们通常会问3个基本问题[1]:① 什么机制在调节我的生物学过程? ② 在多尺度环境中如何解读? ③ 如何从大数据集中提取有意义的生物信息? 这些问题都可以通过计算方法解决。

实验学家利用概念模型来建立因果关系;计算模型使用数学方程来描述这种关系。

这两种类型的模型都有助于构建直观的数据并提出假设[1]。这两种方法提供互补信息，并且同时使用这两种方法比只使用其中任一种方法能产生更多的结果[2,3]。

将数学建模纳入实验研究的典型流程图，包括一个定义明确的研究问题、模型开发/优化和实验验证，这种方法可以优化假说并对生物问题进行回答（见图2-1）。本章中，我们讨论在健康和患病条件下，将数学建模纳入实验心脏电生理学的方法。

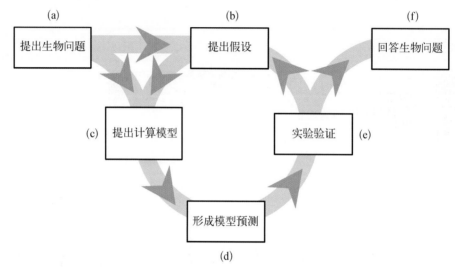

图2-1　将数学建模纳入实验研究以回答生物学问题的典型流程图[1]

2.1.2　心脏电生理模型的多尺度特征及其应用

与其他生物过程一样，心脏电生理学具有复杂非线性和多尺度的特性（见图2-2）。通过整合心脏电生理中的关键实验数据，系统生物学模拟可以补充经验的不足，为生理和病理机制提供定量的分析。为更好地理解这一复杂的生物系统，系统生物学模拟还提出新的假设，并开发出新的心脏治疗方法。

离子进出心肌细胞是心脏精细运动电生理学的核心。单个心肌细胞具有不同的离子通道，每个通道都有自己的动力学和特性，调节离子流入和流出细胞的幅度和速率［见图2-2中的(1)］。电压钳的数据可以对一个给定活性的离子通道进行数学建模，这些数据是通过将细胞跨膜电压在一段时间内稳定在一定范围内而获得（见2.2.1）。经过实验人员和同事之间的不懈努力和合作，人们已经制作了每个重要离子进出心肌细胞的模型。考虑到心肌细胞中所有重要离子通道/泵/交换器的净效应，数学模型已经成功地模拟了整个细胞的电生理［见图2-2中的(2)和2.2.2］。实验上，细胞电生理可以通过单细胞成像和微电极来评估，而组织水平测量通常是通过电极阵列和光学测绘来完成的。组织是由硅单细胞模型构成，并形成图像解剖标志；通过组织的图像解剖标志表示电兴奋，从而建立高阶模型［见图2-2中的(3)～(5)］。

在本章中，我们依次说明了模型的激动顺序（从离子电流到整个细胞，再到组织水平），每个模型都有其自身的效用，并有助于建模和预测特定类型心肌的生理和病理生理

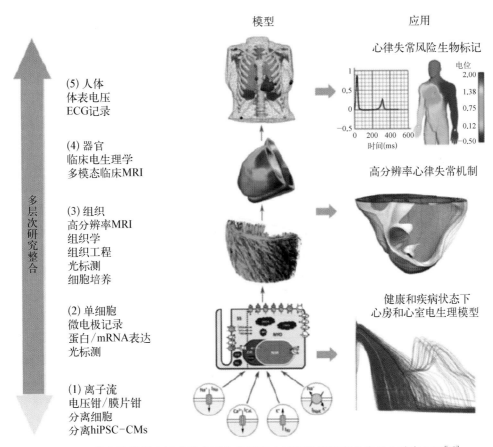

模型　　　　　　　　　应用

心律失常风险生物标记

(5) 人体
体表电压
ECG记录

(4) 器官
临床电生理学
多模态临床MRI

高分辨率心律失常机制

多层次研究整合

(3) 组织
高分辨率MRI
组织学
组织工程
光标测
细胞培养

(2) 单细胞
微电极记录
蛋白/mRNA表达
光标测

健康和疾病状态下
心房和心室电生理模型

(1) 离子流
电压钳/膜片钳
分离细胞
分离hiPSC-CMs

图 2-2　将实验数据多层次整合到数学模型中以预测健康和患病的心脏电生理[37]

注　左图：(1) 电压/膜片钳数据用于建立心脏离子通道的模型；(2) 所有心脏离子通道/泵等的净效应，用于单细胞心肌细胞模型；可以处理这些模型以模拟生理和病理生理单细胞电生理；(3)～(5) 基于图像的解剖模型对组织，器官和人整体水平仿真；将单细胞模型与组织电刺激结合在一起，可以进行更高级别的心律失常预测。右图说明计算机模拟应用的各种比例尺。

学(见图 2-2 中右图)。

2.1.3　本章概述

在本章的剩余部分，我们简要地介绍了硅学方法，旨在起到抛砖引玉的作用。通过描述单细胞和心脏组织在电生理和病理生理的动力活动[见图 2-2 中的(1)～(3)]，使非数学家更好地与计算建模同事沟通，帮助其阅读相关的科学文献。在简要回顾了人心室肌细胞电生理学的基础知识(见 2.1.4)后，我们采用"自下而上"的方法，首先建立离子通道数学模型的基础(见 2.2.1)，然后讨论如何利用关键通道的离子净流量引起心肌动作电位期跨膜电位的变化(见 2.2.2)。应用这些基本原理，描述了动作电位如何在心脏组织模型中传播(见 2.2.3)。最后，在每个部分的最后我们还提供了模拟单细胞和组织电生理病理的案例研究(见 2.3.1 和 2.3.2)。

2.1.4 成人心肌细胞电生理特性概述

为了给非电生理学家提供参考，我们首先简要概述心肌细胞电生理学。如图2-3所示，成人心室肌细胞（human adult ventricular cardiomyocyte，hCM）的动作电位有5个阶段。0期：快速去极化期；1期：快速复极初期；2期：平台期；3期：快速复极末期；4期：静息期。特定的离子通道组成了各阶段的相位：0为钠电流；1为瞬时外向钾电流；2为L型钙电流；3为快、慢延迟整流钾电流；4为内向整流钾电流。图2-3说明了这些通道是如何影响动作电位的，以及在心室动作电位期间何时激活。

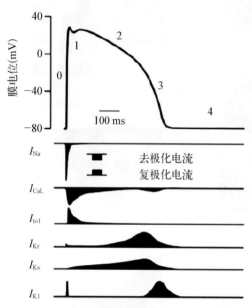

图2-3 心肌细胞动作电位电生理概述[38]

注 成人心室肌细胞（hCM）独特动作电位波形和离子电流构成。hCM动作兴奋电位的0~4期（随时间变化的跨膜电位）对应于去极化（主要取决于钠电流 I_{Na}）、早期复极（主要是取决于瞬态向外 K^+ 电流类型1，I_{tol}）、平台期（主要是取决于L型钙电流，I_{CaL}）、晚期复极化（主要取决于整流 K^+ 电流的快速和缓慢延迟，I_{Kr} 和 I_{Ks}，以及向内整流 K^+ 电流，I_{K1}）和舒张期（主要取决于 I_{K1} 和其他未示出）。

来自心脏不同区域（例如心房和心室）的心肌细胞含有的离子电流成分不同，因此表现出不同的动作电位形状。同样，在人成体心肌细胞和常用于实验的人干细胞来源心肌细胞（human stem cell-derived cardiomyocytes，hiPSC-CMs）之间可以观察到离子通道和动作电位波形的重要差异。更具体地说，hiPSC-CMs具有显著的funny电流或起搏电流，因此hiPSC-CMs自律性不如人成体心室肌细胞明显（见图2-3）[4]。数学模型可以描述这些差异，甚至有助于预测hiPSC-CMs如何转化为健康和疾病状态下的成体心室肌细胞[3]。下面将描述如何对各个离子家族进行数学建模。具体来说，我们以hERG快速延迟整流 K^+ 电流（I_{Kr}）为例。

2.2 方法

2.2.1 模拟离子通道活性

细胞电生理是依赖于钠、钾、钙和其他离子进出半透性细胞膜和胞内膜的运动。然而，脂质双分子层具有极高的电阻，可作为电绝缘体；跨膜离子通道控制特定离子跨膜的通量[5]。

离子沿着电化学梯度通过离子通道，即离子通量受到扩散力和电场力的影响。当扩散力和电场力影响引起的运动速度大小相等、方向相反时，离子 x 的运动便达到了平衡。跨膜电压（V_m）目前常用的定义为胞内电压减去胞外电压，等于平衡电位（E_x），平衡电位可以用物理化学家和诺贝尔奖得主瓦尔特·奈斯特（Walther Nernst）在19世纪晚期推导的方程式来计算：

$$E_x = \frac{RT}{zF}\ln\left(\frac{[x_o]}{[x_i]}\right) \qquad \text{（公式 2 - 1）}$$

也就是说，对于恒定温度 T 下已知电荷为 z 的离子 x，E_x 的幅值随细胞内外之间 x 离子浓度（$[x_i]$ 和 $[x_o]$）差异的增大而增大。注意，R 和 F 分别是理想气体常数和法拉第常数。因此，数学建模人员可以通过跟踪细胞内和细胞外离子的浓度计算 E_x 随时间的变化。按照目前的惯例，若细胞外离子浓度较大，E_x 中的对数项为正；若细胞内离子浓度较大，E_x 中的对数项为负。

根据惯例，偏离平衡时离子 x 向外的净驱动力可定义为 $(V_m - E_x)$。如果 $V_m > E_x$，向外的扩散力大于向内的电场力（例如，K^+ 在细胞内浓度高于细胞外），将导致给定离子通过其通道流出细胞的净通量（这在几种心肌细胞 K^+ 通道中很常见，因为 E_k 约为 $-90\,mV$，心肌细胞的 V_m 范围为 $-90\,mV \sim 40\,mV$）。相反，如果 $V_m < E_x$，则向内的扩散力大于向外的电场力（例如，Na^+ 在细胞外高于细胞内），导致给定离子通过其通道进入细胞的净通量（这在心肌细胞通道中很常见，导致图 2 - 3 所示的 0 相去极化）。

基于此框架，离子 x 的电流 I 与电化学驱动力 $(V_m - E_x)$ 成正比，定义例系数 g_x 为电导，或电荷流过离子通道的能力。电导通常不是一个常数，而是用来模拟细胞膜在特定时间打开的平均通道数。

宏观上，开路电压选用通道的数量随时间而变化以响应 V_m。电生理学家使用宏观通道动力学方程从数学上来描述这些变化。在简单的情况下，可以将信道建模为在活动和非活动状态之间切换的一阶速率过程。因此，开放通道（x_1）随时间的平均百分比可以用两个变量来描述：① 稳态值（x_1, ∞），定义了在足够长的时间段内明渠的平均百分比；② 时间常数 τx_1，定义 x_1 如何逼近（x_1, ∞）。根据这些定义，(x_1, ∞) 的范围在 0～1 之间，且在较高的跨膜电压下会增加。在数学上 x_1 服从微分方程：

$$\frac{dx_1}{dt} = \frac{x_{1,\infty} - x_1}{\tau_{x_1}} \qquad \text{（公式 2 - 2）}$$

也就是说，x_1 的瞬时变化是以与 $1/\tau x_1$ 成正比的速率接近 x（即 τx_1 越小，x_1 接近稳态的速度越快；若 x_1 小于 (x_1, ∞)，x_1 以一个正的瞬时变化速率接近其稳态值 (x_1, ∞)；反之，x_1 以负的瞬时变化速率接近其稳态值 (x_1, ∞)。重要的是，如图 2 - 4 所示，(x_1, ∞) 和 τx_1 都是跨膜电压的函数。通过以下数值方法得到 x_1 随时间的变化进而模拟给定电压下选用离子通道随时间的演变：① 对时间进行离散化处理（例如，时间步长为 0.002 5 ms）；② 计算微分方程的右侧——上文中提到的 (x_1, ∞) 和 τx_1 是跨膜电压的函数，因此这 2 个量是已知的；③ 将前 2 个步骤的值相乘；④ 将步骤③的结果与前一个 x_1 值叠加；⑤ 重复步骤①～④。

在更复杂的情况下，通道可以在打开和关闭状态之间再次切换；此外，它还可以通过特殊的子单元被灭活或阻塞，增加了另一层复杂性。灭活与未灭活两个状态之间的切换

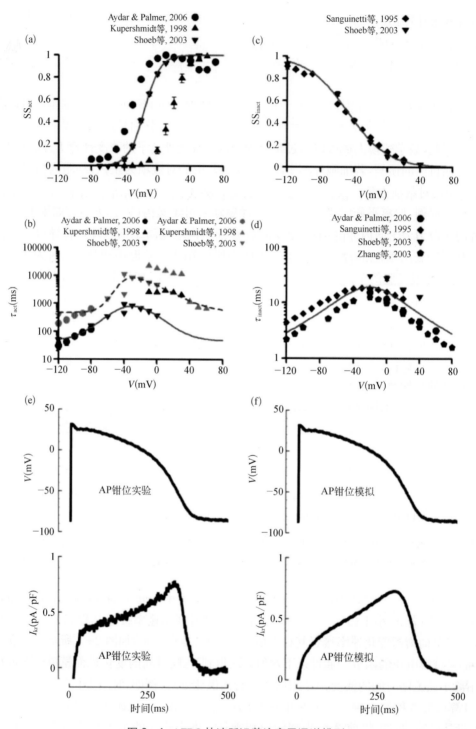

图2-4 hERG快速延迟整流离子通道模型

注　Tong等[6]通过确定跨膜电压（V）和（a）稳态激活（SS_{act}）、（b）激活时间常数（τ_{act}）、（c）稳态失活（SS_{inact}）和（d）使用不同表达系统中表达的全长hERG克隆数据的失活时间常数（τ_{inact}）之间的关系，开发了hERG延迟整流通道模型[7-10]。实线表示实验数据点的最佳拟合方程。注意两种不同的激活电压、稳态激活、激活时间常数、稳态失活和失活时间常数。

可通过类似的一阶速率过程建模。不过,在较高的跨膜电压下稳态值通常会降低而不是增高。此外,相同的微分方程通常也适用于失活模型。

Tong 等[6]利用该方法对 hERG 延迟整流电流(I_{Kr})进行了建模。为了建立这样一个模型,需建立跨膜和电压和稳态活化、活化时间常数、稳态失活、失活时间常数之间的关系。从不同系统中提取表达的全长 hERG 的克隆数据[7-10]分别如图 2 - 4(a)～(d)所示。

基于门控动力学理论,可通过 S 形函数将电压和稳态变量联系起来[见图 2 - 4(a)和(c)]。另一方面,通常采用正态分布函数[见图 2 - 4(b)和(d)]或指数衰减函数(未给出)将电压和时间常数联系起来。为了使函数值和实验数据之间的误差最小,通常采用算法得到每个函数中的参数。活化和失活变量都遵循公式(2 - 2)所示的微分方程。这种情况下产生的电导(g_{hERG})为最大电导常数、激活变量和失活变量(三者均为时间和电压的函数)的乘积。该值可带入到 hERG 离子电流方程中 $I_{hERG} = g_{hERG}(V_m - E_K)$。

更复杂的模型已经被开发,以细化 hERG 模型为例,详述其对心肌细胞动作电位的影响。例如,O'hara 等[11]使用与本文所述类似的方法模拟了一个延迟整流钾电流(I_{Kr}),该电流更复杂,但具有心肌细胞特异性。如图 2 - 4(e)和(f)所示,它高度代表了整个心脏动作电位的 hERG 活动。

在下一节中,我们将演示 O'Hara 等[11]如何使用其制作的 hERG 模型(以及其他关键动作电位离子通道/泵模型)来模拟全心肌细胞动作电位。虽然其他的人类心室肌模型已经被成功开发[12-14],但我们关注的是 O'Hara 等制作的模型[11],其作为目前综合体外促心律失常测定(comprehensive in vitro proarrhythmia assay, CiPA)项目的硅组分,将在 2.3.1[15]中进一步描述。

2.2.2　如何建立全心肌细胞电生理模型

如 2.1.4 中所述,几个关键离子通道在心脏动作电位的不同阶段活跃。只需要稍加修改每个通道的独特属性,这些通道都可以使用 2.2.1 中所述的框架进行建模。离子通过关键通道的净流量引起跨膜电位随时间的变化规律遵循以下微分方程[有关 O'Hara 等的成人心肌细胞模型中涉及的所有通道/泵等见图 2 - 5(a)所示]:

$$\frac{\mathrm{d}V_m}{\mathrm{d}t} = -\frac{I_{total} + I_{stim}}{C_m} \qquad (公式 2 - 3)$$

其中,C_m 为细胞的恒定电容(与细胞大小成正比),I_{stim} 为模拟中提供的人工刺激(成年心室肌细胞自身不兴奋,因此模型中需要提供人工激活)。注意:等式右边前面的负号是由前面描述的电流的当前惯例设定的。与微分方程(2 - 2)类似,通过以下数值方法可以迭代得到 V_m 随时间的函数值(允许模拟跨膜电压随时间的变化):① 对时间进行离散化处理(例如时间步长为 0.002 5 ms);② 计算微分方程的右侧(每个离子通道都有自己的门,所以每个门必须使用 2.2.2 小节中的数值方法求解各自的门控微分方程);③ 将前两步的值相乘;④ 把步骤 3 得到的结果迭加到前一个 V_m 中;⑤ 重复步骤①～④。

通过以上操作,O'Hara[11]等的模型能够成功地模拟成人心肌细胞动作电位(见

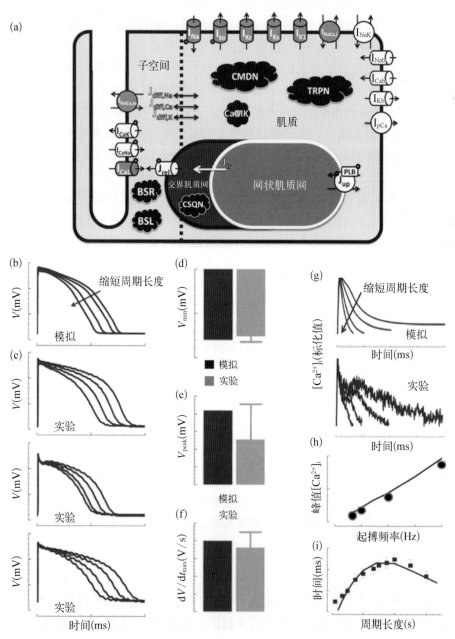

图 2-5 成人心肌细胞动作电位模型的建立

注 （a）离子通道/泵/交换器类型示意图。这些通道/泵/交换器在其特定隔室中的净效应用于模拟全细胞电生理学，主要分为 4 个部分，包括肌质、连接肌质网、网状肌质网和子空间[11]。（b）和（c）分别为模拟和 3 种选择的实验性成人心肌细胞动作电位在不同周期长度（频率倒数）电起搏期间的比较。（d）~（f）分别比较动作电位的模拟和实验特性，包括静息膜电位（V_{min}）、峰值电压（V_{peak}）和最大电压增加率（dV/dt_{max}）。（g）通过计算钙流入和流出每个关键细胞室的净流量，O'Hara 等人[11]还可以在动作电位持续时间内模拟细胞内钙（$[Ca^{2+}]_i$）（顶部）；与实验 $[Ca^{2+}]_i$ 瞬态的比较（底部）。（h）和（i）为钙瞬态的模拟和实验特性的比较，包括峰值 $[Ca^{2+}]_i$ 和衰减时间常数（τ_{ca}）。

图 2-5(b)],其结果与 3 个选定成人心肌细胞的实验动作电位非常相似[见图 2-5(c)],并且包括静息膜电位、峰值电压和最大电压增加率在内的动作电位特征均在实验可变性范围内(见图 2-5(d)~(f))。此外,通过计算进出 4 个关键细胞区室的钙离子净流量,如大量肌质、连接肌质网、网状肌质网和子空间,O'Hara 等[11]的模型还可以在动作电位持续时间内模拟细胞内的钙离子(肌动蛋白中),结果与实验中钙离子的瞬变特征也非常相似[见图 2-5(g)~(i)]。

2.2.3　如何对心肌组织链建模

心肌由嵌入细胞外基质的闰盘连接的单个心肌细胞组成;在心脏电生理学的背景下,间隙连接通过允许动作电位在整个心肌组织的细胞间传播而发挥关键作用。为了模拟组织水平的电生理学,数学建模者通过考虑相邻细胞之间缝隙连接的离子流对单细胞模型(见 2.2.2)进行了拓展。图 2-6 展示了这种方法以及在最简单的组织情况下得到的模拟结果——一维心肌细胞链,也称为"电缆模型"。

本例中,细胞通过缝隙连接首尾相连。缝隙连接包含称为连接蛋白的蛋白质,这些蛋白质形成连接 2 个相邻心肌细胞胞内空间的通道。缝隙连接允许电荷流动(即它们是导电的)。因此,2 个细胞之间的流动可以近似为离子通道进行建模。正如单个细胞的离子通道存在电化学驱动力($V_m - E_x$)一样,细胞 1 和 2 之间的缝隙连接也存在驱动力($V_{m,1} - V_{m,2}$);如果细胞 1 的电位高于相邻细胞 2 的电位(即 $V_{m,1} > V_{m,2}$),则阳离子由细胞 1 流入细胞 2 中[见图 2-6(a)]。通过恒定的缝隙连接电导 g_{gap} 来计算缝隙连接电流。请记住,每个细胞都有自己的电生理特性,可以用全细胞模型来描述[见图 2-6(b)]。总之,组织链中的每个细胞在数学上可近似为:

$$\frac{\Delta V_{m,\text{cell } n}}{\Delta t} = -\frac{I_{\text{total}, n} + I_{\text{stim}, n} + g_{\text{gap}}(V_n - V_{n-1}) + g_{\text{gap}}(V_n - V_{n+1})}{C_m}$$

(公式 2-4)

其中,对于具有跨膜电压 $V_{m,\text{cell}, n}$ 的给定细胞 n,除了通过缝隙连接到电池 n 左、右相邻电池的电流($g_{\text{gap}}(V_{m,n} - V_{m,n-1})$、$g_{\text{gap}}(V_{m,n} - V_{m,n+1})$)外,电压随时间的变化可近似为单细胞的电压变化(从 $I_{\text{total}, n}$ 到 $I_{\text{stim}, n}$)。此外,作为对 2.2.2 中全细胞计算的扩展,通过以下数值方法可以计算出组织中所有细胞随时间的电位值:① 对时间进行离散化处理;② 计算微分方程的右侧(每个电池都有自己的电压和通道,因此对于依赖于电压的每个细胞的门,必须采用 2.2.1 中的数值方法来求解每个栅极微分方程;③ 将前两步的值相乘;④ 将步骤 3 添加到每个单元的前一个 V_m 值上;和⑤ 重复步骤①~④。注意,I_{stim} 不一定需要一次激发所有细胞,这将在下面讨论。

图 2-6(c)显示了从细胞 1(唯一的受激细胞)到串联细胞 100 的动作电位传播的模拟结果。注意从细胞到细胞的激活延迟反映了通过缝隙连接的离子流的固有阻力。用于描述这种延迟的典型指标称为传导速度(CV)。传导速度越大,延迟越小。测量靠近链开端和链末端的细胞之间的激活时间差(定义为 Δt)以及这两个细胞间的空间距离(定义为

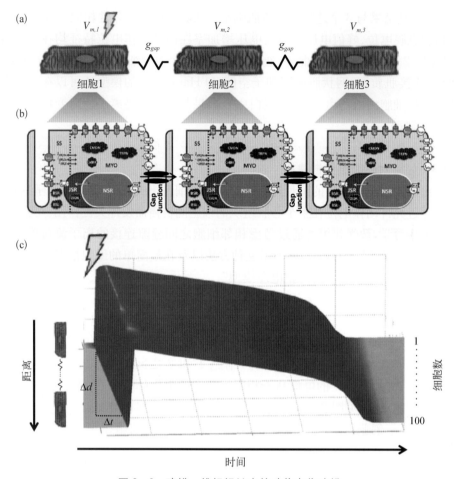

图 2-6　建模一维组织链中的动作电位建模

注　（a）细胞 1 被激发时，细胞相互耦合时动作电位传播示意图，导致去极化；因此，$V_{m,1}$ 的电压高于相邻的细胞 2，从而将阳离子流从细胞 1 驱动到细胞 2，以此类推。（b）这可以用电生理模型来表示，其中每个细胞都有自己的全细胞模型（例如，O'Hara 等的细胞模型[11]），离子通过具有恒定电导的间隙连接通道 g_{gap} 沿着电化学梯度流动。（c）受激细胞 1～100 的动作电位传播的模拟结果。从一个细胞到下一个细胞的传播速度可以通过传导计算得出速度（$\Delta d / \Delta t$）。

Δd），传导速度可通过 $CV = \Delta d / \Delta t$ 计算得到［见图 2-6（c）］。沿健康成人心肌纤维方向的生理 CV 在纤维化或其他病理或干预措施中会明显降低，从而降低缝隙连接蛋白的完整性或表达水平，导致心律失常。因此，在预测心肌心律失常电位时，CV 是一个有价值的指标。

2.3　心脏电生理模型的应用

单细胞模型的应用：预测致扭转型药物（torsadogenic drugs，Td 药物）

在本节中，我们提供了一个例子，说明计算方法在全细胞电生理病理学建模和新兴药物毒性筛选技术中的效用和前景。

尖端扭转型室性心动过速(torsades de pointes,TdP)是一种罕见但致命的多形性室性心动过速[16]。除了先天性长 QT 综合征之外,抗心律失常和非心脏药物也与引起 TdP 病有关[17]。药物诱导的 TdP 是药物重新上市或退出市场的主要原因,仅次于药物诱导的肝毒性[18,19];上述导致了监测心脏毒性试验的建立[20-22]——包括对 hERG 电流体外抑制的检测、动物模型 QT 间期分析和健康志愿者 QT 间期的临床检查——这些试验价格昂贵且对后续临床试验的预测价值有限[23,24]。鉴于早期药物开发损耗率为 80%~90%,商业成功率仅为 10%[25,26],开发成本为 20~30 亿美元[27],制药公司对经济有效地筛选正在开发的药物是否可能致扭转非常有兴趣[28]。

最近的工作证明了将系统模拟与机器学习相结合的方式,以成功预测药物毒性的前景[29]。Lancaster 和 Sobie[29] 模拟了一组 86 种药物对心肌细胞动作电位和钙瞬变指标的个体效应,整合了它们对 hERG 延迟整流钾通道、L 型钙通道和钠通道活性的抑制作用[见图 2-7(a)]。这是通过将最大电导标为半最大抑制浓度(IC_{50})值和有效游离治疗血浆浓度(effective free therapeutic plasma concentration,EFTPC)的函数来实现的。

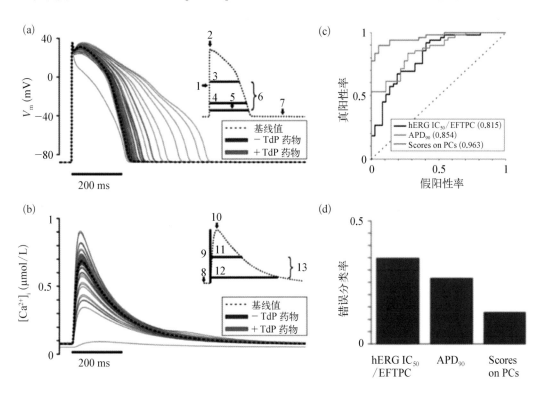

图 2-7　使用单细胞模型预测药物性心律失常

注　通过模拟 86 种药物对人成年心室心肌细胞的 13 种指标的影响。(a) 动作电位;(b) 钙瞬变,Lancaster 和 Sobie 能够将药物分类为致 Td 或非 Td 药物,(c) 具有更好的灵敏度和特异度;(d) 与传统方法相比的错误分类率[例如,使用 hERG 通道抑制实验中的 IC_{50} 值(hERG IC_{50}/EFTPC)或模拟动作电位持续时间(APD_{90})]。

通过将每种药物对 13 个动作电位[见图 2-7(a)]和钙瞬变[见图 2-7(b)]的模拟效果输入支持向量机(support vector machine,SVM)学习算法(SVM 将输入度量分成 2 个区域——例如，由线性边界分开的 Td 型和非 Td 型），Lancaster 和 Sobie[29] 能够将药物划分为 Td 型或非 Td 型，与常规药物相比，具有更高的敏感度和特异度[见图 2-7(c)]以及更低的误分类率[见图 2-7(d)]。例如，使用 hERG 通道抑制试验的 IC_{50} 值（hERG IC_{50}/EFTPC）或用动作电位持续时间模拟（action potential duration alone，APD_{90}）。

这些有发展前景的定量系统药理学方法越来越受到关注。目前，人心室电活动的电子模型是 CiPA 倡议的一个组成部分，旨在更有效地检测药物诱导 TdP 效应，避免食品和药物管理局（FDA）监管批准的新药的药物诱导该效应[15]。

在最后一节中，我们提供了一个使用计算方法来模拟组织电生理病理学和治疗干预的例子。

人骨髓间充质干细胞（human bone marrow-derived mesenchymal stem cells，hMSC）为治疗心力衰竭提供了一种有前景的方法[30]。迄今为止，hMSC 疗法的临床益处已达到统计学的意义，但效果仍不显著，且效应持续时间不长[31-34]，但这些劣势也代表着机会。更好地理解潜在的心脏活动机制有助于优化未来 hMSC 的治疗。这些机制包括 hMSC 旁分泌信号所引起的抗纤维化和离子通道重构，以及直接的 hMSC-肌细胞异细胞耦联[3]。

在我们最近的研究[3]中，电子数据结果提供了有力证据。模型有助于解决相矛盾的结果，即体外 hMSC 具有潜在致心律失常风险[35]，而在体 hMSC（临床前动物研究和临床试验）对心律失常的发生没有影响[36] 或甚至有心脏保护作用[34]。为此，我们将一维组织束延伸到二维组织片[见图 2-8(a)]，细胞在 x 方向首尾相连，在 y 方向左右相连。由心肌细胞和成纤维细胞组成的异质细胞群用于模拟具有低水平或高水平纤维化的心脏组织。前者更代表了体外细胞培养和最小纤维化水平，后者代表体内模型，其中 hMSC 用于心肌梗死后的治疗。请注意，肌细胞-肌细胞缝隙连接较肌细胞-成纤维细胞缝隙连接电导高（即肌细胞-成纤维细胞耦联中的电阻更大），导致在心脏纤维化组织激动 CV 较慢。

传导减慢可能导致心律失常，因此需要一种系统的方法来检测心律失常的反应。在心脏组织中，通常使为易损窗口（VW）作为度量标准[3]。典型实验方案如图 2-8(b)所示，较高的 VW 对应于较高的心律失常发生风险。

在更接近代表健康肌细胞的单层模拟中[见图 2-8(c)]，预测 hMSC 旁分泌信号传送（paracrine signaling，PS）和异细胞耦联（heterocellular coupling，HC）与无 hMSC 对照条件相比均会增加致心律失常性。然而，在对高度纤维化的心脏组织进行的 VW 模拟中[见图 2-8(d)]，与对照组相比，hMSC 旁分泌信号仅通过降低 VW 来预测抗心律失常，而高 hMSC 和心肌细胞之间的 HC 导致 VW 增加[3]。VW 的分析进一步预测，hMSC 补充剂（包括 PS 和 HC 机制）不会对纤维化心脏组织致心律失常产生不利影响，甚至产生抗心律失常作用[3]。这些模拟有助于解释为什么在临床试验中，hMSC 通常被报告为安全的[36] 甚至有抗心律失常作用。原因是尽管细胞植入率低，MSC 仍存在旁分泌效应[34]。

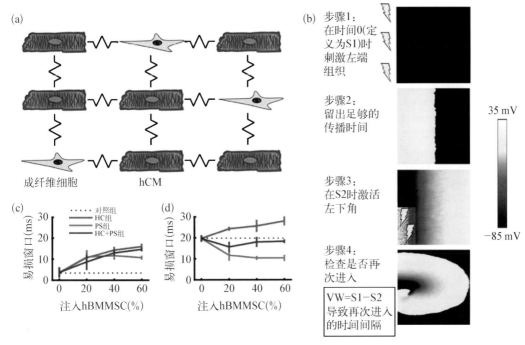

图 2 - 8 hMSC 对二维纤维化心脏组织的电生理效应建模[3,40]

注 (a) 成人心室肌细胞(hCM)与成纤维细胞之间的二维细胞间耦合示意图。在这种情况下,动作电位可以在 x 和 y 方向传播,而不仅仅是沿图 2 - 6 中的一个维度传播。(b) 通过观察传播模式来得到二维窗口(VW)分析的步骤,该结果由 5 cm×5 cm 心脏组织区域模拟获得。(c) 低纤维化心脏组织和(d) 高纤维化心脏组织,具有不同水平的异细胞耦联(HC)和/或旁分泌信号传送(PS)干预。

参考文献

[1] Yang J H,Saucerman J J. Computationalmodels reduce complexity and accelerateinsight into cardiac signaling networks[J]. CircRes,2011,108(1):85 - 97.

[2] Mayourian J,Ceholski D K,Gonzalez D M,et al. Physiologic,pathologic,andtherapeuticparacrine modulation of cardiac excitation-contraction coupling[J]. Circ Res,2018,122(1):167 - 183.

[3] Mayourian J,Cashman T J,Ceholski D K,et al. Experimental and computational insight into human mesenchymal stem cell paracrine signaling and heterocellular coupling effects on cardiac contractility and arrhythmogenicity[J]. Circ Res,2017,121(4):411 - 423.

[4] Karakikes I,Ameen M,Termglinchan V,et al. Human induced pluripotent stem cellderived cardiomyocytes:insights into molecular,cellular,and functional phenotypes[J]. Circ Res,2015,117(1):80 - 88.

[5] Plonsey R,Barr R C (2007) Bioelectricity:a quantitative approach[M]. 3rd ed. New York:Springer,2007.

[6] Tong W C,Tribe R M,Smith R,et al. Computational modeling reveals key contributions of KCNQ and hERG currents to the malleability of uterine action potentials underpinning labor[J]. PLoS One,2014,9(12):e114034.

[7] Sanguinetti M C,Jiang C,Curran M E,et al. A mechanistic link between an inherited and an acquired cardiac arrhythmia:HERG encodes the I_{Kr} potassium channel[J]. Cell,1995,81(2):299 - 307.

[8] Shoeb F,Malykhina A P,Akbarali H I. Cloning and functional characterization of the smooth

muscle ether-a-go-go-related gene K⁺ channel. Potential role of a conserved amino acid substitution in the S4 region[J]. J Biol Chem, 2003, 278(4): 2503 – 2514.

[9] Kupershmidt S, Snyders D J, Raes A, et al. A K⁺ channel splice variant common in human heart lacks a C-terminal domain required for expression of rapidly activating delayed rectifier current[J]. J Biol Chem, 1998, 273(42): 27231 – 27235.

[10] Zhang S, Kehl S J, Fedida D. Modulation of human ether-a-go-go-related K⁺ (HERG) channel inactivation by Cs⁺ and K⁺[J]. J Physiol, 2003, 548(Pt 3): 691 – 702.

[11] O'Hara T, Virag L, Varro A, et al. Simulation of the undiseased human cardiac ventricular action potential: model formulation and experimental validation [J]. PLoS Comput Biol, 2011, 7 (5): e1002061.

[12] Grandi E, Pasqualini F S, Bers D M. A novel computational model of the human ventricular action potential and Ca transien[J]. J Mol Cell Cardiol, 2010, 48(1): 112 – 121.

[13] ten Tusscher K H, Noble D, Noble P J, et al. A model for human ventricular tissue[J]. Am J Physiol Heart Circ Physiol, 2004, 286(4): H1573 – H1589.

[14] ten Tusscher K H, Panfilov A V. Alternans and spiral breakup in a human ventricular tissue model [J]. Am J Physiol Heart Circ Physiol, 2006, 291(3): H1088 – H1100.

[15] Colatsky T, Fermini B, Gintant G, et al. The comprehensive in vitro proarrhythmia assay (CiPA) initiative — update on progresss[J]. J Pharmacol Toxicol Methods, 2016, 81: 15 – 20.

[16] Sauer A J, Newton-Cheh C. Clinical and genetic determinants of torsade de pointes risk[J]. Circulation, 2016, 125(13): 1684 – 1694.

[17] Yap Y G, Camm A J. Drug induced QT prolongation and Torsades de pointes[J]. Heart, 2003, 89 (11): 1363 – 1372.

[18] Shah R R. Drug-induced QT interval prolongation: does ethnicity of the thorough QT study population matter? [J]. Br J Clin Pharmacol, 2013, 75(2): 347 – 358.

[19] Shah R R. Can pharmacogenetics help rescue drugs withdrawn from the market? [J]. Pharmacogenomics, 2006, 7(6): 889 – 908.

[20] Fermini B, Hancox J C, Abi-Gerges N, et al. A new perspective in the field of cardiac safety testing through the comprehensive in vitro proarrhythmia assay paradigm[J]. J Biomol Screen, 2016, 21 (1): 1 – 11.

[21] Cavero I, Crumb W. ICH S7B draft guideline on the non-clinical strategy for testing delayed cardiac repolarisation risk of drugs: a critical analysis[J]. Expert Opin Drug Saf, 2005, 4(3): 509 – 530.

[22] Shah R R. Drugs, QTc interval prolongation and final ICH E14 guideline: an important milestone with challenges ahead[J]. Drug Saf, 2005, 28(11): 1009 – 1028.

[23] Redfern W S, Carlsson L, Davis A S, et al. Relationships between preclinical cardiac electrophysiology, clinical QT interval prolongation and torsade de pointes for a broad range of drugs: evidence for a provisional safety margin in drug development[J]. Cardiovasc Res, 2003, 58 (1): 32 – 45.

[24] Gintant G. An evaluation of hERG current assay performance: translating preclinical safety studies to clinical QT prolongation[J]. Pharmacol Ther, 2011, 129(2): 109 – 119.

[25] Fermini B, Fossa A A. The impact of drug-induced QT interval prolongation on drug discovery and development[J]. Nat Rev Drug Discov, 2003, 2(6): 439 – 447.

[26] Shah R R. Drug-induced prolongation of the QT interval: regulatory dilemmas and implications for approval and labelling of a new chemical entity [J]. Fundam Clin Pharmacol, 2002, 16 (2): 147 – 156.

[27] Avorn J. The $2.6 billion pill-methodologic and policy considerations[J]. N Engl J Med, 2015, 372(20): 1877 – 1879.

[28] Gintant G, Fermini B, Stockbridge N, et al. The evolving roles of human iPSCderived cardiomyocytes in drug safety and discovery[J]. Cell Stem Cell, 2017, 21(1): 14 – 17.

[29] Lancaster M C, Sobie E A. Improved prediction of drug-induced Torsades de pointes through

simulations of dynamics and machine learning algorithms[J]. Clin Pharmacol Ther, 2016, 100(4):
371 - 379.

[30] Karantalis V, Hare J M. Use of mesenchymal stem cells for therapy of cardiac disease[J]. Circ
Res, 2015, 116(8): 1413 - 1430.

[31] Karantalis V, DiFede D L, Gerstenblith G, et al. Autologous mesenchymal stem cells produce
concordant improvements in regional function, tissue perfusion, and fibrotic burden when
administered to patients undergoing coronary artery bypass grafting: the prospective randomized
study of mesenchymal stem cell therapy in patients undergoing cardiac surgery (PROMETHEUS)
trial[J]. Circ Res, 2014, 114(8): 1302 - 1310.

[32] Heldman A W, DiFede D L, Fishman J E, et al. Transendocardial mesenchymal stem cells and
mononuclear bone marrow cells for ischemic cardiomyopathy: the TAC-HFT randomized trial[J].
JAMA, 2014, 311(1): 62 - 73.

[33] Meyer G P, Wollert K C, Lotz J, et al. Intracoronary bone marrow cell transfer after myocardial
infarction: 5-year follow-up from the randomized-controlled BOOST trial[J]. Eur Heart J, 2009,
30(24): 2978 - 2984.

[34] Hare J M, Fishman J E, Gerstenblith G, et al. Comparison of allogeneic autologous bone marrow-
derived mesenchymal stem cells delivered by transendocardial injection in patients with ischemic
cardiomyopathy: the POSEIDON randomized trial[J]. JAMA, 2012, 308(22): 2369 - 2379.

[35] Chang M G, Tung L, Sekar R B, et al. Proarrhythmic potential of mesenchymal stem cell
transplantation revealed in an in vitro coculture model[J]. Circulation, 2006, 113(15): 1832 - 1841.

[36] de Jong R, Houtgraaf J H, et al. Intracoronary stem cell infusion after acute myocardial infarction:
a meta-analysis and update on clinical trials[J]. Circ Cardiovasc Interv, 2014, 7(2): 156 - 167.

[37] Rodriguez B, Carusi A, Abi-Gerges N, et al. Human-based approaches to pharmacology and
cardiology: an interdisciplinary and intersectorial workshop[J]. Europace, 2016, 18(9): 1287 -
1298.

[38] Hoekstra M, Mummery C L, Wilde A A, et al. Induced pluripotent stem cell derived
cardiomyocytes as models for cardiac arrhythmias[J]. Front Physiol, 2012, 3: 346.

[39] Yang P C, Kurokawa J, Furukawa T, et al. Acute effects of sex steroid hormones on susceptibility
to cardiac arrhythmias: a simulation study[J]. PLoS Comput Biol, 2010, 6(1): e1000658.

[40] Mayourian J, Savizky R M, Sobie E A, et al. Modeling electrophysiological coupling and fusion
between human Mesenchymal stem cells and Cardiomyocytes[J]. PLoS Comput Biol, 2016,
12(7): e1005014.

第 3 篇

体外模型

第3章
离体研究中心房和心室肌细胞的分离技术

Jelena Plackic, Jens Kockskämper

【摘　要】高质量的心肌细胞分离对研究细胞和分子水平的心肌功能至关重要。尽管既往研究已经建立了针对各种物种心肌细胞的分离方法,但是,稳定且高产量地分离健康心肌细胞仍具有挑战性。从完整的心脏中成功地进行心肌细胞分离方法的基础是 Langendorff 逆行灌流技术。本章节将详细阐述基于酶解的 Langendorff 分离大鼠心房和心室细胞的方法。该方法包括一系列必需步骤,从快速主动脉插管开始到冲洗心脏,用无 Ca^{2+} 溶液对心脏进行短暂灌注,在闰盘水平解离细胞,然后使用低 Ca^{2+} 含胶原酶溶液进行较长时间灌注以破坏细胞外基质,提取分离的心肌细胞并缓慢地加入含 Ca^{2+} 液,使心肌细胞胞质内 Ca^{2+} 水平逐渐恢复到正常水平。采用我们的分离方案,分离心室肌细胞的平均得率为 70%($50\%\sim90\%$)。对心房肌细胞而言,其分离得率比心室肌细胞略低 10%。心肌细胞分离得率取决于大鼠的年龄和心脏重构的程度。例如,用胶原酶消化鼠龄较大、严重重构的大鼠心脏时(纤维化更加明显),通常会导致心肌细胞得率降低。本方法分离的心房和心室细胞可用于研究心肌细胞功能(如缩短/收缩,细胞内[Ca^{2+}]瞬变)以及生化和分子生物学的研究[如免疫印迹法,聚合酶链式反应(polymerase chain reaction, PCR)]。

【关键词】Langendorff 逆行心脏灌注　心肌细胞分离　胶原酶消化　心房和心室肌细胞

3.1　引言

离体的成年心肌细胞是研究和了解处于正常和疾病状态的心脏在细胞和分子水平结构和功能的重要工具。胚胎及新生的心肌细胞和成年心肌细胞在形态和超微结构、重要离子通道表达、钙离子调节和收缩蛋白方面与成年心肌细胞不同,因此,胚胎和乳鼠的心肌细胞的相关研究结论不能轻易地推广至成年心肌细胞[1]。同样,从诱导多能干细胞(iPSC)衍生的心肌细胞与成年心肌细胞也存在差异[2]。分离的心肌细胞具有不受神经和体液影响的优点,为高度可控的实验条件提供了理想的环境。另外,心肌细胞的分离为从心脏的不同部位选择心肌细胞提供了可能性,这些区域包括左右心房、左右心室、心肌梗死区域及心脏传导系统。分离心肌细胞,获得新鲜、高质量的心肌细胞,对于研究及培养心肌细胞都至关重要。如成年心肌细胞可以转染用于转基因研究。

从 1970 年代至今，已经开发了多种心肌细胞分离方案。不同的哺乳动物心肌细胞分离的方案可能有所不同。但是，不同的分离方案都包括了一系列不可或缺的步骤，并且已经确定了许多关键因素，包括获得具有 Ca^{2+} 耐受性且具有完整功能的心肌细胞相关的关键因素[4]。尽管已有先前的分离方法，但是，能稳定且大量地分离高质量的心肌细胞仍然具有挑战性。

在所有物种中，大鼠和小鼠可能是最常用于分离心肌细胞的动物。Langendorff 逆行灌注技术是基于酶法从完整的心脏中可重复地分离出高质量、存活的心肌细胞的基础。该技术通过主动脉插管对心脏进行灌注。灌注缓冲液通过与正常生理灌注流相反（逆行）的方向灌流，即顺着升主动脉向下流动，而主动脉瓣在压力下关闭[5]，从而灌入冠状动脉。本文将介绍的方案描述了分离大鼠心房和心室细胞的具体方法，并对既往的分离步骤进行了改良等。我们实验室在过去的 7 年间通过本方案稳定地分离出大量正常的心房和心室细胞。

该方案中用于分离心肌细胞的主要步骤：使用低 Ca^{2+} 的台氏液快速逆行灌注主动脉冲洗心脏，用不含 Ca^{2+} 的溶液短暂灌注心脏以在闰盘的水平解离细胞，然后用低 Ca^{2+} 的蛋白水解酶溶液进行较长时间的灌注，以裂解单个细胞与细胞外基质的连接向获得的心肌细胞缓慢引入 Ca^{2+}，以使细胞胞质 Ca^{2+} 水平逐渐恢复至正常。

在下文中，我们将说明分离大鼠心房和心室心肌细胞的详细步骤，重点阐述成功分离心肌细胞的关键步骤。

3.2 材料

3.2.1 设备
（1）Langendorff 设备采用恒定流量模式。
（2）光学显微镜或解剖用放大镜。
（3）尺寸合适的不锈钢套管（直径为 2~3 mm，取决于老鼠的大小）。
（4）外科手术缝线（5‐0 号）。
（5）剪刀。
（6）镊子。
（7）300 μm 的过滤网。

3.2.2 溶液
用 Milli‐Q™ Reference A＋超纯水系统处理的去离子超纯水（ddH$_2$O）制备所有实验溶液。强烈建议采用 18.2 Ω 分子生物学级的水。所有用于分离心肌细胞的溶液都应该是用新鲜的台氏液作为基础液体（见表 3‐1）。

（1）基本的台氏液配制［见注意事项（1）］：130 mmol/L NaCl、5.4 mmol/L KCl、0.5 mmol/L MgCl$_2$、0.33 mmol/L NaH$_2$PO$_4$、25 mmol/L HEPES、22 mmol/L 葡萄糖、0.01 U/mL 胰岛素（pH 值＝7.4）。

（2）插管溶液：含 0.15 mmol/L CaCl$_2$ 和 2 U/mL 肝素的分离液［见注意事项（2）］。

表 3-1　以台氏液为基础分离细胞所需溶液方案

溶 液 名 称	台 氏 液	物 质	最 终 浓 度	
1. 插管溶液	250 mL	CaCl₂	0.15 mmol/L	200 mL的插管液用于制备心脏停搏液
		肝素	2 U/mL	
2. 无钙液	50 mL	EGTA	0.4 mmol/L	
		BDM	10 mmol/L	
		肝素	2 U/mL	
3. 酶溶液	50 mL	胶原酶	0.8 mg/mL	加入酶前，取1 mL该溶液，加热至37℃并将其用作心房细胞的终止液
		蛋白酶	0.05 mg/mL	
		CaCl₂	0.2 mmol/L	
		BDM	10 mmol/L	
4. 心室肌细胞停搏溶液	15 mL	CaCl₂	0.5 mmol/L	
		BDM	10 mmol/L	
		BSA	2 mg/mL	
5. 复钙液 1	15 mL	CaCl₂	1 mmol/L	
		BSA	2 mg/mL	
6. 复钙液 2	100 mL	CaCl₂	1.5 mmol/L	

注　表中所示为分离一组细胞需要的量。

（3）心脏停搏液（冰水）：含 25 mmol/L KCl 的插管溶液。

（4）无钙液：含有 0.4 mmol/L EGTA（见注意事项 3）、10 mmol/L 2,3-丁二酮一肟（BDM）和 2 U/mL 肝素的分离液。

（5）酶溶液：含有 0.2 mmol/L CaCl₂、10 mmol/L BDM，0.8 mg/mL 2 型胶原酶（CLS-2，Worthington，USA），0.05 mg/mL ⅩⅣ型蛋白酶（Sigma Aldrich）的分离液（见注意事项 4）。

（6）心房细胞终止液：含有 0.2 mmol/L CaCl₂、10 mmol/L BDM 的分离液。

（7）心室细胞终止液：含有 0.5 mmol/L CaCl₂、10 mmol/L BDM（见注意事项 5），2 mg/mL BSA 的分离液。

（8）复钙液 1：包含 1 mmol/L CaCl₂，2 mg/mL BSA 的分离液。

（9）复钙液 2：含有 1.5 mmol/L CaCl₂ 的分离液。

3.3　方法

3.3.1　设置 Langendorff 仪器

（1）在细胞分离过程中，Langendorff 设备需在恒流模式下运行，此时通过附有主动脉套管的蠕动泵持续灌注液体至心脏。定期检查蠕动泵灌注液体的速度，调至 3 mL/min，这对液体适度灌入心脏和成功分离心肌细胞十分重要。

（2）清洁 Langendorff 系统管道和腔室使其不受污染也是非常重要的步骤。确保每次分离细胞后，都要彻底清洗 Langendorff 系统［见注意事项（6）］。

（3）水浴加热 Langendorff 的管道系统，以确保整个心脏在灌注过程中灌注液的温度维持在 37 ℃。灌注液的温度应常规检查。

（4）对灌注液通氧，以保持充足的氧气供应，防止低氧损伤心脏（用鼓泡式氧合器加入 100％的氧气）［见注意事项（7）］。

（5）用氧合的插管液充分填充 Langendorff 设备，并从顺应室（"气泡收集器"空间）中抽出所有的气泡，以免气体栓塞冠状动脉。

（6）为了有效地将主动脉固定在套管上，需采用直径适宜的主动脉不锈钢插管（通常幼鼠插管直径为 2 mm，成年大鼠插管直径为 2.5～3 mm）和 5-0 外科手术缝线。

3.3.2　切除心脏和插管

（1）准备插管的器械（见图 3-1a），将含肝素的插管液装入注射器。清除注射器中的所有气泡，防止空气进入冠状动脉。

（2）根据动物保护机构批准的方案麻醉并处死大鼠。在我们实验室是用异氟醚麻醉大鼠，并以断头法处死。

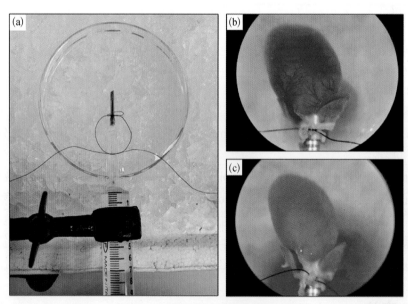

图 3-1　通过升主动脉行心脏插管

注　（a）将套管从 Langendorff 设备上取下，并固定在装有套管液的注射器上。将注射器放置在立体显微镜下方和装有低温氧合的心脏停搏液的 100 mm 培养皿上方；（b）主动脉结扎至套管后；（c）将注射器内的套管液注入冠状动脉，以冲洗心脏内的血液，至冠状动脉发白。由于插管液中的 Ca^{2+} 浓度较低，因此心脏收缩较弱，这有助于去除血液。

（3）从大鼠的中腹部切开膈肌，用弯曲的锯齿状镊子固定胸骨，然后向两侧切开，掀开胸廓以暴露心脏。将肝素溶液（1 000 U/mL）直接注入心脏[见注意事项（8）]，以防止心脏在切除过程中血液凝固。

（4）小心修剪周围的非心脏组织，如肺和结缔组织。

（5）用细弯锯齿钳轻轻地抬起心脏，将心脏胸腔切除，再放入装有含氧的低温心脏停搏液的烧杯中。然后，用剪刀或小刮刀轻轻地按压心脏，以去除部分血液。

（6）将心脏转移到装有含氧的、低温的心脏停搏液的 100 mm 培养皿中[见图 3 - 1(a)和注意事项（9）]。

（7）找到隐藏在胸腺后的主动脉及颅脑分支后，在第一分支下切断主动脉。迅速将心脏接到主动脉套管上，再用外科手术缝线打双重结，确保结扎紧主动脉与套管，然后将插管液注入心脏（见图 3 - 1b 和 c）。

（8）将心脏转移到 Langendorff 系统[见注意事项（10）]。

3.3.3 灌注和消化心脏

（1）用含氧含肝素的插管液以 3 mL/min 的速度灌注心脏，以去除残留的血液。当开始使用插管液灌注时，应在 Langendorff 设备导管中注入不含氧的无 Ca^{2+} 溶液。当心脏停止跳动时，无钙溶液已到达心脏。

（2）当无 Ca^{2+} 溶液抵达心脏时，应将含氧的酶溶液注入 Langendorff 设备导管。酶溶液须在 4 min 后到达心脏[见注意事项（11）]。

（3）以 3 mL/min 的速度，用酶溶液灌注心脏，直至其肿胀、柔软和苍白[见注意事项（12）和图 3 - 2]。用镊子轻轻按压心脏时，心室已变形，心脏就像袋子一样悬挂着[见图 3 - 2(g)]。从心脏表面取一滴溶液，可以发现其中有许多分离的心肌细胞。心房的消化速度（数分钟）可能比心室快。当它们变得松软、苍白且易于去除时，应开始收集心肌细胞[见注意事项（13）]。

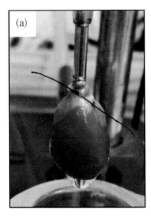
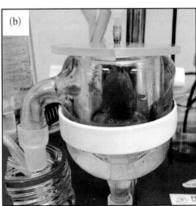
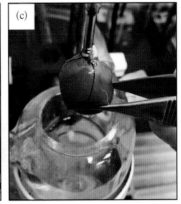

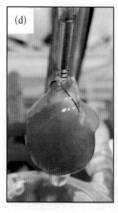
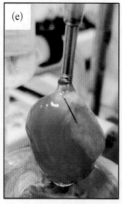
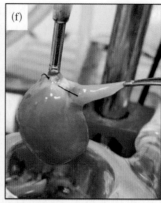
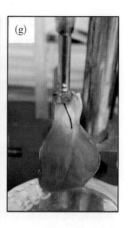

图 3-2 灌注和消化心脏

注 (a) 将心脏连接到 Langendorff 系统上，首先用插管液灌注，再用无 Ca^{2+} 溶液以 3 mL/min 的速度灌注 4 min。(b) 然后用酶溶液灌注心脏。在酶溶液灌注过程中，将心脏浸入装有酶溶液的装置内，以实现心脏内部和外部的有效消化。(c) 用镊子或手指触碰心脏来观察消化过程。(d) 在消化时，心室将变得肿胀、柔软和苍白。(e) 心房显得松弛、苍白、增大。(f) 用镊子牵拉即可去除心肌，而无须切割。(g) 用镊子按压时，心室变形，心脏像袋子一样悬挂着。

3.3.4 制备心房细胞

(1) 取下左右心房，放入装有 0.5 mL 终止液的烧杯中，并预热至 37 ℃。

(2) 用两个细镊子小心地分离心房组织[见图 3-3(a)]，再将装有心房组织的烧杯放

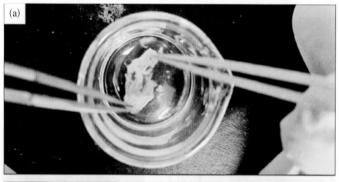

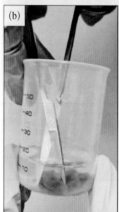
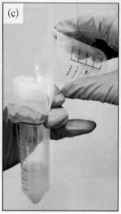
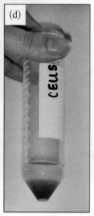

图 3-3 心房和心室肌细胞的制备过程

注 (a) 取下心房后，将其与心房细胞终止液一起装入烧杯中（预热至 37 ℃），并用 2 个细镊子轻轻地解剖心房组织，以促进细胞解离。然后，将装有心房组织的烧杯放置在摇床上，并逐步加入复钙液，以在室温下恢复到生理的 Ca^{2+} 浓度状态。(b) 取出心室，将其与心室细胞的终止液一起转移至烧杯中（预热至 37 ℃），并轻轻切碎以释放细胞。(c) 使用 300 μm 孔的筛网过滤未消化的组织。(d) 细胞在重力作用下沉降至底部，在室温下让细胞适应逐步增加的钙浓度。

在摇床上摇晃,以促进细胞解离。

(3) 根据表 3-2 中的方案,每 2 min 添加一次 Ca^{2+},使溶液中的 Ca^{2+} 浓度逐步增加,从而开始缓慢的 Ca^{2+} 适应过程[见注意事项(14)]。

表 3-2 心房细胞适应生理性钙浓度的方案

溶 液	体 积	最终的 Ca^{2+} 浓度	
心房细胞终止液(37 ℃) 在摇床上的 Ca^{2+} 适应	500 μL	0.2 mmol/L	心房在此溶液中解剖
心室细胞终止液(37 ℃)	5×100 μL	0.35 mmol/L	
复钙液 1(1 mmol/L Ca^{2+},室温)	4×100 μL	0.675 mmol/L	
	3×200 μL		
复液 2(1.5 mmol/L Ca^{2+},室温)	4×250 μL	1.1 mmol/L	
	2×250 μL		
停止摇晃,等待 10 min,取出 2 mL,再重新开始摇晃			
	4×500 μL	1.3 mmol/L	
停止摇晃,取出剩余的组织,等待 10 min,如有必要,轻轻地除去一些溶液以浓缩细胞悬液			

(4) 在 Ca^{2+} 适应和心房肌细胞悬液的密度调整之后,将心房肌细胞[见图 3-4(b)]铺在层粘连蛋白包被的盖玻片(或培养皿)上,使细胞附着在盖玻片(或培养皿)底部约 20 min。至此,心肌细胞就可以用于实验研究。

3.3.5 制备心室肌细胞

(1) 将心室肌[见注意事项(15)]放入装有 10 mL 心室细胞终止液的烧杯中,并预热至 37 ℃。

(2) 轻轻切碎心室[见图 3-3(b)和注意事项(16)]。

(3) 使用 300 μm 孔的筛网过滤未消化的组织[见图 3-3(c)]。

(4) 细胞在重力的作用下沉降[见图 3-3(d)和注意事项(17)]10 min,然后轻轻吸出上清液。

(5) 在不混合细胞悬浮液的情况下,添加 5～10 mL 复钙液 1(室温)。让细胞适应 10 min,然后轻轻吸出上清液。

(6) 添加 5～10 mL 复钙液 2(室温),让心肌细胞适应 10 min。

(7) 分离的心室细胞[见图 3-4(b)和注意事项(18)]可在室温下保存,应在分离后 12 h 内可用于实验。

(8) 在铺心室细胞之前,用复钙液 2 稀释以调整细胞悬液的浓度。像心房细胞一样,

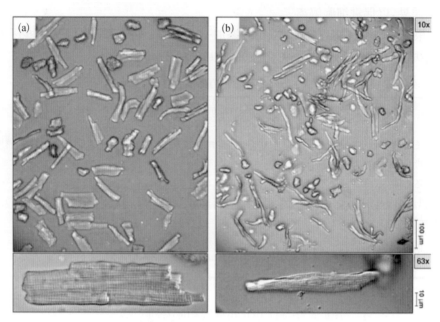

图 3-4 分离后的心房和心室细胞的光学显微镜显像

注 （a）心室细胞体积较大，为矩形形状。（b）心房细胞更小，呈纺锤形。健康的心肌细胞显示清晰的横纹（底部图像），并且在静止时不显示有任何的自发收缩。图像分别为 Leica DMI3000B 显微镜上使用 10×（上部图片）或 63×（下部图片）物镜所见，并使用 ImageJ 软件处理。

可将心室细胞铺在层粘连蛋白包被的盖玻片（或培养皿）上［见 3.3.4 中的步骤（4）和注意事项（19）］。

3.4 注意事项

（1）不含胰岛素的分离台氏液可以在冰箱中保存 2～3 周。在细胞分离当天添加胰岛素，然后用台氏溶液重新制备所有溶液。一次细胞分离，使用 500 mL 的台氏溶液（见表 3-1）。除胰岛素和葡萄糖外，其他研究人员还会往台氏溶液中添加别的物质（如氨基酸、脂肪酸、腺苷、丙酮酸、牛磺酸、维生素），以提高分离细胞的产量和活力[11]。这些添加物的潜在作用尚不完全清楚。由于把胰岛素和葡萄糖混合使用可获得良好的效果，因此，本实验室更喜欢使用这种简单而有效的分离液。

（2）用无菌磷酸盐缓冲液（PBS）制备 5 kU/mL 的肝素储备液，可在冰箱保存数月以备用。

（3）制备 100 mmol/L EGTA 储备溶液（pH 值＝7.4）的有效期长达 1 年。

（4）作为替代方案，可用释放酶消化心脏，而不是使用 2 型胶原酶和 XIV 蛋白酶。2 型胶原酶是胶原酶和其他蛋白酶（如梭菌蛋白酶、酪蛋白酶）的粗混合制剂，具有活性差异和相对较高的批次间变异性，而释放酶是高纯度胶原酶和其他蛋白酶的精确混合物，活性高且批次间差异较小，它被常用于分离小鼠心肌细胞[8]。有研究者报道，使用释放酶分离大鼠心肌细胞的效果更好(细胞产量更高,单个心肌细胞更多)[12]。我们已经测试了 0.1 mg/mL 释放酶(Liberase™研究级,Roche)和 0.15 mg/mL 胰蛋白酶(10×2.5%胰蛋白酶,Sigma Aldrich)的组合物分离大鼠的心房和心室细胞的效果。结果发现释放酶与胶原酶的效果没有明显的差异。2 型胶原酶制剂的蛋白酶活性变异较大,因此,当使用新批次的 2 型胶原酶分离心肌细胞时,必须校正浓度和消化时间。

(5) BDM 能可逆地抑制心脏收缩活动,以保护心肌免受损害[3,13,14]。然而,由于 BDM 是一种非特异性的磷酸酶,可能会对心肌细胞功能产生多种影响,包括对损伤钙的处理[3,14,15]。所以,在实验前需将 BDM 冲洗掉,并且最终的复钙液 1 和复钙液 2 中不能含有任何的 BDM。

(6) 在每次分离心肌细胞后清洁 Langendorff 设备管道的过程中,首先用大量的蒸馏水高速清洗,然后用 50%的乙醇低速清洗,以保证系统充分消毒,最后再用大量的蒸馏水清洗。别忘记清洁顺应室("气泡收集器"空间)和水套式水浴装置。

(7) 对于小鼠心肌细胞的分离,有的实验室建议用 0.2 μm 无菌过滤器对所有的灌注液过滤[8,11]。这在使用心肌细胞进行细胞培养时至关重要,但对分离后数小时内就开展的实验是否有帮助尚不完全清楚。对于大鼠心肌细胞,我们发现通过 0.2 μm 无菌过滤器过滤不会对新鲜分离的心肌细胞的质量产生影响。

(8) 注射肝素对预防血液凝固至关重要。当然,分离细胞时也可不注射肝素,但是在这种情况下,心脏切除和插管的速度必须要快(<2 min)。如果采用断头法处死大鼠,则应将肝素直接注入心脏,但如果采用颈椎脱位法(通常用于小鼠),在循环灌注保持完整的情况下,则可以将肝素注入肝脏,而不是心脏,以防损伤心脏。预备注射时,需准备 1 mL 的 1 000 U/mL 肝素(用 5 kU/mL 肝素储备液配制),并计算注射量,一般体重 1 kg 的大鼠需要 1 000 U 肝素。例如,对于 300 g 体重的大鼠,需注射 0.3 mL 的 1 000 U/mL 肝素。

(9) 心脏停搏液用于心脏骤停。该溶液中的高钾使心肌细胞去极化,并防止收缩,从而减少细胞 ATP 的消耗。

(10) 快速、有效的心脏插管和转移至 Langendorff 系统,对保障心肌细胞分离的质量非常关键。在分离过程中,套管插入主动脉不要太深,因为这会损伤主动脉瓣,从而导致灌注不足和消化不良。图 3 - 1b 和 c 所示为在插管过程中,应去除心脏大部分的血液。为了简化插管,建议使用立体显微镜或放大镜。在将心脏转移到 Langendorff 装置时,应特别注意防止空气进入冠状动脉,因为这可能会导致栓子和微血管阻塞,从而影响分离效果(降低心肌细胞的质量和产量)。从打开胸腔到心脏被固定,并在 Langendorff 系统上灌注所花费的总时间应尽可能短,以避免缺血和缺氧损伤细胞。我们建议时间要少于 6 min,通常在 3~5 min 钟内完成上述步骤。

(11) 从心脏停止跳动到酶溶液(无 Ca^{2+} 液)到达心脏的时间不应超过 4 min,这是关键的时间节点,超过此时间,将灌注过多的复钙液,会释放大量的乳酸脱氢酶而损伤心脏,这种现象被称为"Ca^{2+} 矛盾"[16]。在无 Ca^{2+} 液中,心肌细胞表面的多糖-蛋白质复合物被破坏,闰盘分离,导致心肌细胞对 Ca^{2+} 的渗透性增加,当细胞外 Ca^{2+} 浓度恢复后将引起细胞挛缩和死亡[17]。此外,暴露于无 Ca^{2+} 液后,心肌细胞内 Na^+ 水平升高,当细胞外 Ca^{2+}

升高，恢复到正常水平时（由于激活了反向模式 Na^+/Ca^{2+} 交换），容易导致 Ca^{2+} 超载[17]。因此，限制心脏在无 Ca^{2+} 液中暴露时间，对于减少"Ca^{2+} 矛盾"现象和最大限度地降低 EGTA（能够将多糖-蛋白质复合物从肌膜脂质双层中分离）是损伤心肌细胞膜十分关键的。因此在必要情况下，应该重新调整蠕动泵转速，以减少在无 Ca^{2+} 夜中的暴露时间。

（12）消化时间的长短不一，通常为 20～80 min。这取决于多种因素，包括酶的活性［见注意事项（4）］、大鼠的年龄、性别和品系或疾病模型（心脏重构）。对于 12～16 周龄健康的雄性 Wistar - Kyoto 大鼠[9,10]，使用 2 型胶原酶和 XIV 蛋白酶消化的时间范围在 20～40 min。对于较老的大鼠或心脏重构模型大鼠，尤其是纤维化模型，消化时间将增加。例如，心脏肥大和纤维化的老年（15～20 个月）自发性高血压的大鼠，需要 40～80 min 的消化时间。在 Langendorff 装置灌流心脏的整个过程中，温度维持在 37 ℃至关重要。这是通过装有水的套管将循环酶液保持在 37 ℃，并将灌注心脏浸在酶溶液的水浴中实现的。如此可以有效地从内部和外部消化心脏［见图 3 - 2(b)］。为了成功地消化心脏并获得高产率的离体心肌细胞，应使用最低有效浓度的酶溶液，尽可能减少表面残留对心肌细胞的伤害。此外，在心脏酶消化过程中的细胞外 Ca^{2+} 浓度必须足够高（0.2 mmol/L），以保持细胞膜和多糖-蛋白质复合物的结构完整性，减轻"Ca^{2+} 矛盾"现象对心肌细胞的损伤，又能保持胶原酶具有足够的活性，并能确保细胞间闰盘成功分离[3,4,17]。如需要长时间消化，酶溶液可以循环使用，以节省酶量。

（13）心房已消化完全的迹象是可以轻松地用镊子将其从心脏上拉出，而无须剪切。

（14）为了恢复细胞外正常生理性的 Ca^{2+} 浓度，应缓慢地增加 Ca^{2+} 浓度，以使心房肌细胞逐步恢复至正常的细胞内 Ca^{2+} 浓度，而不引起 Ca^{2+} 超载的风险[3]。

（15）通过分离右左心室，可以分解出右心室和左心室心肌细胞。最简单的方法是先切除右心室壁以分离右心室肌细胞，然后用其余的（左心室壁及室间隔）分离左心室肌细胞。

（16）为了促进心室肌细胞释放，通过使用具有不同大小、手工切割开口（直径分别为 7,5 和 3 mm）的塑料巴斯德吸管轻轻地吸取组织块，从而分离出心室组织，直到大块的心室组织分散在细胞悬浮液中，避免剧烈搅拌以防止机械应力和细胞损伤。

（17）同样，对心房肌细胞而言，为了防止细胞损伤，细胞外 Ca^{2+} 浓度也应逐步增加，以达到正常的细胞内 Ca^{2+} 浓度，而不会使 Ca^{2+} 超载。但是，心室肌细胞对 Ca^{2+} 的敏感性比心房肌细胞低。因此，可以减少适应步骤。过滤后，勿离心细胞悬浮液使细胞沉淀，应让其在重力作用下自然沉降。细胞在 Ca^{2+} 离子适应过程中，抽吸和添加溶液时应特别小心。不要试图吸出全部的上清液，并始终将溶液添加到离心管中，而不混合于细胞悬浮液中。

（18）分离后，一方面，具有明显横纹的健康心肌细胞可能会立即静止或出现一些不规则收缩，低频自发活动会随着时间而逐步消失。另一方面，濒死细胞经常以波状方式表现出恒定的高频自发收缩，最终细胞挛缩。死亡细胞表现为圆形颗粒状碎片。根据我们的方案，完整存活的心室细胞的平均产量为 70%（范围为 50%～90%）。这又取决于大鼠的年龄和心脏重构的程度，消化较老和重构的心脏（纤维化程度更高）会导致产量降低。

通常,心房细胞的产量比心室细胞略低(约 10%)。分离后的心室细胞通常可保持良好状态长达 12 h,而心房肌细胞则为 8 h。

(19)层粘连蛋白用于促进细胞附着于盖玻片。玻璃盖玻片或玻璃底培养皿在室温下用 50 μg/mL 层粘连蛋白(在复钙液 2 或 PBS 中稀释)包被 1~2 h。孵育一段时间后,除去剩余的层粘连蛋白,平铺细胞,使其附着约 20 min,然后再添加荧光染料。

参考文献

[1] Mitcheson J S, Hancox J C, Levi A J. Cultured adult cardiac myocytes: future applications, culture methods, morphological and electrophysiological properties[J]. Cardiovasc Res, 1998, 39(2): 280 - 300.

[2] Streckfuss-Bomeke K, Wolf F, Azizian A, et al. Comparative study of human-induced pluripotent stem cells derived from bone marrow cells, hair keratinocytes, and skin fibroblasts[J]. Eur Heart J, 2013, 34(33): 2618 - 2629.

[3] Louch W E, Sheehan K A, Wolska B M. Methods in cardiomyocyte isolation, culture, and gene transfer[J]. J Mol Cell Cardiol, 2011, 51(3): 288 - 298.

[4] Dow J W, Harding N G, Powell T. Isolated cardiac myocytes. I. Preparation of adult myocytes and their homology with the intact tissue[J]. Cardiovasc Res, 1981, 15(9): 483 - 514.

[5] Bell R M, Mocanu M M, Yellon D M. Retrograde heart perfusion: the Langendorff technique of isolated heart perfusion[J]. J Mol Cell Cardiol, 2011, 50(6): 940 - 950.

[6] Isenberg G, Klockner U. Calcium tolerant ventricular myocytes prepared by preincubation in a "KB medium"[J]. Pflugers Arch, 1982, 395(1): 6 - 18.

[7] Mitra R, Morad M. A uniform enzymatic method for dissociation of myocytes from hearts and stomachs of vertebrates[J]. Am J Phys, 1985, 249(5 Pt 2): H1056 - H1060.

[8] O'Connell T D, Rodrigo M C, Simpson P C. Isolation and culture of adult mouse cardiac myocytes[J]. Methods Mol Biol, 2007, 357: 271 - 296.

[9] Pluteanu F, Hess J, Plackic J, et al. Early subcellular Ca^{2+} remodelling and increased propensity for Ca^{2+} alternans in left atrial myocytes from hypertensive rats[J]. Cardiovasc Res, 2015, 106 (1): 87 - 97.

[10] Plackic J, Preissl S, Nikonova Y, et al. Enhanced nucleoplasmic Ca^{2+} signaling in ventricular myocytes from young hypertensive rats[J]. J Mol Cell Cardiol, 2016, 101: 58 - 68.

[11] Roth G M, Bader D M, Pfaltzgraff E R. Isolation and physiological analysis of mouse cardiomyocytes[J]. J Vis Exp, 2014, 91: e51109.

[12] van Deel E D, Najafi A, Fontoura D, et al. vitro model to study the effects of matrix stiffening on Ca^{2+} handling and myofilament function in isolated adult rat cardiomyocytes[J]. J Physiol, 2017, 595(14): 4597 - 4610.

[13] Mulieri L A, Hasenfuss G, Ittleman F, et al. Protection of human left ventricular myocardium from cutting injury with 2, 3-butanedione monoxime[J]. Circ Res, 1989, 65(5): 1441 - 1449.

[14] Blanchard E M, Smith G L, Allen D G, et al. The effects of 2, 3-butanedione monoxime on initial heat, tension, and aequorin light output of ferret papillary muscles[J]. Pflugers Arch, 1990, 416(1 - 2): 219 - 221.

[15] Adams W, Trafford A W, Eisner D A. 2, 3-Butanedione monoxime (BDM) decreases sarcoplasmic reticulum Ca content by stimulating Ca release in isolated rat ventricular myocytes[J]. Pflugers Arch, 1998, 436(5): 776 - 781.

[16] Zimmerman A N, Hulsmann W C. Paradoxical influence of calcium ions on the permeability of the cell membranes of the isolated rat heart[J]. Nature, 1966, 211(5049): 646 - 647.

[17] Piper H M. The calcium paradox revisited: an artefact of great heuristic value[J]. Cardiovasc Res, 2000, 45(1): 123 - 127.

第4章
小鼠胚胎干细胞的心肌细胞分化

Adam T. Lynch, Silvia Mazzotta, Stefan Hoppler

【摘　要】体外产生的哺乳动物心肌细胞为研究正常的哺乳动物心肌细胞发育、疾病建模和药物开发提供了实验模型,这将为修复受损或坏死的心肌提供治疗策略。在此,我们将提供可靠的方法将小鼠胚胎干细胞(ESC)分化为功能性心肌细胞,并对特定细胞系优化方案进行说明。

【关键词】小鼠胚胎干细胞　心肌细胞　心脏　体外分化

4.1 引言

胚胎干细胞(embryonic stem cell,ESC)是来源于哺乳动物早期囊胚的内细胞团发育而来的多能细胞,在适当的条件下可体外繁殖[1-2]。在多能性条件下培养时,ESC可以无限期地自我更新。相反,添加促分化因子可以诱导ESC分化为构成成年生物体的200多种细胞[3]。因此,ESC是研究发育过程的有效模型[4],也为再生医学疗法提供了潜力。目前,已有不同的方法将多能干细胞诱导分化为心血管谱系。在本章中,我们重点介绍小鼠胚胎干细胞(mouse embryonic stem cell,mESC)向心肌细胞分化的方法,第5章主要介绍了人类ESC(hESC)的方法。当ESC体外培养成为被称为"类胚体"(embryoid body,EB)的三维球体时,它们能够分化为所有3个胚层(内胚层、中胚层和外胚层)的衍生物,并能自发产生跳动的心肌细胞[5,6]。然而,该群体中心肌细胞的比例通常很低,不超过3%,并且还依赖于在培养中使用动物源性产品。最近,为了产生更丰富的心肌细胞培养物,研究者们正努力试图通过体外调控那些控制心脏发育的信号转导通路,从而更真实地再现胚胎发育过程。这些方案通过在适当的发育阶段将多能干细胞小心暴露于生长因子或生物活性小分子中,在很大程度上模仿它们在正常胚胎中的发育过程,从而将多能干细胞分化为有功能的心肌细胞。与EB方法不同的是,在无饲养层的条件下可以产生高度富集的心肌细胞群(在某些细胞系中为98%)[7]。为了准确而可靠地完成心脏发育和疾病发生的机制,我们需要有效的方法将多能干细胞分化为心肌细胞。在本章中,我们概述了将mESC向心肌细胞分化的方法,可用作研究胚胎心脏发育的模型。

4.2　材料

所有溶液都是无菌的，并且不含内毒素。为方便起见，可采用许多供应商提供的、预先制备和灭菌的细胞培养级试剂。试剂应按照制造商的说明进行储存，除非另有说明，准备好的培养基应储存在 4 ℃。所有工作应在 Ⅱ 类层流柜中进行，所有进入柜内的材料应先喷洒 70% 乙醇。细胞应在设置为 37 ℃ 和 5% CO_2 的专用加湿细胞培养箱中维持和分化。倒置光学显微镜观察多能干细胞和分化细胞的形态。

(1) 饲养层依赖性或非依赖性 mESC，例如 E14 - Tg2A[8] 或 R1[9]。细胞系可以从供应商处以商业方式购买，包括 ATCC 细胞库。这里使用的 mESC 处于多能性幼稚状态[10]。

(2) ES LIF 培养基：通过在 GMEM 培养基中补充 10% 胎牛血清(FBS)[见注意事项 (1)]，2 mmol/L L-谷氨酰胺，1 mmol/L 非必需氨基酸，1 mmol/L 丙酮酸钠，0.1 mmol/L β-巯基乙醇，1 000 IU/mL 白血病抑制因子(LIF)制备[见注意事项(2)]。

(3) EB 分化培养基：通过在 Dulbecco 改良的 Eagle 培养基(DMEM)中补充 15% FBS，2 mmol/L L-谷氨酰胺，0.1 mmol/L 非必需氨基酸，1 mmol/L 丙酮酸，0.1 mmol/L β-巯基乙醇，50 μg/mL L-抗坏血酸制备。

(4) 不含 Mg^{2+} 或 Ca^{2+} 的 Dulbecco 磷酸盐缓冲液(D - PBS，2.67 mmol/L KCl，1.47 mmol/L KH_2PO_4，136.9 mmol/L NaCl 和 8.1 mmol/L Na_2HPO_4，pH 值 7.4)。

(5) 溶解在 D - PBS 中的胰蛋白酶(0.05%) - EDTA(0.5 mmol/L)。过滤灭菌(直径 0.22 μm 的过滤器)。

(6) 70% 乙醇(v/v)。

(7) 100 mm 细胞培养处理培养皿。

(8) 6 孔细胞培养板。

(9) 平底 96 孔细胞培养板。

(10) 0.1% 明胶溶液：来自猪皮肤的 0.1%(w/v)明胶[Sigma，见注意事项(3)]溶解在 MilliQ 水或 D - PBS 中。高压灭菌。

(11) 0.4% 锥虫蓝溶液。

(12) 冷冻保存培养液：50% 的 FBS，40% 的 ESLIF 培养基，10% 的二甲基亚砜(DMSO)。于 -20 ℃ 储存 1 年。

(13) DMEM/F - 12(已合并)。

(14) N2B27 2i + LIF 培养液：N2B27 是一种完全定义的无血清基础的培养基，可以直接购买或内部制作。包括 DMEM/F - 12 以 1∶1 的比例与 1 份 N - 2 补充剂(Gibco)相结合：含有 1 份 B - 27 除去维生素 A 补充剂(Gibco)的 Neurobasal® 培养基(Gibco)。当 ESC 培养需要培养基时，在等分试样的 N2B27 培养基要补充 1 μmol/L PD0325901、3 μmol/L CHIR99021 和 1 000 U/mL LIF。配置后 1 周内使用完。

(15) 无血清分化(SFD)培养基：将 3 份 IMDM(Iscove 改良的 Dulbecco 培养基)与 1 份

Ham's F-12 混合，并添加 2 mmol/L L-谷氨酰胺、50 μg/mL L-抗坏血酸、1×N₂、1×B-27 (Gibco)、0.05% BSA(牛血清白蛋白)和 $4.5×10^{-4}$ mol/L MTG(α-单硫代甘油)制备。

（16）心肌细胞分化培养基：通过向 1×StemPro-34 培养基中补充 2 mmol/L L-谷氨酰胺，0.45 mmol/L 抗坏血酸，5 ng/mL 人 VEGF，10 ng/mL bFGF 和 50 ng/mL FGF10 制备。

（17）稳定型胰蛋白酶替代酶 TryPLE Express(Gibco)或 StemPro-34 淀粉酶®(Gibco)。

（18）激活素 A(R&D，根据制造商的说明制备)。

（19）骨形成蛋白 4(bone morphogenetic protein，BMP4)(R&D，根据制造商的说明准备)。

（20）人血管内皮生长因子(R&D，根据制造商的说明准备)。

（21）b-FGF(R&D，根据制造商的说明准备)。

（22）FGF10(R&D，根据制造商的说明准备)。

（23）StemPro™-34 培养基。

4.3 方法

一些 mESC 系需要在有丝分裂失活的小鼠胚胎成纤维细胞(mouse embryonic fibroblast，MEF)的饲养层上培养，而其他细胞系可以无饲养层培养。为便于操作，推荐使用无饲养层培养的细胞系。该本案使用无饲养层培养的 mESC 系。如果使用依赖饲养层细胞的 ESC，则存在各种完善的方案，这些方案描述了 ESC 对饲养层细胞的依赖[11]。

4.3.1 mESC 在含血清的培养基中的传代培养

（1）用 10 mL 0.1% 明胶浸没制备 100 mm 细胞培养皿。使用前将其置于 37 ℃ 细胞培养箱中放置 30 min 后使用。

（2）把一瓶冷冻保存的不依赖饲养层细胞的 mESC(如 E14-Tg2A 细胞)放在 37 ℃ 水浴中解冻，直到只剩下一个小冰晶。立即转移到通风橱中，将解冻的细胞按 1∶10 稀释到预热的 DMEM 中，并以 $300×g$ 离心 5 min 以沉淀细胞。吸出培养基以去除 DMSO 并将细胞重悬溶于 10 mL ESC 的 LIF 培养基中。在 $300×g$ 下离心 5 min 以沉淀细胞。每块板在 10 mL ESC 的 LIF 培养基中每 100 mm 板约铺板 $1×10^6$ 细胞。

（3）在含有 5% CO₂ 的、潮湿的、温度为 37 ℃ 的细胞培养箱中培养 ESC。每天通过轻轻地吸出旧培养基，并用 10 mL 预热的 ESC LIF 培养基轻轻替换来喂养细胞，2～3 d 后培养板会几乎融合。

（4）当达到 70%～90% 融合后，吸出培养基后用预热的 D-PBS 洗涤。加入 2.5 mL 胰蛋白酶-EDTA 溶液，并放入组织培养箱中 2～3 min。如果倾斜和轻敲培养皿可见菌落移动，则表明细胞分离完成。

（5）加入 7.5 mL 预热的 ESC LIF 培养基中和胰蛋白酶。将细胞悬液转移至无菌的 15 mL Falcon™ 管中，在室温下以 $300×g$ 条件下轻轻地离心 5 min 以沉淀细胞。

（6）吸出培养基,将细胞沉淀完全重悬于 10 mL 的 ESC LIF 培养基中。重要的是要通过轻轻地上下吹打将细胞团块彻底分散成单个细胞,以防止不必要的分化。

（7）使用血细胞计数器或自动细胞计数器,计数细胞数量并计算细胞浓度。为了计算更加准确,请使用 0.4% 的锥虫蓝溶液来确定活细胞的数量。

（8）将约 1×10^6 细胞铺在 0.1% 明胶涂层的 100 mm 培养板上,记下传代数[见注意事项（4）],剩余的细胞可以冷冻保存。

（9）冷冻保存细胞时,请使用血细胞计数器或自动细胞计数器来计数细胞的数量。将细胞以 $300 \times g$ 离心 5 min,将细胞沉淀以 $(1 \sim 2) \times 10^6$ 个/mL 的浓度重悬于预冷的冷冻培养基中。将 1 mL 等分试样的细胞悬液分配至冷冻管中,并转移至 Mr.Frosty™冷冻容器中。立即将容器放入−80 ℃的冰箱中,第 2 天转移至液态中长期保存。

4.3.2　mESC 的分化

mESC 作为 EB 培养时,可以分化为包括心肌细胞在内的多种细胞。目前产生 EB 的方法有很多[6]。一般来讲,主要有两种方案。第一种是采用悬滴法,将含有 ESC 的液滴吸移到培养皿的盖子上,然后将其倒置,使 ESC 在重力作用下聚结成球状体并进行分化（见图 4-1）。第二种是悬浮培养法,将 ESC 在无涂层的培养皿中培养,会自发产生三维聚集体。悬浮培养技术有助于大规模产生 EB,但产生的聚集体大小明显不同。第一种方案描述更具重复性的悬滴法（见 4.3.2.1）,第二种方案描述通过悬浮培养产生 EB（见4.3.2.2）。通过流式细胞仪检测细胞内 TNNT2 蛋白发现,在常规方法中 EB 介导的 ESC分化（见 4.3.2.1)可产生少于 3% 的成熟心肌细胞[12]。第二种方案成功地产生了含有约70%TNNT＋细胞富集的心肌细胞群,因此可能更适合于详细地研究心脏发育[7,13]。尽管第二种方案代表了迄今为止 mESC 生成心肌细胞最有效的方法,但必须通过滴定来确定 BMP4 和激活素 A 的最佳浓度[见注意事项（5）]。该方案在分化的第 0～4 d 采用 EB[见图 4-3 和注意事项（6）]。与 4.3.1 中描述的条件不同的是该方法还利用无血清条件来维持 ESC[14][见注意事项（7）]。

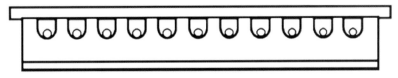

图 4-1　利用悬滴法通过 EB 将 mESC 分化为心肌细胞的示意图

　　注　使用多通道移液器将 25 μL 的液滴（每个液滴包含 1 000 个细胞）滴加到 150 mm细菌级培养皿的盖子上生成 EB。将培养皿倒置,通过重力作用形成球状体,当在分化培养基中培养时,球状体会自发分化。

4.3.2.1　EB 介导的心肌细胞分化

（1）用胰蛋白酶消化细胞[见 4.3.1,步骤（4）和（5）]。离心后,将细胞完全重悬于 EB分化培养基中,对确保形成单细胞悬液至关重要。使用血细胞计数器或自动细胞计数器准确地计数细胞数。建议使用 0.4% 的锥虫蓝染色排除法进行细胞计数,以提高计数的准确性。

（2）计算所需的细胞数，25 μL 的悬液包含 1 000 个细胞。

（3）使用多通道移液器将 25 μL 悬液滴加到未经处理的 150 mm 细菌级培养皿的盖子上（见图 4-1）。确保液滴彼此不接触。

（4）用 D-PBS 浸入培养皿的底部，并小心地翻转含液滴的盖子。

（5）在细胞培养箱中放置 4 d。如果要进行分子检测，请使用 P1000 移液器吸头从分化起收集每一天的 EB，并分离 RNA/蛋白质（包括第 0 天）[见注意事项（8）]。

（6）第 4 天（分化后 96 h），小心地将每个液滴（每个液滴包含 1 个 EB）转移到 0.1% 明胶包被的 12 孔板上。将大约 10 个 EB 放入每个孔中，其中包含 1 mL EB 分化培养基。

（7）第 5 天，EB 将附着在培养皿上，并开始发生广泛的形态变化（见图 4-2）。

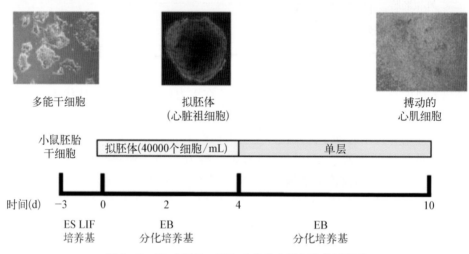

图 4-2 EB 介导的 mESC 分化为心肌细胞的时间表

注 将 mESC 放在含血清的培养基中培养直至融合。通过悬滴（见图 4-1）ESC 4 d 产生 EB。第 4 d 后，将 EB 直接铺在 0.1% 明胶包被的孔中以增强心脏分化。通常在第 10 d 后观察到自发发性收缩。

（8）用 EB 分化培养基每天喂养细胞。通常在第 8 d 使用倒置光学显微镜可观察到自发收缩的细胞。

4.3.2.2　mESC 高效分化为心肌细胞

（1）向 6 孔培养板中注入 2 mL 0.1% 明胶，在 37 ℃ 的培养箱中放置 30 min。

（2）将一瓶冷冻保存的传代数低的 E14-Tg2A mESC 在 37 ℃ 水浴中解冻[见注意事项（4）]后立即转移到通风橱中，在预热的 DMEM/F-12 中以 1∶10 稀释，并在室温条件下以 $300 \times g$ 轻轻地离心 5 min 以沉淀细胞。吸出含有 DMSO 的培养基，并将细胞重悬于 N2B27 2i+LIF 培养基中，形成单细胞悬液，接种于 6 孔板，使 0.1% 明胶包被的 6 孔板上每孔约有 0.4×10^6 个细胞。

（3）用新鲜的 N2B27 2i+LIF 培养基换液培养细胞 2～3 d，直至达到 70%～90% 汇合。在 2i+LIF 培养基中培养的 mESC 集落容易分离[见注意事项（9）]，因此在换液时需轻轻地倒入培养基。

（4）细胞达到 70%～90% 融合后，除去培养基，并用 D-PBS 小心洗涤。加入 500 μL 胰蛋白酶或者蛋白消化液，放入 37 ℃ 细胞培养箱中 3～5 min，直至细胞克隆脱落。

（5）在每孔分离的细胞中加入 2 mL 预热的 DMEM/F-12 培养液，合并到 15 mL 试管中。以 300×g 离心 5 min，弃上清液。

（6）将细胞彻底重悬于无血清的分化培养基中制成单细胞悬液，用血细胞计数器或自动细胞计数器计数细胞，锥虫蓝染色排除。

（7）将细胞按 7.5×10⁴ 个/mL 接种在未经处理的培养皿中，悬滴培养产生 EB。在培养箱中放置 48 h（见图 4-3）。

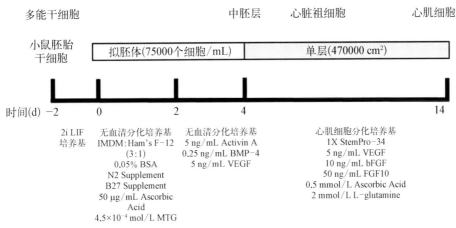

图 4-3　生长因子诱导的 mESC 向心肌细胞高效分化的时间线

注　mESC 在 2i LIF 培养基（无血清）中培养，直至融合。EB 在无血清分化培养基（SFD）中悬浮培养 2 d。第 2 d 后，内皮细胞解离，然后在添加了激活素 A、BMP4 和血管内皮生长因子的 SFD 培养基中重新聚集［见注意事项（7）］。再过 2 d，内皮细胞解离，并在 SFD 培养基中单层铺板，培养基中添加血管内皮生长因子、碱性成纤维细胞生长因子和成纤维细胞生长因子 10。通常在分化第 8 d 后观察到有自发收缩。

（8）48 h 后将 EB 收集在 15 mL Falcon™ 离心管中，通过重力作用或轻轻地离心（以 300×g 离心 5 min）将 EB 沉降到试管底部。小心吸出培养基，并用 D-PBS 轻轻地冲洗。让 EB 重新放置（或轻轻地离心）并吸出 D-PBS。加入 1 mL Accutase® 细胞消化液或 TryPLE 酶放入细胞培养箱中 3～5 min，将 EB 分解为单个细胞后，加入 9 mL DMEM/F-12，以 300×g 离心 5 min。

（9）弃上清液，将细胞沉淀完全重悬后加入 5 ng/mL 激活素 A，0.25 ng/mL BMP4 ［见注意事项（5）］和 5 ng/mL VEGF 的无血清分化培养基中，以 7.5×10⁴ 细胞/mL 接种于 100 mm 未经处理的组织培养皿中［见步骤（7）］，在培养箱中再放置 48 h。

（10）分化的第 4 d，用 100 μL 0.1% 明胶处理 96 孔板，置于细胞培养箱中 30 min。

（11）以步骤（8）所示分离。使用血细胞计数器或自动细胞计数器仔细计数细胞数量，470 000 个/cm²（1.25×10⁵ 个细胞/孔），将细胞置于 0.1% 明胶包备的 96 孔板中，加入诱导心肌分化的培养基。

（12）每天用心肌细胞分化培养基换液培养细胞，通常会在第 8 d 观察到自发收缩的心肌细胞。

（13）必要时用流式细胞仪检测心肌细胞的分化率（见注意事项 10）。

4.3.3　方法的不同之处及应用

EB 介导的 mESC 分化为心肌细胞是一种简单且广泛用于研究心脏发育的方案，无须昂贵的试剂或耗时的方案优化。然而，这种方法产生 TNNT[+] 细胞的效率较低，对于研究心脏分化有一定困难。这里描述的高效分化方案是迄今为止最有效地将 mESC 分化为心肌细胞的方法[7]，被用于研究心脏发育，并被多种出版物介绍[13,15]。该方法的一个不同点是利用基于单层的方法，绕过生成和分离 EB 的必要性[16]，但在产生心肌细胞方面效率较低。有文献描述了通过调控 Wnt/β 联蛋白（β-catenin）信号转导通路将 mESC 分化成心肌细胞的其他方法，在分化早期阶段刺激[17]或在后期阶段抑制[18]Wnt/β-catenin 信号可以促进 EB 中的心肌细胞分化。与 hESC 中已经建立了完善的研究方法不同，目前尚无 mESC 单独调控 Wnt/β 联蛋白信号转导产生丰富的心肌细胞群的研究[19]（见第 5 章）。有关体外分化心肌细胞的特征，请参见注意事项（10）。

4.4　注意事项

（1）不同的供应商提供的 FBS 在价格和适用性方面存在显著的差异。为了便于使用，可以使用干细胞合格的 FBS，这些 FBS 已经预先选定用于培养 ESC。然而，也可以使用非 ESC 合格的 FBS，在内部测试其是否适合把 ESC 维持在未分化状态。对于希望在 FBS 上节省资金的实验室，通常的做法是获取不同批次的 FBS 小样（通常免费提供），并培养 ESC 以确定哪个批次最适合。如前所述，适用性在内部进行分析[20]。为了使 mESC 保持未分化状态，可能还需要更高浓度的 FBS（如 5%～20%），并且对每种特定的细胞系预先确定。

（2）浓缩的 LIF 可以购买（ESGRO，Millipore），也可以通过用带有 LIF 的质粒（如 pCAGGSLIF）转染 Cos7 细胞并收集条件培养基产生[21]。

（3）对于干细胞方案，优化分化或维持多能性的条件十分重要。虽然没有一直测试几个不同的供应商，但我们发现更换供应商可能会影响方案的成功，在这里我们列出并介绍了在方案中成功使用的供应商。

（4）注意细胞传代的次数（细胞分裂的次数）是很好的做法。尽管 mESC 具有无限自我更新的能力，但持续的传代培养可导致染色体异常，包括染色体易位、三体性、雄性细胞中 Y 染色体丢失以及雌性细胞中 X 染色体不稳定[22]。虽然可以通过染色体计数和分子诊断检查核型，但一般的经验仅使用于传代数低的细胞，理想情况是低于 P30。优先使用含血清的培养基进行长期繁殖[见注意事项（7）]。

（5）无论使用哪种细胞系，都必须在开始分化之前进行 BMP4 和激活素 A 浓度的滴定。这些生长因子浓度的微小变化会显著影响分化的结果，因此必须进行优化。建议每次购买新批次的 BMP4 或激活素 A 时都要进行滴定，因为浓度的细微差异会影响心肌细胞的产量。

（6）该方案的一种变化是采用基于单层的方法，绕开了分化过程中对 EB 的要求，但与 EB 介导的方法相比，心肌细胞产量降低[16]。

（7）最近的证据表明，在无血清条件下长期培养 mESC 会导致染色体异常和表观遗传擦除[23]。因此，为了维持正常的核型，建议在含血清的培养基中常规培养细胞，并在分化前使其适应无血清的培养基。一旦细胞适应无血清，它们就可以立即分化或冷冻保存后用于以后的分化。细胞不应在无血清条件下常规传代。

（8）由于在分化早期 EB 体积较小，因此在分化的早期（第 1～5 d）进行分子分析时需要更多的 EB，而以后的 EB 体积会变大。每个实验日至少收集 20 个 EB，用于早期分化过程中 RNA 和蛋白质的提取，后期收集 10～15 个 EB。

（9）优选补充含有 2% FBS 的 N2B27 2i - LIF 培养基。当使用胰蛋白酶- EDTA 时，有助于维持 ESC 集落的良好附着[24]。也可以使用 Accutase 代替胰蛋白酶- EDTA 分裂细胞。

（10）尽管 RT - qPCR 和免疫印迹可用于心肌细胞标志物（如 TNNT2 和 MYH6）的鉴定，但量化分化的成熟心肌细胞的比例最有效和最准确的方法是利用流式细胞仪检测 TNNT2 的表达[13]。

参考文献

［1］ Evans M J, Kaufman M H. Establishment in culture of pluripotential cells frommouse embryos[J]. Nature, 1981, 292(5819): 154 - 156.

［2］ Thomson J A, Itskovitz-Eldor J, Shapiro S S, et al. Embryonic stem cell lines derivedfromhuman blastocysts[J]. Science, 1998, 282(5391): 1145 - 1147.

［3］ Murry C E, Keller G. Differentiation ofembryonic stem cells to clinically relevant populations: lessons from embryonic development[J]. Cell, 2008, 132(4): 661 - 680.

［4］ Zhu Z, Huangfu D. Human pluripotentstem cells: an emerging model in developmental biology[J]. Development, 2013, 140(4): 705 - 717.

［5］ Itskovitz-Eldor J, Schuldiner M, Karsenti D, et al. Differentiation of human embryonic stemcells into embryoid bodies compromising thethree embryonic germ layers[J]. Mol Med, 2000, 6(2): 88 - 95.

［6］ Kurosawa H. Methods for inducingembryoid body formation: in vitro differentiation system of embryonic stem cells[J]. J Biosci Bioeng, 2007, 103(5): 389 - 398.

［7］ Kattman S J, Witty A D, Gagliardi M, et al. Stagespecific optimization of activin/nodal and BMP signaling promotes cardiac differentiation of mouse and human pluripotent stemcell lines[J]. Cell Stem Cell, 2011, 8(2): 228 - 240.

［8］ Magin T M, McWhir J, Melton D W. Anew mouse embryonic stem cell line with good germ line contribution and gene targeting frequency[J]. Nucleic Acids Res, 1992, 20(14): 3795 - 3796.

［9］ Nagy A, Rossant J, Nagy R, et al. Derivation of completely cell culture-derived mice from early-passage embryonic stem cells[J]. Proc Natl Acad Sci U S A, 1993, 90(18): 8424 - 8428.

［10］ Nichols J, Smith A. Naive and primed pluripotent states[J]. Cell Stem Cell, 2009, 4(6): 487 - 492.

［11］ Conner D A. Mouse embryonic stem (ES) cell culture. In: Current protocols in molecular biology [M]. Wiley, Hoboken, 2001.

［12］ Bondue A, Lapouge G, Paulissen C, et al. Mesp1 acts as a master regulator of multipotent cardiovascular progenitor specification[J]. Cell Stem Cell, 2008, 3(1): 69 - 84.

［13］Wamstad J A，Alexander J M，Truty R M，et al. Dynamic and coordinated epigenetic regulation of developmental transitions in the cardiac lineage［J］. Cell，2012，151(1)：206 - 220.

［14］Ying Q L，Wray J，Nichols J，et al. The ground state of embryonic stem cell self-renewal［J］. Nature，2008，53(7194)：519 - 523.

［15］Ishida H，Saba R，Kokkinopoulos I，et al. GFRA2 identifies cardiac progenitors and mediates cardiomyocyte differentiation in a RET independent signaling pathway［J］. Cell Rep，2016，16(4)：1026 - 1038.

［16］Kokkinopoulos I，Ishida H，Saba R，et al. Cardiomyocyte differentiation from mouse embryonic stem cells using a simple and defined protocol［J］. Dev Dyn，2016，245(2)：157 - 165.

［17］Ueno S，Weidinger G，Osugi T，et al. Biphasic role for Wnt/beta-catenin signaling in cardiac specification in zebrafish and embryonic stem cells［J］. Proc Natl Acad Sci，2007，104(23)：9685 - 9690.

［18］Wang H，Hao J，Hong C C. Cardiac induction of embryonic stem cells by a small molecule inhibitor of Wnt/β - catenin signaling［J］. ACS Chem Biol，2011，6：192 - 197.

［19］Lian X，Zhang J，Azarin S M，et al. Directed cardiomyocyte differentiation from human pluripotent stem cells by modulating Wnt/β - catenin signaling under fully defined conditions［J］. Nat Protoc，2012，8(1)：162 - 175.

［20］Walker J M，Jackson M，Taylor A H，et al. Mouse cell culture，methods in molecular biology［M］. vol 633. New York：Springer，2010.

［21］Smith A G. Culture and differentiation of embryoinic stem cells［J］. J Tissue Cult Methods，1991，13(330)：89 - 94.

［22］Gaztelumendi N，Nogue's C. Chromosome instability in mouse embryonic stem cells［J］. Sci Rep，2014，4：5324.

［23］Yagi M，Kishigami S，Tanaka A，et al. Derivation of ground state female ES cells maintaining gamete-derived DNA methylation［J］. Nature，2017，548(7666)：20 - 22.

［24］Tamm C，Galitó S P，Anneren C. A comparative study of protocols for mouse embryonic stem cell culturing［J］. PLoS One，2013，8(12)：e81156.

第5章
人胚胎干细胞的心肌细胞分化

Silvia Mazzotta, Adam T. Lynch, Stefan Hoppler

【摘　要】使用体外培养的人类心肌细胞修复受损或病变心肌是心脏病患者最后的希望，同时它们也为研究正常心肌细胞发育、疾病建模和药物开发提供了实验模型。本章阐述了将人胚胎干细胞(hESC)诱导分化为功能性心肌细胞的可靠方法，常见问题的解决方案和针对不同细胞系的优化途径。同时，简要地介绍了其他已发表的方法和适用于将诱导多能干细胞(iPSC)分化为心肌细胞的方法。

【关键词】人胚胎干细胞　人多能干细胞　人诱导多能干细胞　人心肌细胞　人心脏发育　离体分化　Wnt信号

5.1　引言

人胚胎干细胞(human embryonic stem cells，hESC)于 1998 年首次被分离和报道[1]。hESC 的潜能特别令人兴奋，它为再生医学中未来的治疗提供了巨大的机会[2]。此外，hESC 也为研究人类发育生物学提供了适宜的实验模型[3]。最初，hESC 通过培养在有丝分裂灭活的小鼠胚胎成纤维细胞(MEF)的滋养层上，而有效地保存于体外[1]；后来开发了许多非滋养层的培养方法[4]。随后，还陆续开发了多种方法将人多能干细胞分化为心血管谱系细胞的方法[5]。由于 Wnt/β - catenin 信号的时间调控增强了胚胎干细胞(ESC)的心脏分化能力，使心肌细胞分化的方案更为优化[6,7]。最近，研究者们试图通过体外操纵那些在体内控制心脏正常发育的信号通路，模拟真实的胚胎发育过程，以培养出更丰富的心肌细胞。这些方法通过在适当的发育阶段应用生长因子或生物活性小分子物质，将多能干细胞成功地分化成功能性心肌细胞，逐步复制心脏的发育过程。高度富集的心肌细胞(使用某些人类多能干细胞系可使纯度高达 98%)可以在完全限定的、无动物培养条件下产生[8]，已成功地移植到灵长类动物的心肌梗死模型中[9]。高富集的心肌细胞除了用于再生治疗外，也被用于心血管疾病的发生机制研究。遗传性心脏病患者来源的 iPSC[10] 分化心肌细胞后，被用于心脏发育疾病的机制研究中。此外，这些患者来源的心肌细胞还可用于高通量药物筛选，以开发治疗心肌细胞功能障碍的新药[12]。为了精确而可靠地研究心脏发育和致病机制，需要高效 iPSC 分化为心肌细胞的方法。在本章我们概述了将 hESC 分化为心肌细胞的方法，该方法可用作研究人胚胎心脏发育的模型。

5.2 材料

所有溶液应无菌且不含内毒素。很多供应商可提供预制无菌的细胞培养级试剂，使用方便。如无特殊说明，应该按照产品使用手册存储试剂，配制好的培养基需在 4 ℃ 下保存。所有操作应在二级层流柜内进行，所有进入柜内的材料须先经过 70% 乙醇喷洒消毒。细胞应在设置为 37 ℃ 和含 5% CO_2 的、专用加湿的细胞培养孵化箱中维持和分化。使用倒置光学显微镜观察多能干细胞和分化细胞的形态。

5.2.1 hESC 滋养层细胞培养

（1）hESC［如 WA07（H7）或 WA09（H9），WiCell］。这里所使用的 hESC 处于所谓的多能激发态[13]。

（2）CF－1 MEF 通过 γ 射线或丝裂霉素-C 处理有丝分裂灭活［见注意事项（1）］。

（3）6 孔板（Corning，Costar）［见注意事项（2）］。

（4）15 mL Falcon® 离心管。

（5）0.1% 明胶溶液：猪皮来源的明胶溶解于 MilliQ 水中，配制成 0.1% 浓度（w/v）的溶液，然后高压蒸汽灭菌。

（6）MEF 培养基：DMEM GlutaMAX，1× 非必需氨基酸，15% 胎牛血清（FBS）［见注意事项（3）］，0.000 7% β－巯基乙醇，1× 青霉素/链霉素。

（7）hESC 培养基：DMEM/F－12（Gibco），15% KnockOut 血清替代物（KSR；Gibco）［见注意事项（3）］，2 mmol/L 谷氨酰胺，140 μmol/L β－巯基乙醇，4 ng/mL 碱性FGF，1× 非必需氨基酸，1× 青霉素/链霉素。

（8）无镁钙 D－PBS（2.67 mmol/L KCl，1.47 mmol/L KH_2PO_4，136.9 mmol/L NaCl和 8.1 mmol/L Na_2HPO_4，pH 值 7.4）。

（9）冻存培养基：90% 的 KSR 混合 10% 的二甲基亚砜（DMSO）。

（10）冻存管。

（11）Mr Frosty™ 冻存盒。

5.2.2 hESC 无滋养层培养

（1）hESC［如 WA07（H7）或 WA09（H9），WiCell］。这里所使用的 hESC 处于所谓的多能激发态[13]。

（2）6 孔组织培养处理板。

（3）15 mL Falcon® 离心管。

（4）Corning® Matrigel® hESC 培养贴壁基质［见注意事项（2）］。

（5）mTeSR1 培养基（STEMCELL Technologies）。

（6）Accutase® 解离试剂。

（7）无镁钙 D‐PBS(2.67 mmol/L KCl,1.47 mmol/L KH$_2$PO$_4$,136.9 mmol/L NaCl 和 8.1 mmol/L Na$_2$HPO$_4$,pH 值 7.4)。

（8）Y‐27632(ROCK 抑制剂,在 D‐PBS 中溶解制成 10 mmol/L 的储存液)。

（9）冻存培养基:90% KSR 混合 10% DMSO。

（10）冻存管。

（11）Mr Frosty™冻存盒。

5.2.3　hESC 分化为心肌细胞

（1）Corning® Matrigel® hESC 培养贴壁基质[见注意事项(2)]。

（2）无镁钙 D‐PBS(2.67 mmol/L KCl,1.47 mmol/L KH$_2$PO$_4$,136.9 mmol/L NaCl 和 8.1 mmol/L Na$_2$HPO$_4$,pH 值 7.4)。

（3）12 孔板(Corning,Costar)[见注意事项(2)]。

（4）IWP‐2(Wnt 信号通路抑制剂,溶解于 DMSO 中制成 5 mmol/L 储存液)。

（5）Y‐27632(ROCK 抑制剂,在 D‐PBS 中溶解制成 10 mmol/L 的储存液)。

（6）RPMI 细胞培养基。

（7）不含胰岛素的 B‐27 添加剂。

（8）含胰岛素的 B‐27 添加剂。

（9）CHIR99021(GSK3 抑制剂,溶解于 DMSO 中制成 25 mmol/L 储存液)。

（10）Wnt 信号激活培养基:含 12 μmol/L CHIR99021 和 1× 不含胰岛素 B‐27 添加剂的 RPMI 培养基。

（11）Wnt 信号抑制培养基:含 5 μmol/L IWP2 和 1× 不含胰岛素 B‐27 添加剂的 RPMI 培养基。

5.3　方法

传统认为,有丝分裂灭活的 MEF 滋养层细胞是支持和维护 hESC 未分化状态的关键(见 5.3.1)。然而,近年来已经开发了一些可靠的非滋养层细胞依赖的 hESC 培养方法(见 5.3.2)。这些方法最早依赖于 Matrigel 包被板和 mTeSR™1 培养基的使用,但是最近有几种替代物被推出市场,为培养人多能 ESC 提供了相近或改进的方法。

与依赖滋养层培养相比,无滋养层培养具有更好的重复性和可靠性,因其绕开了如滋养层细胞的质量/数量,用于补充 MEF 培养基的血清,或用于补充 hESC 培养基的 KnockOut 血清的批次间差异。虽然本章同时介绍了两种培养方法,但强烈推荐无滋养层培养以获得更好的可靠性和重复性。

相关领域的最新进展也提高了体外心肌细胞分化方法的效率和可重复性。重要的是,当细胞在滋养层上培养时,须去除滋养层细胞才会启动 hESC 向心肌细胞分化。

在 5.3.3 节中介绍了 Lian 等开发的心肌细胞分化方案,该方法作为一种无滋养层 hESC 分化方案,效率高达 98%[8]。在启动方案前,hESC 必须在无滋养层条件下生长至少 3 代。然而 hESC 可以由滋养层依赖培养逐渐适应非依赖滋养层培养，所以两种人多能干细胞的维持方案均在此介绍。

5.3.1 hESC 滋养层的维持

首先，步骤(1)～(7)为 MEF 滋养层细胞的制备过程。

(1) 使用明胶包被 6 孔板[见注意事项(4)]。每孔加入 1.5 mL 0.1% 明胶溶液，在室温下孵育至少 15 min。

(2) 明胶包被完成后，取出装有 900 000 个细胞的有丝分裂失活 MEF 的冻存瓶，在 37 ℃ 水浴中解冻。

(3) 将冻存瓶中的内容物转移至 15 mL Falcon® 离心管中，并用 10 倍体积的 MEF 培养基稀释。

(4) 以 300×g 轻轻地离心 5 min，使细胞沉淀。

(5) 丢弃上清液，小心地将细胞沉淀重悬于 12 mL MEF 培养基中。

(6) 吸掉 6 孔板中的明胶，将重悬后的 MEF 以每孔 2 mL 比例种于培养板中。

(7) 37 ℃ 孵育过夜，预计 24 h 后细胞融合度将达 70%～80%[见注意事项(5)]。

其次，步骤(8)～(13)为 hESC 建系。

(8) 当 MEF 贴壁后，在 37 ℃ 水浴中解冻冻存的 hESC 1 瓶[见注意事项(6)]。

(9) 在 15 mL Falcon® 离心管中，使用预热的 hESC 培养基以 1∶10 的比例稀释解冻的细胞团(克隆)，然后以 300×g 轻轻地离心 5 min 以沉淀细胞。

(10) 小心地吸出培养基以去除 DMSO，然后将细胞轻轻地重悬于 12 mL 预热的 hESC 培养基中，以避免分离 hESC 克隆[见注意事项(6)]。

(11) 从含有 MEF 的明胶包被板中吸出培养基，并使用 D-PBS 轻柔地冲洗一遍培养板。

(12) 轻敲含有 hESC 的 Falcon® 离心管以松动细胞集落。每孔加入 2 mL 细胞悬液，动作轻柔以避免影响滋养层。水平旋转培养板使克隆分布均匀，然后在温度为 37 ℃ 条件下孵育 48 h[见注意事项(7)]。

(13) 孵育 48 h 后，每天更换 hESC 培养基直至细胞集落融合度达到 70%～80%。细胞融合度达到 70%～80% 后，传代细胞[见注意事项(8)]。

再次，步骤(14)～(23)为 hESC 融合后的传代方法。

(14) 去除培养基，并用 2 mL D-PBS 洗一遍。

(15) 去掉 D-PBS，每孔再加入 2 mL D-PBS。在 37 ℃ 下孵育 5～15 min，然后在倒置光学显微镜下观察细胞。当克隆边缘抬起时终止孵育。

(16) 用 5 mL 移液管尖端在 D-PBS 中刮取克隆，确保移液管垂直于培养孔。切不可过度破坏克隆。

(17) 小心转移克隆到 15 mL Falcon® 离心管中，并加入 hESC 培养基使其最终体积为 10 mL。此时克隆仍然为肉眼可见的小聚集体，室温放置 5～10 min，让克隆依靠重力沉降至管底。为了避免 MEF 污染，不可增加放置的时间。

(18) 小心地去掉上清液,用 hESC 培养基以 100 μL/孔的比例重悬细胞克隆。不要上下吹打细胞,以避免损伤克隆。

(19) 从含 MEF 的新培养板中去除培养基,并用 2 mL D-PBS 清洗;去除 D-PBS,每个培养孔加入 2 mL hESC 培养基,方法如前所述的步骤(1)~(7)。

(20) 敲击装有 hESC 的 Falcon® 离心管以松动克隆。使用 p200 移液器吸头,轻柔地向每孔中加入 100 μL 重悬的克隆。

(21) 来回摇动培养板使细胞分布均匀,然后在温度为 37 ℃ 条件下孵育 48 h。

(22) 孵育 48 h 后,每天更换 hESC 培养基直至细胞克隆融合度达到 70%~80%,然后传代细胞[见注意事项(8)]。

(23) 当达到所需的融合度时,可以再次传代[见步骤(14)~(23)]或者冻存细胞[见步骤(24)~(26)和注意事项(8)]。

最后,步骤(24)~(26)为 hESC 的冻存方法。

(24) 重复步骤(14)~(17),以冻存细胞;小心地去掉上清液,并用冻存培养基重悬细胞沉淀。

(25) 在每个冻存小瓶中分装 1 mL 细胞,置于 Mr Frosty 冻存盒内,在温度为 -80 ℃ 条件下过夜。

(26) 第 2 天转移至液氮中保存。

5.3.2 hESC 无滋养层的维持

(1) 使用 Matrigel 包被 6 孔板[见注意事项(9)]。

步骤(2)~(6)为 hESC 建系过程。

(2) 在 37 ℃ 水浴中解冻 hESC 1 瓶,直到剩下一小块冰晶。然后转移到超净台内,立即使用预热的 DMEM/F-12 培养基以 1∶10 的比例稀释解冻的细胞,并以 $300 \times g$ 轻轻离心 5 min 以沉淀细胞。吸去培养基以除掉 DMSO,并将细胞重悬于 12 mL 含有 10 μmol/L Y-27632 的预热 mTeSR1 培养基中。

(3) 按 2 mL/孔将细胞悬液加入 Matrigel 包被的 6 孔板中[见注意事项(10)]。来回摇动培养板以确保细胞均匀分布。

(4) ESC 在培养箱中培养 48 h,期间无须更换培养基[见注意事项(7)]。

(5) 2 d 后,通过吸出旧培养基,并小心地更换新鲜培养基,每天用 mTeSR1(不含 Y-27632)培养细胞。2~3 d 后,融合度应该可以达到 70%~90%。

(6) 当融合度达到 70%~90%时,即可传代[见注意事项(8)]。步骤(7)~(13)为融合的 hESC 的传代方法。

(7) 去除培养基,并用 2 mL D-PBS 冲洗一遍。

(8) 去掉 D-PBS,每孔加入 1 mL 预热的 Accutase。将培养板置于培养箱中 5~10 min,直到显微镜下可观察到单个细胞。

(9) 分离后,加入 3 mL PBS 轻轻地稀释 Accutase。转移细胞悬液到无菌的 15 mL Falcon™ 离心管中,以 $300 \times g$ 离心 5 min 沉淀细胞。

(10) 吸去上清液,将沉淀轻轻重悬于含有 10 mmol/L Y - 27632 的 3 mL mTeSR1 中。仔细用血细胞计数器或具有锥虫蓝排除法的自动细胞计数仪计算细胞数量。

(11) 按照 1.6×10^4 细胞/cm^2 的密度,将细胞种植到 Matrigel 包被的培养板上[见注意事项(9)],培养基为包含 10 μmol/L Y - 27632 的 mTeSR1。

(12) 每日更换 mTeSR1 培养基(无 Y - 27632)直到融合度达 70%~90%。

(13) 当达到所需的融合度时,可以再次传代[见步骤(7)~(13)]或者冻存细胞[见步骤(14)~(16)和注意事项(8)]。

步骤(14)~(16)为 hESC 的冻存方法。

(14) 重复步骤(7)~(9),以冻存细胞;去上清液,并使用适量的冻存培养基重悬细胞。

(15) 在每个冻存小瓶中分装 1 mL 细胞,置于 Mr Frosty 冻存盒内,在温度为 -80 ℃ 条件下过夜。

(16) 第 2 天转移至液氮中保存。

5.3.3 hESC 分化为心肌细胞

(1) 准备 hESC 培养[见 5.3.1,步骤(14)~(22),或见 5.3.2,步骤(7)~(12),注意事项(11)]。

(2) 当达到 70%~90%融合度后,吸去培养板/培养瓶中的培养基,并用 D - PBS 冲洗。

(3) 如前所述[见 5.3.2,步骤(6)~(8)]进行细胞分离。

(4) 以 $(1.25 \sim 5) \times 10^4$ 细胞/cm^2(1.9×10^5 细胞/孔)的密度将细胞种植于 Matrigel 包被的 12 孔板上[见注意事项(12)]。

(5) 接连 2 d,每天更换 mTeSR1 培养基(不含 Y - 27632)。

(6) 2 d 后(此日为实验第 0 天,见图 5 - 1),用 D - PBS 冲洗细胞,然后将其加入预热的 Wnt 信号激活培养基中培养[见注意事项(13)]。

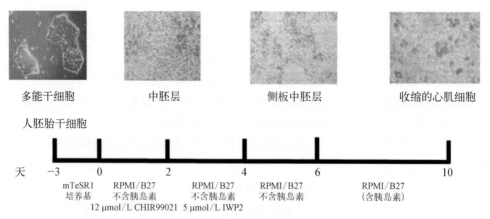

图 5-1 小分子抑制剂诱导 hESC 分化为心肌细胞

注 用 mTeSR1 培养基在无滋养层下培养 hESC 3 d。将细胞暴露于 Wnt 信号通路激动剂 CHIR99021 中 2 d 以启动单层细胞分化。2 d 后,进一步将分化中的细胞暴露于 Wnt 信号抑制剂 IWP2 中 2 d。在分化第 4 d,去 IWP2,然后在分化的第 9~10 d 可以观察到自发收缩的心肌细胞。

（7）精准培养 48 h 后（实验第 2 d），用 D‑PBS 冲洗细胞，然后将其加入预热的 Wnt 信号抑制培养基中培养。

（8）精准培养 48 h 后（实验第 4 d），用 D‑PBS 冲洗细胞，然后将其加入预热的包含 1×B‑27 添加物（无胰岛素）的 RPMI 培养基中培养。

（9）精准培养 48 h 后（实验第 6 d），用 D‑PBS 冲洗细胞，然后将其加入预热的包含 1×B‑27 添加物（含胰岛素）的 RPMI 培养基中进行培养。再继续培养 4 d。预计在第 7～9 d 可观察到自发收缩[见注意事项（14）]。

（10）如有需要，可使用细胞内流式细胞术定量分化效率[见注意事项（15）]。

5.3.4　方法变化和人 iPSC 的应用

本章的方案来源于此前已发表的《有效分化人胚胎干细胞为心肌细胞的方法》[14]。其基于对 Wnt 信号的时序调控[8]。最近，一种非常相似的方法已经被用于将人 iPSC 分化为心肌细胞[15]。虽然该方法被广泛使用，但存在其他几种变化，最近做了综述，包括在最少化学成分且成分完全明确的培养条件下进行分化[17]，或共添加 Wnt/β‑catenin 拮抗剂 XAV939 以增强心脏分化[18]。此外，也可以通过在分化早期阶段使用激活蛋白（activin）、BMP4 和 LY294002（一种磷酸肌醇 3‑激酶抑制剂），并随后抑制 Wnt 信号[14]，诱导心肌细胞产生。本章的实验方法会产生包含心房、心室和起搏样细胞的混合细胞群。通过不同的视磺酸信号转导，可以在体外产生高度富集的心房或心室细胞[19]，这为区分心脏细胞的特定亚群潜在的再生疗法提供了广阔的前景。其他不同方法的分化效率各异[5,16]。

5.4　注意事项

（1）失活的 MEF 可以从各种商业供应商处购买。此外，MEF 也可从小鼠胚胎中直接分离得到，或者在供应商处购买非失活的 MEF。MEF 扩增 3～4 代后，用丝裂霉素‑C 处理或暴露于 γ‑辐射中以达到有丝分裂失活。为了完成这部分操作，可以参照早先发表的方法[20]。我们通常使用从 MTI‑Globalstem 采购的现成失活的 MEF，本章中相关材料和方法都已针对这类细胞进行了优化。如果使用其他供应商，需根据供应商提供的使用手册调整失活 MEF 的培养方法。

（2）就干细胞培养方法而言，想要成功地分化细胞和维持细胞干性，优化精细的培养条件十分重要。虽然我们并不总是测试不同供应商的试剂，但是更换试剂供应商可能会影响方法的成功。因此，本章列出了对应的试剂供应商。

（3）FBS 和 KnockOut 血清替代品应分批测试，以实现最佳且可复制的细胞生长。

（4）细胞培养规模可根据需要放大或缩小。根据需要，可使用其他规格的 Costar 培养板或组织培养瓶。依据每瓶冻存克隆的数量和细胞系选择规格。另外，即使在相同细胞类型的不同冻存原种之间，也可观察到不同的细胞存活率和贴壁效率。

（5）MEF 的质量和数量对有效地支持未分化状态的 hESC 的生长至关重要。因此，应在使用之前检测每批 MEF 的失活效率和种植密度。可通过以一定密度铺板 MEF 并在培养 24 h 后计数，以确认是否有效灭活。推荐测定每批次 MEF 的种植密度。实际上，细胞复苏后的存活率和恢复率难以预测，因此每批 MEF 都应该检测，以确保解冻和种植 24 h 后达到 70%～80% 的融合度（随后失活细胞会贴壁，但不生长）。在可能的情况下，推荐使用新鲜培养的 MEF。MEF 在使用之前最长可培养 1 周，期间需换液 1～2 次。

（6）准备在滋养层细胞上培养的 hESC 必须以小块状冻存，而不能以单个细胞冻存。相反地，两种冻存方式均适用于 hESC 无滋养层培养。但是，为达到最佳的细胞复苏，以单细胞形式冻存的 hESC 应始终在 10 μmol/L Y27632 的条件下解冻。

（7）在极少数情况下需要更换培养基时，应在 48 h 内监测细胞的状态。如果种植 24 h 后发现有严重的细胞死亡以及自发分化，则应在此阶段考虑更换培养基。

（8）在传代或冻存前，于倒置光学显微镜下观察 hESC 十分必要，以鉴定可能发生分化的克隆，这些克隆呈不规则形态和多层生长。可在培养板底部用记号笔标记这些分化的克隆，并在传代之前吸除。

（9）要在 Matrigel 基质胶上培养 hESC，推荐使用适合 hESC 培养的 Matrigel。Matrigel 应于 4 ℃ 解冻过夜，并按照根据使用手册推荐的稀释倍数分装（在冰上）。等分装的 Matrigel 应冻存，所有操作都应在冰上进行。要制备 Matrigel 包被的培养皿，首先在冰上解冻 1 支分装的 Matrigel，然后使用 24 mL 预冷的 DMEM/F - 12 培养基稀释 Matrigel。在 6 孔板底部涂上 1 mL 稀释的 Matrigel，并确保表面被完全覆盖。在室温下孵育 1 h。此外，如果不立即使用的话，可将培养皿包被，并在 4 ℃ 下保存 1 周（密封）。需要使用时，吸除稀释的 Matrigel，然后立即用适量的 mTeSR1 培养基充满培养孔，以确保不干扰底部的 Matrigel 凝胶层。

（10）理想的细胞种植密度为 1.6×10^4 个/cm²，因此需根据冻存细胞的数量调整容器体积。

（11）在心肌细胞分化前，hESC 应该在无滋养层条件下至少传代 3 次。

（12）为了达到最佳的结果，强烈建议检测并优化细胞种植密度。

（13）为了将一些特殊的细胞系有效地分化为心肌细胞，可能需要滴定 CHIR99021 浓度。尽管在这一阶段可能会发生一些细胞死亡，如果在 CHIR99021 处理后发现有大量的细胞凋亡，可将 CHIR99021 的浓度滴定为 6～14 μmol/L[8]。

（14）在正常的培养条件下，细胞可以在几周内维持收缩状态。温度变化可以导致细胞暂时性的收缩减弱。

（15）虽然 RT - qPCR 和免疫印迹可用于鉴定心肌细胞的标志物（如 TNNT2 和 MYH6），但是量化成熟心肌细胞占总分化细胞比例的最有效和最准确的方法是使用流式细胞仪（flow cytometry）检测 TNNT2[8]。

参考文献

[1] Thomson J A, Itskovitz-Eldor J, Shapiro S S, et al. Embryonic stem cell lines derived from human blastocysts[J]. Science, 1998, 282(5391): 1145 - 1147.

［2］ Murry C E，Keller G. Differentiation of embryonic stem cells to clinically relevant populations：lessons from embryonic development［J］. Cell，2008，132(4)：661－680.

［3］ Zhu Z，Huangfu D. Human pluripotent stem cells：an emerging model in developmental biology［J］. Development，2013，140(4)：705－717.

［4］ Xu C，Inokuma M S，Denham J，et al. Feeder-free growth of undifferentiated human embryonic stem cells［J］. Nat Biotechnol，2001，19(10)：971－974.

［5］ Mummery C L，Zhang J，Ng E S，et al. Differentiation of human embryonic stem cells and induced pluripotent stem cells to cardiomyocytes：a methods overview［J］. Circ Res，2012，111(3)：344－358

［6］ Wang H，Hao J，Hong C C. Cardiac induction of embryonic stem cells by a small molecule inhibitor of Wnt/β－catenin signaling［J］. ACS Chem Biol，2011，6：192－197.

［7］ Yang L，Soonpaa M H，Adler E D，et al. Human cardiovascular progenitor cells develop from a KDRt embryonic-stem-cell-derived population［J］. Nature，2008，453(7194)：524－528.

［8］ Lian X，Zhang J，Azarin S M，et al. Directed cardiomyocyte differentiation from human pluripotent stem cells by modulating Wnt/β－catenin signaling under fully defined conditions［J］. Nat Protoc，2012，8(1)：162－175.

［9］ Chong J J H，Yang X，Don C W，et al. Human embryonic-stem-cell-derived cardiomyocytes regenerate non-human primate hearts［J］. Nature，2014，510(7504)：273－277.

［10］ Takahashi K，Tanabe K，Ohnuki M，et al. Induction of pluripotent stem cells from adult human fibroblasts by defined factors［J］. Cell，2007，131(5)：861－872.

［11］ Davis R P，Casini S，Van Den Berg C W，et al. Cardiomyocytes derived from pluripotent stem cells recapitulate electrophysiological characteristics of an overlap syndrome of cardiac sodium channel disease［J］. Circulation，2012，125(25)：3079－3091.

［12］ Mordwinkin N M，Burridge P W，Wu J C. A reviewof human pluripotent stem cell-derived cardiomyocytes for high-throughput drug discovery，cardiotoxicity screening and publication standards［J］. J Cardiovasc Transl Res，2014，6(1)：22－30.

［13］ Nichols J，Smith A. Naive and primed pluripotent states［J］. Cell Stem Cell，2009，4(6)：487－492.

［14］ Mazzotta S，Neves C，Bonner R J，et al. Distinctive roles of canonical and noncanonical Wnt signaling in human embryonic cardiomyocyte development［J］. Stem Cell Reports，2016，7(4)：764－776.

［15］ Pei F，Jiang J，Bai S，et al. Chemical-defined and albuminfree generation of human atrial and ventricular myocytes from human pluripotent stem cells［J］. Stem Cell Res，2017 19：94－103.

［16］ Hausburg F，Jung J J，Hoch M，et al. (Re-) programming of subtype specific cardiomyocytes［J］. Adv Drug Deliv Rev，2017，120：147－167.

［17］ Burridge P W，Matsa E，Shukla P，et al. Chemically defined generation of human cardiomyocytes［J］. Nat Methods，2014，11(8)：855－860.

［18］ Hwang G H，Park S M，Han H J，et al. Purification of small molecule-induced cardiomyocytes from human induced pluripotent stem cells using a reporter system［J］. J Cell Physiol，2017，232(12)：3384－3395.

［19］ Lee J H，Protze S I，Laksman Z，et al. Human pluripotent stem cell-derived atrial and ventricular cardiomyocytes develop from distinct mesoderm populations［J］. Cell Stem Cell，2017，21(2)：179－194. e4

［20］ Conner D A. Mouse Embryo Fibroblast (MEF) Feeder Cell Preparation. In：Current ProtocoIn in Molecular Biology［M］. Hoboken：Wiley，2001.

第6章
使用类胚体将人诱导多能干细胞诱导分化为心肌细胞

Takeshi Hatani, Kenji Miki, Yoshinori Yoshida

【摘　要】从人诱导多能干细胞(iPSC)分化而来的特定细胞系是细胞替代疗法的新希望，也常作为有效的生物医学工具研究疾病机制和开发新药物。在不同的细胞系中，心脏细胞系是分化效率最高的细胞系之一，且构建方法成熟。本章将介绍一种重复性好且高效的分化方法，即通过类胚体(EB)将 iPSC 诱导分化为心肌细胞。同时也介绍了如何分离和鉴定由 iPSC 衍生的心肌细胞。

【关键词】心脏分化　心肌细胞　类胚体　人诱导多能干细胞　重聚集

6.1　引言

为了将人胚胎干细胞(hESC)和人诱导多能干细胞(iPSC)等多能干细胞分化为特定的细胞系，可通过在限定的培养环境下控制不同信号通路的激活和抑制来重现胚胎早期发育的重要步骤[1]。在心脏分化过程中，多能干细胞遵循中胚层的使命。在早期阶段，同属于转化生长因子β超家族的骨形成蛋白(bone morphogenetic protein，BMP)和激活蛋白，WNT 蛋白(wingless/INT proteins)和成纤维细胞生长因子(fibroblast growth factors，FGF)发挥关键作用[2]。恰当地控制这些信号级联反应可有效地促进心肌细胞分化。一般来讲，有两种主要方法诱导心肌细胞，类胚体(EB)法和单层法[1,2]。在 EB 途径中，EB 细胞的相互作用在一定程度上模拟了体内胚胎的发育过程。最近，有报道使用改良的基于 EB 的方法有效地生产了所需特定类型的心肌细胞[3,4]。另外，单层法无须复杂过程就可分化出类型相对均匀一致的心肌细胞。同时，单层法在一些无滋养层的 iPSC 培养系统中不需要重新铺板。本章介绍了一种改良的 EB 法，其具有良好的重复性和高效性[5-7]。

6.2　材料

6.2.1　人 iPSC 的培养

(1) 猪皮来源的明胶：溶于 dH_2O 中制成 $10\times$ 储存液(1% w/v)，在室温下保存。

（2）SNL 培养基：高糖 Dulbecco's 改良版 Eagle's 培养基（DMEM），包含高糖、7.5% 胎牛血清（FBS）、2 mmol/L L-谷氨酰胺、50 U/mL 青霉素-50 μg/mL 链霉素。

（3）0.25% 胰蛋白酶-EDTA。

（4）无钙镁 Dulbecco's 磷酸盐缓冲液 [DPBS（-）]。

（5）丝裂霉素-C：溶于 DPBS（-）中制成 0.4 mg/mL 的溶液。

（6）重组人（recombinant human，rh）bFGF：溶解于 1 mmol/L DTT-0.1% BSA-DPBS（-）制成浓度为 10 μg/mL 的溶液，分装成每管为 200 μL，在-30 ℃ 条件下保存。

（7）iPSC 培养基：ESC 培养基（ReproCELL）、4 ng/mL rhbFGF、50 U/mL 青霉素-50 μg/mL 链霉素。

（8）细胞刮板。

（9）100 mm 细胞培养皿。

（10）60 mm 细胞培养皿。

（11）Ⅳ型胶原酶：溶解于 dH$_2$O 中制成 1 mg/mL 储存液，并在-30 ℃ 条件存放。

（12）氯化钙：溶解于蒸馏水中制成 0.1 mol/L 的储存液，室温下保存。

（13）胶原酶、胰蛋白酶和 KSR（CTK）溶液：0.1 mg/mL Ⅳ型胶原酶、0.25% 胰蛋白酶、20%（v/v）KnockOut 血清替代物（KSR）、1 mmol/L CaCl$_2$，溶解于蒸馏水中，在-30 ℃ 条件下保存。

（14）15 mL 锥形管。

（15）50 mL 锥形管。

6.2.2　心肌细胞分化

（1）Accumax 细胞解离液。

（2）Iscove's 改良的 Dulbecco's 培养基（IMDM）。

（3）StemPro-34 SFM 无血清培养基（Thermo Fisher Scientific）。

（4）L-谷氨酰胺：制成 200 mmol/L 储存液并保存于-30 ℃ 环境中。

（5）L-抗坏血酸：溶解于蒸馏水中制成 5 mg/mL 储存液，在-30 ℃ 条件下保存。

（6）运铁蛋白：制成 30 mg/mL 储存液并保存在 4 ℃ 环境中。

（7）硫代甘油：溶解于 StemPro-34 SFM 培养基制成 0.135 mol/L 工作液，在温度为 4 ℃ 保存。

（8）Matrigel 基质（Corning）：溶解于 IMDM 培养基中制成 50%（v/v）储存液，在-30 ℃ 条件下保存。

（9）Y-27632：溶解于蒸馏水中制成 10 mmol/L 储存液，在-30 ℃ 条件下保存。

（10）重组人 BMP4：溶解于 4 mmol/L HCl-0.1% BSA-蒸馏水中制成 100 μg/mL 储存液并保存在-80 ℃ 环境中，稀释于 4 mmol/L HCl-0.1% BSA-蒸馏水中制成 10 μg/mL 溶液并保存在 4 ℃。

（11）重组人激活蛋白 A（rhActivin A）：在 0.1% BSA-DPBS（-）中溶解，制成 100 μg/mL 储存液，保存于-80 ℃ 环境中。在 0.1% BSA-DPBS（-）中制成 10 μg/mL 溶液，在温度为 4 ℃ 保存。

（12）重组人碱性成纤维细胞生长因子（rhbFGF）：溶解于 1 mmol/L DTT - 0.1% BSA - DPBS（−）制成 10 μg/mL 溶液，在−80 ℃条件下存放。在 1 mmol/L DTT - 0.1% BSA - DPBS（−）中制成 10 μg/mL 溶液，在 4 ℃条件下保存。

（13）WP - 3：溶解于二甲基亚砜（DMSO）中制成 10 mmol/L 储存液，存放于−30 ℃环境中。

（14）重组人 VEGF：溶解在 0.1% BSA - DPBS（−）中制成 100 μg/mL 储存液，保存于−80 ℃，在 0.1% BSA - DPBS（−）中稀释成 10 μg/mL 溶液并存放在 4 ℃环境中。

（15）SB431542：溶解于 DMSO 中制成 10 mmol/L 储存液，存放在−80 ℃环境中。

（16）dorsomorphin：溶解于 DMSO 中制成 10 mmol/L 的储存液，存放在−80 ℃环境中。

（17）分化培养基 1：StemPro - 34 SFM、L -谷氨酰胺、L -抗坏血酸、运铁蛋白、硫代甘油、Matrigel 基质、Y - 27632、重组人 BMP4。浓度数量参照表 6 - 1。

表 6 - 1　分化培养基 1

成　分	工　作　液	终　浓　度
StemPro - 34 SFM		
L -谷氨酰胺	200 mmol/L	2 mmol/L
L -抗坏血酸	5 mg/mL	50 μg/mL
运铁蛋白	30 mg/mL	150 μg/mL
硫代甘油	0.135 mol/L	0.4 μmol/L
Matrigel 基质	50%（v/v）	0.5%（v/v）
Y - 27632	10 mmol/L	10 μmol/L
重组人 BMP4	10 μg/mL	2 ng/mL

（18）2×分化培养基 2：StemPro - 34 SFM、L -谷氨酰胺、L -抗坏血酸、运铁蛋白、硫代甘油、重组人 BMP4、rhActivin A 和重组人 bFGF。浓度数量如表 6 - 2 所示。

表 6 - 2　2×分化培养基 2

成　分	工　作　液	终　浓　度
StemPro - 34 SFM		
L -谷氨酰胺	200 mmol/L	2 mmol/L
L -抗坏血酸	5 mg/mL	50 μg/mL
运铁蛋白	30 mg/mL	150 μg/mL
硫代甘油	0.135 mol/L	0.4 μmol/L
重组人 BMP4	10 μg/mL	2 ng/mL
rhActivin A	10 μg/mL	12 ng/mL
rhbFGF	10 μg/mL	10 ng/mL

（19）分化培养基 3：StemPro - 34 SFM、L -谷氨酰胺、L -抗坏血酸、运铁蛋白、硫代甘油、Matrigel 基质、IWP - 3、重组人 VEGF、SB431542 和 dorsomorphin。浓度和数量参

照表 6 - 3。根据细胞系需要加入 SB431542 和 dorsomorphin。

表 6 - 3　分化培养基 3

成　分	工　作　液	终　浓　度
StemPro - 34 SFM		
L -谷氨酰胺	200 mmol/L	2 mmol/L
L -抗坏血酸	5 mg/mL	50 μg/mL
运铁蛋白	30 mg/mL	150 μg/mL
硫代甘油	0.135 mol/L	0.4 μmol/L
Matrigel 基质	50%(v/v)	0.5%(v/v)
IWP - 3	10 mg/mL	1 μg/mL
重组人 VEGF	10 μg/mL	10 ng/mL
SB431542[a]	10 mmol/L	5.4 μmol/L
Dorsomorphin[b]	2 mmol/L	0.6 μmol/L

[a,b]这些组分使用取决于细胞系。

（20）分化培养基 4：StemPro - 34 SFM、L -谷氨酰胺、L -抗坏血酸、运铁蛋白、硫代甘油和重组人 VEGF。浓度和数量如表 6 - 4 所示。

表 6 - 4　分化培养基 4

成　分	工　作　液	终　浓　度
StemPro - 34 SFM		
L -谷氨酰胺	200 mmol/L	2 mmol/L
L -抗坏血酸	5 mg/mL	50 μg/mL
运铁蛋白	30 mg/mL	150 μg/mL
硫代甘油	0.135 mol/L	0.4 μmol/L
重组人 VEGF	10 μg/mL	5 ng/mL

（21）96 孔 U 型底超低黏附培养板（Corning）。

（22）6 孔超低黏附培养板（Corning）。

（23）25 mL 加样槽。

6.2.3　评估分化的细胞

（1）100×Dulbecco's 磷酸盐缓冲液[DPBS（＋）]准备试剂：溶解于 DPBS（－）中制备 1×储存液并储存于 4 ℃ 环境中。

（2）Ⅰ型胶原酶：溶解于 25%(v/v)FBS - 1×DPBS（＋）准备试剂并存放于 －30 ℃ 环境中。

（3）脱氧核糖核酸酶Ⅰ（DNase Ⅰ）：溶解于蒸馏水中制成 1 mg/mL 的储存液并存放在 －30 ℃ 环境中。

（4）5 mL 流式细胞管。

（5）24 孔平底多孔细胞培养板。

（6）96 孔 U 型底组织培养板。

（7）纤连蛋白（Sigma - Aldrich）：溶于蒸馏水中制成 1 mg/mL 储存液，保存在 −30 ℃ 环境中。

（8）流式细胞缓冲液：稀释于 DPBS(−)中配制成 2％ FBS(v/v)溶液，在 4 ℃ 条件下保存。

（9）皂苷。

（10）破膜缓冲液：溶解于流式细胞缓冲液中制成 0.5％(w/v)皂苷溶液。

（11）多聚甲醛：溶解于 DPBS(−)制成 4％储存溶液，存放于 4 ℃ 环境中。

（12）正常山羊血清。

（13）肌钙蛋白 T(Thermo Fisher Scientific；1∶200)。

（14）APC 山羊抗鼠 IgG(BD Biosciences；1∶100)。

（15）山羊抗鼠 IgG，Alexa Fluor 546(Life Technologies；1∶400)。

（16）Hoechst 33342(Life Technologies；1∶10 000)。

（17）牛血清白蛋白（BSA）。

（18）Triton X - 100。

（19）封闭液：5％(v/v)正常山羊血清、0.1％(v/v)Triton X - 100、0.1％ BSA 的 DPBS(−)。

（20）PE 小鼠抗人 CD31 抗体(BD Pharmingen；2∶50)。

（21）PE 小鼠抗人 CD49 抗体(BD Pharmingen；3∶50)。

（22）PE 小鼠抗人 CD140b 抗体(BD Pharmingen；5∶50)。

（23）PE 小鼠抗人 CD90 抗体(BD Pharmingen；1∶50)。

（24）PE/Cy7 小鼠抗人 SIRPa 抗体(Biolegend；3∶50)。

6.3 方法

6.3.1 iPSC 的维持

（1）向培养有 SNL 滋养层细胞的 100 mm 培养皿中直接加入 310 μL 浓度为0.4 mg/mL 的丝裂霉素-C 溶液，在 37 ℃ 条件下孵育 2.25 h。

（2）吸去含丝裂霉素-C 的培养基，然后用 DPBS(−)冲洗 2 遍。

（3）加入 0.5 mL 的 0.25％胰蛋白酶-EDTA，旋转以覆盖整个培养皿的整个表面，在室温下孵育 2 min。

（4）加入 3 mL 的 SNL 培养基以中和胰蛋白酶，然后用 1 000 μL 移液器吹打细胞团以获得单个细胞。

（5）使用 TC20 自动细胞计数仪(Bio - Rad)计数细胞，用 SNL 培养基将消化后的细胞浓度稀释为 2.6×10^5 细胞/mL。

（6）按照 7.8×10^5 细胞/培养皿（例如，60 mm 培养皿加入 3 mL）的密度，将丝裂霉素-

C 处理过的滋养层细胞种植于 0.1% 明胶包被的 60 mm 培养皿中。

(7) 短暂摇动培养皿后,将其放入含 5% CO_2、温度为 37 ℃的培养箱中过夜[见注意事项(1)]。

(8) 第 2 d,将达到约 90% 融合度的 iPSC 培养基吸去,用 DPBS(—)冲洗一遍。

(9) 加入 CTK 溶液(举例:60 mm 培养皿加入 0.5 mL),在室温下孵育 2 min 以使滋养层细胞分离。

(10) 吸掉 CTK 溶液,然后用 DPBS(—)冲洗 2 遍。将 iPSC 培养基加入培养皿(举例:60 mm 培养皿加入 1 mL)。

(11) 用细胞刮板刮取 iPSC 克隆。使用 1 000 μL 移液器吹打大约 5 次。

(12) 将 iPSC 小团块种植到准备好的 SNL 滋养层培养皿上。传代比例取决于细胞系,一般为 1∶2~1∶4。

6.3.2　心肌细胞分化

图 6-1 所示为心脏分化过程的示意图。根据既往经验,当 iPSC 克隆覆盖大约 90% 的培养皿表面时,开始启动心脏分化[见图 6-2 和注意事项(2)]。图 6-2 中还展示了分化后第 20 d iPSC 衍生的心肌细胞的 EB。

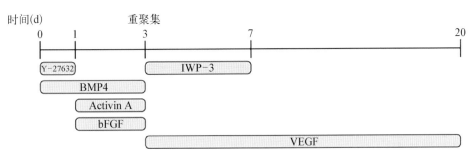

图 6-1　时间轴和用于 EB 产生心肌细胞的小分子物质。

第 0 d:用分化培养基 1 启动分化。

(1) 从培养皿中吸去培养基,然后用 DPBS(—)冲洗一遍。加入 CTK 溶液,在室温下孵育 2 min 使滋养层分离[见注意事项(3)]。

(2) 吸去 CTK 溶液,然后用 DPBS(—)冲洗 2 遍。加入 Accumax(举例:60 mm 培养皿加入 1 mL),然后在 37 ℃条件下孵育 5~8 min。

(3) 用 1 000 μL 移液器吹打 3 次使其分散为单个细胞,然后将细胞转移至 15 mL 锥形管中[见注意事项(4)]。加入 6 mL IMDM 培养基到锥形管中,120×g 离心 5 min。在这段时间内,制备分化培养基 1[见表 6-1 和注意事项(5)]。

(4) 吸去锥形管中的培养基,然后用 1~2 mL 分化培养基 1 重悬沉淀。使用 TC20 自动细胞计数仪计数,用分化培养基 1 稀释消化后的细胞,使细胞浓度为 5 000~7 000 个/70 μL。

(5) 转移细胞到加样槽中,使用多通道移液器以每孔 70 μL 的量将细胞重悬液分配到

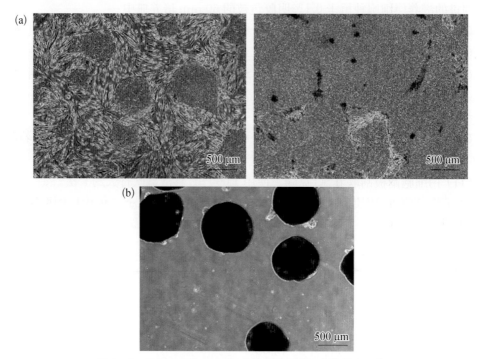

图 6 - 2 iPSC(a)和 iPSC 衍生的心肌细胞(b)的对比图像

注 (a) iPSC 在丝裂霉素 C 处理的 SNL 滋养层上生长。传代 2 d 后,低细胞融合度[(a)左];传代 6 d 后,细胞融合度约 90%,iPSC 已经适合传代和诱导为心肌细胞[右(a)];标尺：500 μm;(b) iPSC 衍生的心肌细胞在第 7 d 开始跳动。此图于分化后第 20 d 拍摄。

96 孔 U 型底超低黏附培养板中。

（6）将细胞置于 37 ℃含 5% O_2(低氧)的培养箱中[见注意事项(6)]。第 1 d：加入 2×分化培养基 2。

（7）制备 2×分化培养基 2(见表 6 - 2)。

（8）转移 2×分化培养基 2 到加样槽中,使用多通道移液器以每孔 70 μL 的量将培养基加入第 0 d 培养板中(例如,每孔总共包含 140 μL)。

（9）将细胞置于 37 ℃含 5% O_2(低氧)的培养箱中[见注意事项(6)]。第 3 d：更换为分化培养基 3(EB 重聚集)。

（10）使用 1 000 μL 移液器从 96 孔 U 型底超低黏附培养板中转移 EB 到 15 mL 锥形管中。

（11）加入 Accumax(例如,15 mL 锥形管加入 1 mL)然后在 37 ℃条件下孵育 5～8 min。使用 1 000 μL 移液器吹打 5 次将聚集体打散为单个细胞[见注意事项(4)]。加入 6 mL IMDM 培养基到管中,120×g 离心 5 min。在此期间,制备分化培养基 3[见表 6 - 3,注意事项(5)和(7)]。

（12）吸去锥形管中的培养基,使用 1～2 mL 分化培养基 3 重悬沉淀。使用 TC20 自动细胞计数仪计数细胞,然后用分化培养基 3 稀释消化后的细胞,使其浓度为 20 000～

30 000 细胞/100 μL[见注意事项(8)]。

(13) 转移细胞到加样槽中,使用多通道移液器以每孔 100 μL 的量将细胞重悬液分配到新的 96 孔 U 型底超低黏附培养板中。

(14) 将细胞置于 37 ℃含 5% O_2(低氧)的培养箱中[见注意事项(6)]。第 7 d 及以后:更换为分化培养基 4。

(15) 制备分化培养基 4(见表 6 - 4)。

(16) 使用 1 000 μL 移液器将 EB 从 96 孔 U 型底超低黏附培养板转移到 6 孔超低黏附培养板中(如每孔 25~35 个 EB)。当 EB 自然沉降后,吸去上清液。

(17) 向 6 孔板每孔加入 2 mL 分化培养基 4。

(18) 将细胞置于 37 ℃含 5% O_2(低氧)的培养箱中[见注意事项(6)]。

(19) 每 2~3 d 更换分化培养基 4。10 d 后将细胞置于温度为 37 ℃,常规 O_2 浓度的培养箱中。

6.3.3　使用流式细胞术鉴定分化产生的心肌细胞

第 20 d,使用流式细胞仪分析 iPSC 衍生的心肌细胞(见图 6 - 3)。可以使用不固定的细胞表面标志物或固定的心脏特异性蛋白分析心脏分化效率的特征。

(1) 当 EB 自然沉降后,将分化培养基 4 更换为包含 10 μg/mL DNase Ⅰ 的 2 mg/mL 的 Ⅰ 型胶原酶溶液(例如:6 孔板 1 孔加入 2 mL)。在 37 ℃条件下孵育 3~4 h。

(2) 转移包含 EB 的培养基到 15 mL 锥形管中,EB 自然沉降后吸去上清液。

(3) 加入 Accumax(例如,15 mL 锥形管加入 1 mL),在 37 ℃条件下孵育 15~20 min。使用 1 000 μL 移液器吹打 7 次以分散成单个细胞[见注意事项(4)]。加入 6 mL IMDM 培养基到锥形管,以 120×g 离心 5 min。

6.3.3.1　使用不固定的细胞表面标志物鉴定分化后的细胞

(1) 将锥形管中的培养基吸去,使用 50 μL 含有 PE 小鼠抗人心肌细胞系抗体(CD31、CD49、CD90 和 CD140b)和 PE/Cy7 小鼠抗人 SIRPa 抗体[见注意事项(9)]的流式细胞缓冲液重悬细胞。抗体稀释比例如前所述。转移细胞重悬液到 96 孔 U 型底培养板中,在 4 ℃条件下孵育 20~30 min。

(2) 以 760×g 离心 2 min。吸去上清液,然后使用 200 μL 流式细胞缓冲液重悬细胞。

(3) 以 760×g 离心 2 min。吸去上清液,然后使用 200 μL 流式细胞缓冲液重悬细胞。

(4) 使用流式细胞仪分析。

6.3.3.2　使用固定的心脏特异性蛋白鉴定分化后的细胞

(1) 从锥形管中吸去培养基,用 200 μL 4%的多聚甲醛重悬沉淀。转移细胞悬浮液到 96 孔 U 型底培养板中,在室温下孵育 30 min。

(2) 以 760×g 离心 2 min。吸去上清液,用 200 μL DPBS(—)重悬细胞。

(3) 以 760×g 离心 2 min。吸去上清液,用 200 μL DPBS(—)重悬细胞。

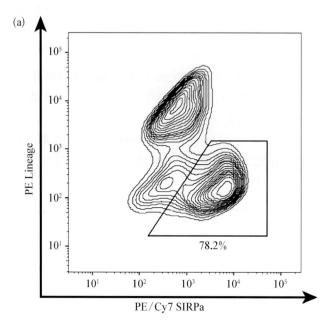

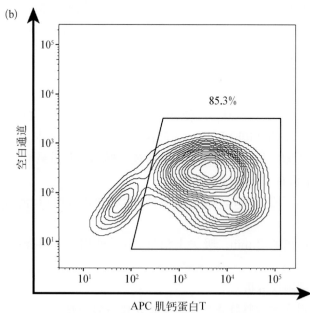

图 6-3 用流式细胞仪鉴定 EB 产生的心肌细胞

注 (a) 流式细胞仪显示心肌细胞为 SIRPa（＋）和 Lineage（－）组分，用于分析的细胞为分化第 20 d 的细胞；(b) 流式细胞仪分析显示心肌细胞为肌钙蛋白 T（＋）组分，使用的细胞为分化第 20 d 的细胞。

（4）准备破膜液。

（5）以 $760 \times g$ 离心 2 min。吸去上清液，使用 200 μL 破膜液重悬细胞。在室温下放置 10 min。

（6）以 $760 \times g$ 离心 2 min。吸去上清液，使用 50 μL 破膜液重悬细胞然后按照 1∶200 比例稀释肌钙蛋白 T 小鼠单克隆抗体。在 4 ℃ 条件下孵育 30 min。

（7）以 $760 \times g$ 离心 2 min。吸去上清液，用 200 μL 破膜液重悬细胞。

（8）以 $760 \times g$ 离心 2 min。吸去上清液，用 50 μL 破膜液重悬细胞，然后按照 1∶100 比例稀释 APC 山羊抗小鼠二抗。在室温下孵育 30 min。

（9）以 $760 \times g$ 离心 2 min。吸去上清液，使用 200 μL 流式细胞缓冲液重悬细胞。

（10）以 $760 \times g$ 离心 2 min。吸去上清液，使用 200 μL 流式细胞缓冲液重悬细胞。

（11）使用流式细胞仪分析。

6.3.4　使用免疫荧光技术鉴定分化后的细胞。

图 6 - 4 所示为在第 20 d，通过免疫荧光技术使用肌钙蛋白 T 抗体评估 iPSC 衍生的心肌细胞。

（1）用纤连蛋白包被 24 孔细胞培养板。解冻 1 支纤连蛋白储存液，稀释在 DPBS（－）中制成 50 μL/mL 纤连蛋白溶液。向 24 孔板中每孔加入 200 μL 纤连蛋白溶液。在室温下孵育 1 h。

（2）去溶液，加入 400 μL 包含 10 000～20 000 个 iPSC 衍生心肌细胞的分化培养基 4，并使用流式细胞仪对 SIRPa（＋）谱系（－）进行分类。在 37 ℃ 条件下孵育 1 d。

（3）吸去培养基，使用 DPBS（－）冲洗一遍培养板。

（4）去溶液，加入 200 μL 4% 的多聚甲醛。在室温下孵育 30 min。

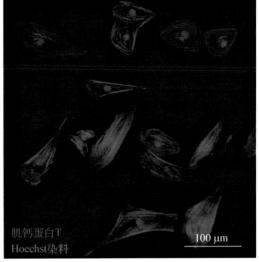

图 6 - 4　免疫荧光法鉴定 EB 产生的心肌细胞

注　图中所示细胞为心肌分化第 20 d 的细胞。

（1）制备封闭液。

（2）使用 DPBS（－）清洗 3 遍。

（3）加入 200 μL 封闭液。在室温下孵育 30 min。

（4）吸去溶液，并加入 200 μL 含肌钙蛋白 T 小鼠单克隆抗体（1∶200 稀释）的封闭液。

（5）去掉溶液，用 DPBS（－）洗 3 遍。

（6）加入 200 μL 用 0.1% BSA － DPBS（－）稀释的 Alexa Fluor 546 山羊抗小鼠 IgG 二抗（1∶400）。在室温下避光孵育 2 h。

（7）用 DPBS（－）洗 1 遍。

（8）加入 DPBS（－）稀释的 Hoechst 染料（1∶10 000 稀释），孵育 20 s。

（9）用 DPBS（－）洗 1 遍。

（10）用荧光显微镜观察分析。

6.4　注意事项

（1）含 SNL 滋养层的培养皿应该在 2 d 内使用。

（2）多能细胞适度的生长是心肌细胞高效分化最重要的条件之一。

（3）长时间 CTK 溶液处理会降低心肌细胞的分化效率。

（4）吹打次数是心肌细胞高效分化最重要的条件之一。可通过调节 Accumax 和胶原酶处理时间减少吹打的次数。

（5）Matrigel 基质在室温下硬化，Matrigel 基质应在使用前添加。

（6）前 10 天，在 5% O_2（低氧）培养箱中诱导心肌细胞可以提升心脏分化效率。

（7）几乎所有的 iPSC 细胞系都可在不用 SB431542 或 dorsomorphin 的情况下实现有效的心脏分化。但是，一些 iPSC 细胞系在使用含 SB431542 或 dorsomorphin 的分化培养基 3 时心脏分化效率更高[6]。

（8）形成 EB 的细胞量也是影响心脏有效分化的最重要变量之一。在第 3 d，EB 的重新聚集有利于形成均匀一致的 EB，达到高效的心脏细胞分化。

（9）没有针对心肌细胞表面的特异性抗体。取而代之的是使用多种细胞表面标志物组合（如 SIRPa 和 Lineage），来纯化心肌细胞[8,9]。因此，非心肌细胞的污染成为一个问题。我们已经成功地运用心肌细胞特异性 microRNA 纯化了 iPSC 衍生的心肌细胞[10]。还发现在开始分化的第 20 d，iPSC 衍生的心肌细胞在小鼠心肌梗死模型中具有最高的植入率[11]。

参考文献

［1］ Burridge P W, Keller G, Gold J D, et al. Production of de novo cardiomyocytes: human pluripotent stem cell differentiation and direct reprogramming[J]. Cell Stem Cell, 2012, 10: 16－28.

［2］ Mummery C L, Zhang J, Ng E S, et al. Differentiation of human embryonic stem cells and induced pluripotent stem cells to cardiomyocytes: a methods overview[J]. Circ Res, 2012, 111: 344－358.

［3］ Protze S I, Liu J, Nussinovitch U, et al. Sinoatrial node cardiomyocytes derived from human pluripotent cells function as a biological pacemaker[J]. Nat Biotechnol, 2017, 35: 56－68.

［4］ Lee J H, Protze S I, Laksman Z, et al. Human pluripotent stem cell-derived atrial and ventricular cardiomyocytes develop from distinct mesoderm populations［J］. Cell Stem Cell, 2017, 21: 179－194.

［5］ Yang L, Soonpaa M H, Adler E D, et al. Human cardiovascular progenitor cells develop from a KDR$^+$ embryonic-stem-cell-derived population[J]. Nature, 2008, 453: 524－528.

［6］ Kattman S J, Witty A D, Gagliardi M, et al. Stage-specific optimization of activin/nodal and BMP signaling promotes cardiac differentiation of mouse and human pluripotent stem cell lines[J]. Cell Stem Cell, 2011, 8: 228－240.

［7］ Willems E, Spiering S, Davidovics H, et al. Small-molecule inhibitors of the Wnt pathway potently promote cardiomyocytes from human embryonic stem cell-derived mesoderm[J]. Circ Res，2011，109：360 - 364.

[8] Dubois N C，Craft A M，Sharma P，et al. SIRPA is a specific cell-surface marker for isolating cardiomyocytes derived from human pluripotent stem cells [J]. Nat Biotechnol，2011，29：1011 - 1018.

[9] Elliott D A，Braam S R，Koutsis K，et al. NKX2 - 5（eGFP/w）hESCs for isolation of human cardiac progenitors and cardiomyocytes[J]. Nat Methods，2011，8：1037 - 1040.

[10] Miki K，Endo K，Takahashi S，et al. Efficient detection and purification of cell populations using synthetic microRNA switches[J]. Cell Stem Cell，2015，16：699 - 711.

[11] Funakoshi S，Miki K，Takaki T，et al. Enhanced engraftment，proliferation，and therapeutic potential in heart using optimized human iPSC-derived cardiomyocytes [J]. Sci Rep，2016，6：19111.

第7章
离体心肌细胞收缩力和钙运转的测定

Przemek A. Gorski, Changwon Kho, Jae Gyun Oh

【摘　要】测定离体心肌细胞的收缩力和钙运转已被广泛地用于研究各种基因调控的生理结局和确定心衰潜在的治疗靶点。细胞钙-收缩同步测量系统（IonOptix 系统）可在单个心肌细胞上同步记录肌节运动和细胞内 Ca^{2+} 水平的变化。本章介绍了一种分离成年小鼠心肌细胞的改良方法，以及如何分析 IonOptix 系统采集的心肌细胞钙信号及收缩信号。在分离心肌细胞的改良方法中，推荐使用一种新型的心脏插管技术，该技术可提高心肌细胞分离后的存活率。此外，本章还就细胞内 Ca^{2+} 运转、肌质网 Ca^{2+} 容量、肌丝 Ca^{2+} 敏感性及心肌细胞收缩力的综合分析进行了阐述，从而为心肌力学的研究提供重要的方法。

【关键词】细胞内钙　钙运转　心肌细胞　收缩性　心脏疾病

7.1　引言

细胞内钙（Ca^{2+}）循环在调节心肌细胞收缩和舒张功能中发挥至关重要的作用[1,2]。多种离子通道、转运体及其他细胞内 Ca^{2+} 运转关键蛋白均参与维持细胞内 Ca^{2+} 稳态，上述这些关键分子的缺陷常导致心肌细胞发生严重的功能失调[3-6]。因此，分析生理和病理状态下心肌细胞 Ca^{2+} 运转可极大地提升对心脏疾病的认识。由于缺乏合适的永生化心肌细胞，另外新生心肌细胞存在显著局限性，因此，离体成年心肌细胞为研究心功能障碍和补充小鼠心脏病模型提供了强有力的平台[7-11]。

在本章中，将介绍一种快速且可靠的成年小鼠心肌细胞的急性分离方法，并详细讲述如何应用心肌细胞 Ca^{2+}-收缩同步测量系统（IonOptix 系统）采集心肌细胞收缩及 Ca^{2+} 信号。此外，本章还将详细地讨论如何标准化分析心肌细胞 Ca^{2+} 运转和收缩力，测量肌质网 Ca^{2+} 储备、舒张期 Ca^{2+} 移除速率以及如何评估肌丝 Ca^{2+} 敏感性。以上这些测量指标可用于研究不同实验背景下小分子物质、环境紧张性刺激、感染以及基因编辑对心肌细胞功能的影响。总之，通过以上这些技术，可对 Ca^{2+} 相关信号通路及心脏疾病相关的病理生理特点进行深入的研究。

7.2　材料

7.2.1　药物

(1) 肝素钠：1 000 U/mL。

(2) 氯胺酮-甲苯噻嗪混合物：氯胺酮和甲苯噻嗪以 5∶1 的比例混合，如 65/13 mg/kg。

7.2.2　器械

(1) 精细缝合打结钳(2 把)：长 9 cm，尖端尺寸为 0.4×0.3 mm，弯钳。

(2) 超细 Graefe 镊子(2 把)：长 10 cm，尖端尺寸为 0.5×0.5 mm，直镊。

(3) 弹簧剪刀：长 10 cm，刀尖直径 0.2 mm，刀口 8 mm，直剪。

(4) 精细剪刀：长 10.5 cm，刀口 26 mm，直剪。

(5) 外科缝合线：丝线，4-0。

(6) 自制灌流插管：如图 7-1(c)所示。

(7) 自制插管支架：如图 7-1(c)所示。

(8) 细胞过滤器：尼龙网，孔径 100 μm。

7.2.3　设备

(1) 立体显微镜：变焦范围 1～8 倍。

(2) 内循环液体加热系统：内部无效腔为 35 μL/管。

(3) 注射泵：用于注射咖啡因。

(4) Langendorff 系统：恒定流量模式(3 mL/min)。

(5) 细胞钙和收缩同步测量系统(IonOptix 系统)。

7.2.4　溶液

(1) 台氏液：125 mmol/L NaCl、5 mmol/L KCl、2 mmol/L NaH_2PO_4、1.2 mmol/L $MgSO_4$、5 mmol/L 丙酮酸、11 mmol/L 葡萄糖、5 mmol/L 肌酸、5 mmol/L 左旋肉碱、5 mmol/L 牛磺酸、10 mmol/L 2,3-丁二酮-单肟(BDM)、25 mmol/L HEPES，pH 值 7.2。

(2) 消化酶溶液：250 U/mL 胶原酶 B、60 U/mL 透明质酸酶、台氏液。

(3) Ca^{2+} 缓冲液：1.2 mmol/L $CaCl_2$、台氏液。

(4) 阻断液：5% 小牛血清白蛋白(BSA)、台氏液。

(5) 咖啡因溶液：10 mmol/L 咖啡因、台氏液。

(6) 包被溶液：5 μg/mL 层粘连蛋白、磷酸盐缓冲液(PBS)。

(7) Ca^{2+} 荧光探针(Fura-2 AM)溶液：1 μmol/L Fura-2 AM、Ca^{2+} 缓冲液。

(8) PBS 液：137 mmol/L NaCl、2.7 mmol/L KCl、10 mmol/L Na_2HPO_4、1.8 mmol/L KH_2PO_4，pH 值 7.4。

（9）培养基：0.1％ BSA、1％胰岛素-转铁蛋白-硒（ITS）、1％化学成分确定的脂质浓缩物（CD-lipid）、10 mmol/L BDM、1％青霉素/链霉素溶液、M199 培养基。

7.3 方法

7.3.1 心肌细胞分离与培养

（1）经小鼠腹腔注射 150 U 肝素钠。

（2）经腹腔注射氯胺酮-甲苯噻嗪混合物麻醉小鼠。数分钟后，确认动物完全麻醉（以脚趾收缩反射消失为准）。

（3）用手术剪刀从剑突下剪开腹腔，提起剑突，打开胸腔。切断下腔静脉后，将台氏液注入左心室心尖部，以排出心腔内的血液［见注意事项（1）］。移除心包，用弯镊轻轻提起心脏，确认主动脉弓位置后，从主动脉根部切下心脏。将离体心脏放入装有冰 PBS 液的培养皿中。

（4）用两把显微解剖镊提起主动脉，与 Langendorff 逆行插管针连接（见图 7-1）。用手术缝线将主动脉固定在灌流套管针上［见注意事项（2）和（3）］。

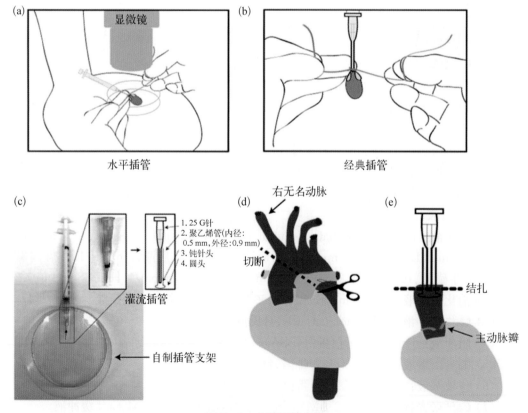

图 7-1 心脏插管步骤

注 （a）水平插管装置；（b）常用（传统）的插管装置；（c）自制水平插管装置；（d）小鼠心脏主动脉弓切断的最佳部位；（e）将主动脉正确地结扎至 Langendorff 灌流套管上。

（5）将完成逆行插管的离体心脏与 Langendorff 灌注装置连接，检查整个灌流管道系统以及套管针，确保灌流系统中没有气泡存在［见注意事项（4）］。

（6）用台氏液灌流心脏 5 min（流速约 3 mL/min）。随后将灌流溶液切换为酶溶液，以酶溶液灌流心脏 20 min［见注意事项（5）］。

（7）用镊子提起主动脉，将消化好的心脏转移至盛有新鲜阻断液的培养皿中。剪掉心房、右心室、房室交界区，只留下左心室［见注意事项（6）］。

（8）用剪刀和镊子将左心室剪成小块心肌组织（约 10 mm 大小）。用 5 mL 无菌吸管轻轻吹打以形成细胞悬液，进一步分离心肌组织。

（9）将细胞混悬液用孔径为 100 μm 的尼龙网过滤，将滤液收集于 15 mL 离心管中。使用离心机将收集到的滤液以 50×g 离心 60 s，弃上清液，收集细胞沉淀。

（10）将细胞沉淀重新悬浮于培养基（10 mL）中。使用含层粘连蛋白的 PBS 液包被盖玻片，待盖玻片表面的包被溶液风干后，将其放入适当大小的培养皿中。随后将重新悬浮的细胞液平铺于培养皿中。在 37 ℃和 2% CO_2 条件下孵育 60 min，使心肌细胞完全贴附于盖玻片上。

（11）将培养皿中的培养基移除，更换新的培养基。取决于实验条件，分离的心肌细胞最长可以培养 72 h（见图 7 - 2）。

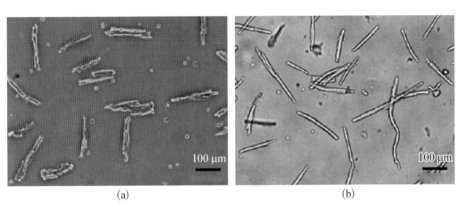

(a) 　　　　　　　　　　　　　(b)

图 7 - 2 　心室和心房细胞的代表性图例

注 　(a) 左心室心肌细胞；(b) 左心房心肌细胞。

7.3.2 　同步记录心肌细胞钙瞬变和收缩信号

（1）打开 IonOptix 系统，确保首先启动弧光灯。

（2）预先用 Ca^{2+} 缓冲液灌流整个循环系统。在整个实验过程中，通过流体内联加热器将整个系统的温度维持在 37 ℃。

（3）将心肌细胞与钙荧光探针 Fura - 2 AM（1 μmol/L）共孵育 10 min。

（4）孵育完成后，将贴附有心肌细胞的盖玻片从培养皿中取出，固定于灌流槽中。

（5）使用 Ca^{2+} 缓冲液灌流细胞槽内的心肌细胞（1.5 mL/min），使用 MyoPacer 刺激仪释放 1 Hz 的场刺激（电压 10 V，脉宽 4 ms），持续起搏心肌细胞 5 min。

（6）在40倍物镜下选择健康的心肌细胞（棒状、边缘锐利、横纹清晰、无自发收缩）进行实验记录。

（7）将选中的心肌细胞置于视野中间，使其水平对齐，并通过调整细胞框架适配器使背景区域最小化。调整显微镜焦距，直到肌节横纹清晰可见。

（8）IonOptix系统提供了测量心肌细胞收缩和舒张变化的两种记录模式［见注意事项（9）］：① 肌节长度记录模式：将肌节区域传感器（紫色的矩形框）对准心肌细胞上肌节清晰可辨的区域，调整焦距以优化功率谱峰值（红色尖峰）。② 细胞长度记录模式：将红色和绿色选择线分别对齐细胞两端边缘，清晰地显示细胞边缘与背景的差别。注意观察当心肌细胞收缩时光标是否追踪细胞边缘。

（9）在场刺激下，记录肌节长度或细胞长度变化（15～20个稳定收缩周期信号）。鉴于IonOptix系统可同时测量心肌细胞收缩力（通过测量肌节长度或细胞长度变化）以及记录Fura-2 AM的Ca^{2+}荧光信号变化（Fura-2 AM的激发光波长为360/380 nm，反射光波长为510 nm），无须通过另外的设备去获得Ca^{2+}瞬变数据。

7.3.3　分析心肌细胞收缩力及Ca^{2+}运转

当心肌细胞Ca^{2+}瞬变及收缩信号被采集后，数据分析将采用IonWizard软件按以下方法进行分析：

（1）点击IonWizard软件工具栏中的操作选项，从下拉目录中选择事件平均化处理选项（Average Events），对记录到的10～20个刺激周期相关信号进行总体均值化处理［见图7-3(a)］。

（2）通过纳入的指示标将一些异常信号从原始数据中剔除（单击异常信号上方的绿色纳入指示图标，再单击-Hilite项即可将该段信号剔除）。信号上方纳入指示图标变为红色，表示该段信号已被剔除［见图7-3(b)］。

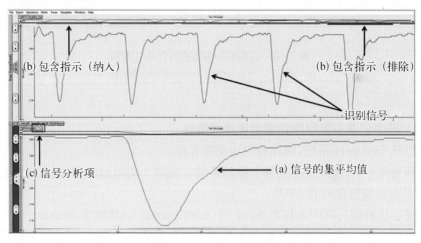

图7-3　使用IonOptix系统测量肌节长度的代表性图例

注　上图中将肌节长度信号纳入或剔除出(b)分析；下图中对纳入分析的收缩信号进行集平均化处理(a)及信号分析键(c)。

（3）打开瞬时标记编辑器（同时按下 Shift 键＋鼠标右键打开），自定义总体均值信号的持续时长或终点，以便进行后续信号分析。

（4）单击曲线分析按钮（M Tran）对总体均值信号进行分析［见图 7 - 3(c)］。

（5）细胞机械功能可通过多种方法分析：收缩功能，可通过细胞缩短百分比评估收缩的幅度，或通过计算收缩达峰时间［bl％峰值 h，见图 7 - 4(a)］和最大收缩速度［(dep v，见图 7 - 4(b)］分析收缩速度。舒张功能，可通过计算 50％舒张时间［t to bl 50％，图 7 - 4(c)］和舒张速度［ret v，见图 7 - 4(d)］进行评估。

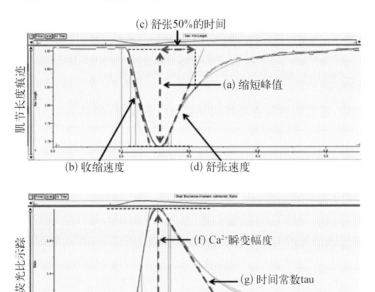

图 7 - 4　上图所示为细胞收缩信号集平均化后的分析，下图所示为细胞 Ca^{2+} 瞬变
　　　　　信号总体均值化后的分析

注　(a) 缩短峰值；(b) 收缩速度；(c) 舒张 50％时间；(d) 舒张速度；(e) 基线钙水平；
(f) Ca^{2+} 瞬变幅度；(g) Ca^{2+} 瞬变衰减时间常数 tau；(h) 钙浓度恢复 50％ Ca^{2+} 瞬变幅度时间。

（6）细胞 Ca^{2+} 瞬变的分析，可通过测定基线 Ca^2 水平［bl，见图 7 - 4(e)］、Ca^{2+} 瞬变幅度［峰值 h，见图 7 - 4(f)］、舒张期衰减常数［sin exp tau，见图 7 - 4(g)］以及 50％基线 Ca^{2+} 水平恢复时间［t～bl 50％，见图 7 - 4(h)］等参数进行评价。

7.3.4　评价细胞肌质网 Ca^{2+} 储备以及舒张期 Ca^{2+} 移除

本部分将介绍如何在离体心肌细胞上记录咖啡因诱导的 Ca^{2+} 瞬变，其可用于获得相关预测数据，以反映舒张期 SERCA2a 和 NCX 在移除细胞内 Ca^{2+} 中的作用[12-14]。

（1）在注射泵中加入 $60\ \mu L$ 浓度为 $80\ mmol/L$ 的咖啡因（咖啡因终浓度为 $10\ nmol/L$）。

（2）在 Ca^{2+} 缓冲液灌流条件下，以 $1\ Hz$ 电刺激起搏心肌细胞 $30\ s$，同步记录和测量基线水平 Ca^{2+} 瞬变及心肌细胞收缩［见图 7 - 5(a)］。

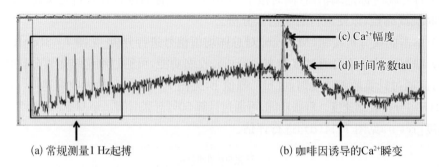

图 7-5 测量肌质网 Ca^{2+} 储备及舒张期 Ca^{2+} 移除的典型 Ca^{2+} 瞬变图例

注 (a) 实验初始阶段，采用 1 Hz 频率刺激心肌细胞；(b) 将咖啡因快速注射于目标心肌细胞附近后记录到的 Ca^{2+} 瞬变；(c) Ca^{2+} 瞬变幅度；(d) 时间常数 tau。

（3）暂停记录，缓慢调整装有咖啡因的微量吸管位置，使其尖端位于所选心肌细胞的附近。

（4）恢复信号采集，同时快速注射咖啡因溶液。

（5）为了分析咖啡因诱导的 Ca^{2+} 瞬变［见图 7-5(b)］，仅选取大斜率的脉冲信号用于舒张期 Ca^{2+} 移除功能的分析。

（6）测定咖啡因诱导的 Ca^{2+} 瞬变幅度［见图 7-5(c)］，可反映肌质网的 Ca^{2+} 储备。

（7）计算咖啡因诱导的 Ca^{2+} 瞬变衰减时间常数［sin exp tau，见图 7-5(d)］，可反映 NCX 活性。

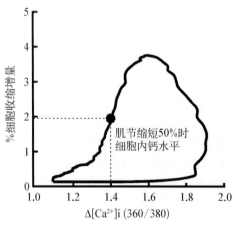

图 7-6 细胞收缩百分比与细胞内钙水平 (F360/F380) 的相位平面环形图

7.3.5 评估肌丝 Ca^{2+} 敏感性

本部分介绍一种评估离体成年小鼠心肌细胞肌丝 Ca^{2+} 敏感性改变的方法。

（1）参照上述方法（见 7.3.2），同时记录心肌细胞钙瞬变和收缩信号。

（2）将 10～20 个稳定的心肌细胞钙瞬变和收缩信号进行数据平均化处理，绘制心肌细胞肌节长度改变与细胞内钙水平变化的相位平面环形图（钙-收缩环形曲线）（见图 7-6）。

（3）在每个图中，EC_{50}[①]定义为肌节缩短 50% 时细胞内钙水平。通过比较各种条件下环形图和 EC_{50}，评估测试组间肌丝 Ca^{2+} 敏感性［见注意事项(10)］。

---

① EC_{50}：肌节缩短 50% 时细胞内钙水平。

7.4　注意事项

（1）于左室心尖区域注射台氏液，可减少冠状动脉内血液凝固，进而促进酶消化心脏的能力。

（2）在本章介绍的成年心肌细胞分离方法中，水平逆行插管技术被高度推荐，因其与传统垂直逆行插管法相比具有几个优点［见图 7-1(a) 和 (b)］。首先，水平插管术可在立体显微镜下进行，这样可以方便地观察主动脉，从而有利于灌流套管的放置。其次，该方法可将插管时间减少到 1 min，进而增加健康心肌细胞的产量。此外，水平插管法可对插管状况进行监测，一旦发现异常可及时矫正。可通过灌注套管灌流台氏液检测插管状况。如果插管成功，经台氏液灌流后可见血液从冠状动脉中排出。如果与灌流套管针连接的血管不是主动脉，则必须重新插管。最后，水平插管可以减少插管过程中的心脏张力，使手术缝合线更容易、更准确地固定在套管针上。

（3）小鼠心脏逆行插管的套管针是由钝头针（25G 针头）外套上一个聚乙烯管（内径 0.50 mm，外径 0.90 mm）组成［见图 7-1(c)］。也可使用商用动物灌胃针（24G 针头）。手术缝合线可紧紧地固定在圆形聚乙烯管或者动物灌胃针表面的凹槽上，从而避免心脏在灌流过程中从套管针上滑落。

（4）在心脏逆行灌流插管前，务必按图 7-1(d) 所示修剪主动脉（理想修剪部位应该在主动脉根部与右侧无名动脉的开口连接处以下）。确保插管针头末端位于升主动脉内，但不能穿过主动脉瓣进入左心室。

（5）随着酶溶液持续灌流离体心脏，心肌组织应该呈现鲜红色，表明结缔组织被酶液充分消化。如果心脏颜色变白，往往提示心肌细胞已经出现死亡，应该停止灌流。此时，最好更换小鼠心脏，再次进行心肌细胞分离。

（6）需要注意的是心脏不同部位的心肌细胞在形态和功能特点上存在显著的差异。因此，在心脏完全消化后，可先将心脏剪为不同的腔室，再收集心肌细胞，从而根据需要获得特定部位的心肌细胞（见图 7-2）。

（7）上清液中含有非心肌细胞，包括心脏成纤维细胞。如需培养原代心脏成纤维细胞，可将上清液以 $500 \times g$ 离心 10 min，然后弃上清液。将离心后获得的细胞沉淀重新悬浮于 5% 血清培养基中，随后将悬浮液平铺于未包被的细胞培养皿。悬浮液在细胞培养箱（含 5% CO_2 温度为 37 ℃）中孵育 2 h，活性好的成纤维细胞可在培养皿上完全贴壁。在显微镜下观察细胞融合度应该在 50% 左右。

（8）在显微镜下，成纤维细胞形状近似小的球状体。

（9）由于 Fura-2 具有光敏感性，需在暗处进行细胞孵育及相关钙成像实验。

（10）IonOptix 系统提供了两种测量心肌细胞收缩力的方法：一种是基于测量心肌细胞总长度变化，另一种是基于测量局部肌节长度变化。心肌细胞总长度的测量主要通过探测心肌细胞两端边缘的运动轨迹实现。一些研究显示舒张期心肌细胞总长度增加是心肌肥厚的一个标志[15,16]。然而，心脏不同部位的心肌细胞长度存在很大的差异（如心房细胞和心室细胞）。在通常情况下，与心肌肥厚相比，细胞变异引起细胞长度的差异更为明显。因此，不建议使用心肌细胞总长度作为心肌肥厚的评价指标。如果需比较心肌细胞的长度，应从心脏同一个区域获取心肌细胞（如间隔部），从而减少因取样部位不同而引起细胞长度的差异性。另一种测量心肌收缩力的方法是追踪肌节长度的变化。健康的心肌细胞在舒张期平均肌节长度约为 $1.8~\mu m$。如果心肌细胞分离不成功或分离后的心肌细胞活性较低时，常伴有舒张期细胞内 Ca^{2+} 浓度增加，这可导肌节缩短（约缩短至 $1.5~\mu m$）。因此，常规监测肌节长度有助于维持钙瞬变与细胞收缩力测量的一致性。

　　（11）EC_{50} 增加及钙-收缩环路曲线右移提示肌丝 Ca^{2+} 敏感性降低。这一改变主要与肌钙蛋白（cTnI）以及肌球蛋白结合蛋白 C 的磷酸化水平变化相关，这些磷酸化修饰的改变可极大地影响肌丝与钙离子结合的能力[17-19]。

参考文献

[1] Fearnley C J, Roderick H L, Bootman M D. Calcium signaling in cardiac myocytes[J]. Cold Spring Harb Perspect Biol, 2011, 3: a004242.

[2] Kho C, Lee A, Hajjar R J. Altered sarco plasmic reticulum calcium cycling: targets for heart failure therapy[J]. Nat Rev Cardiol, 2012, 12: 717 - 733.

[3] Ather S, Respress J L, Li N, Wehrens X H. Alterations in ryanodine receptors and related proteins in heart failure[J]. Biochim Biophys Acta, 2013, 1832: 2425 - 2431.

[4] Despa S, Bers D M. Na(+) transport in the normal and failing heart: remember the balance[J]. J Mol Cell Cardiol, 2013, 61: 2 - 10.

[5] Park W J, Oh J G. SERCA2a: a prime target for modulation of cardiac contractility during heart failure[J]. BMB Rep, 2013, 46: 237 - 243.

[6] Shaw R M, Colecraft H M. L-type calcium channel targeting and local signalling in cardiac myocytes[J]. Cardiovasc Res, 2013, 98: 177 - 186.

[7] Chlopcikova S, Psotova J, Miketova P. Neonatal rat cardiomyocytes: a model for the study of morphological, biochemical and electrophysiological characteristics of the heart[J]. Biomed Pap Med Fac Univ Palacky Olo mouc Czech Repub, 2001, 145: 49 - 55.

[8] Haworth R A. Use of isolated adult myocytes to evaluate cardiotoxicity. Ⅱ. Preparation and properties[J]. Toxicol Pathol, 1990, 18: 521 - 530.

[9] Haworth R A, Goknur A B, Cook M G, et al. Use of isolated adultmyocytes to evaluate cardiotoxicity. I. Sugar uptake and protein synthesis[J]. Toxicol Pathol, 1990, 18: 511 - 520.

[10] Lieu D K, Liu J, Siu C W, McNerney G P, et al. Absence of transverse tubules contributes to non-uniform Ca^{2+} wavefronts in mouse and human embryonic stem cell-derived cardiomyocytes[J]. Stem Cells Dev, 2009, 18: 1493 - 1500.

[11] Simko F, Turcani M, Fizel A, et al. The isolated cardiomyocyte: a prospective model for the experimental study of the heart muscle[J]. Cesk Fysiol, 1986, 35: 414 - 428.

[12] Choi K M, Zhong Y, Hoit B D, et al. Defective intracellular Ca^{2+} signaling contributes tocardiomyopathy in type 1 diabetic rats[J]. Am J Physiol Heart Circ Physiol, 2002, 283: H1398 - H1408.

[13] Yi T, Vick J S, Vecchio M J, et al. Identifying cellular mechanisms of zinc-induced relaxation in isolated cardiomyocytes[J]. Am J Physiol Heart Circ Physiol, 2013, 305: H706 - H715.

[14] Oh J G, Kim J, Jang S P, et al. Decoy peptides targeted to protein phosphatase 1 inhibit dephosphorylation of phospholamban in cardiomyocytes[J]. J Mol Cell Cardiol, 2012, 56: 63 - 71.

[15] Wei H, Jin J P. A dominantly negative mutation in cardiac troponin I at the interface with troponin T causes early remodeling in ventricular cardiomyocytes[J]. Am J Physiol Cell Physiol, 2014, 307:

C338 - C348.

[16] Yu Z B, Wei H, Jin J P. Chronic coexis tence of two troponin T isoforms in adult transgenic mouse cardiomyocytes decreased contractile kinetics and caused dilatative remodeling[J]. Am J Physiol Cell Physiol, 2012, 303: C24 - C32.

[17] Kunst G, Kress K R, Gruen M, et al. Myosin binding protein C, a phosphorylation-dependent force regulator in muscle that controls the attach ment of myosin heads by its interaction with myosin S2[J]. Circ Res, 2000, 86: 51 - 58.

[18] Oh J G, Jeong D, Cha H, et al. PICOT increases cardiac contractility by inhibiting PKCzeta activity[J]. J Mol Cell Car, 2012, diol 53: 53 - 63.

[19] Varian K D, Raman S, Janssen P M. Mea surement of myofifilament calcium sensitivity at physiological temperature in intact cardiac trabeculae[J]. Am J Physiol Heart Circ Physiol, 2006, 290: H2092 - H2097.

第 4 篇

离体模型

第8章
用于评价大鼠心功能的 Langendorff 离体灌流模型

Makino Watanabe, Takao Okada

【摘 要】Langendorff 灌流心脏模型是 19 世纪末 Oskar Langendorff 开发的一种实验方法。在实验过程中,离体心脏先经主动脉插管,再逆行灌注冠状动脉。该实验方法经过了多次改进,常被用于评价药物对心脏的作用,以及缺血再灌注损伤对心功能的影响。本章将描述 Langendorff 灌流大鼠心脏以评价心功能的实验方法。

【关键词】Langendorff 灌流　大鼠心脏　心功能　心率　左室压力　冠状动脉灌流压力不可逆的心脏损伤

8.1 引言

Langendorff 灌流心脏模型于 19 世纪末由德国生理学家 Oskar Langendorff 开发的一种实验方法[1]。该实验方法被不断修改,以适用于各种实验动物,包括大鼠、小鼠、豚鼠、雪貂、犬、猫等。以氧合的生理缓冲液对离体心脏的主动脉逆行灌注冠状动脉。在实验过程中,可以记录到心率、左室形成压和心脏电生理参数等评价心功能的指标。虽然 Langendorff 灌流实验不是一项新技术,但该实验方法稳定、简便、易行。它可以对无神经体液影响的离体心脏进行心功能评估,用于评价药物对心功能的直接作用、药物筛选和评价缺血再灌注对心功能的影响。本章以恒流模式灌注大鼠离体心脏模型为例,阐述制备方法和常规实验参数。同样的实验方法也可用于灌流其他动物。虽然实验设备和灌流装置基本相同,但仍需根据动物的大小改变实验设备的尺寸[见注意事项(1)]。

也有研究者报道用 Langendorff 灌流离体心脏记录心电图和心肌动作电位[2,3]。以主动脉根部作为负极,以心尖作为正极,测量两者之间的电压差,可以记录到类似人体Ⅱ导联的心电图波形。此外,将电极放在心脏表面也可记录单相动作电位。这种技术可有效地评价药物对心脏兴奋传导的影响。

8.2 方法

应用去离子蒸馏水（deionized distilled water，DDW）和高质量试剂配制实验缓冲液。

8.2.1 缓冲液

表 8-1 列出了改良的 Krebs-Henseleit 缓冲液及其 4 倍浓度储备液的配方。当制备缓冲液时，稀释储存缓冲液（见表 8-1）4 次，最后加入 2 mL/L 的 CaCl$_2$ 溶液（1 mol/L）[见注意事项(2)]。实验缓冲液的用量取决于动物数量、实验时间和灌流速度。

表 8-1 改良的 Krebs-Henseleit 缓冲液和 5 L 4 倍浓度储备缓冲液的配方

	分子量	最终浓度(mmol/L)	g(5 L)
NaCl	58.44	110.0(90.0)	128.57(105.19)
NaHCO$_3$	84.01	25.0	42.01
MgSO$_4$/7H$_2$O	246.48	1.2	5.916
KH$_2$PO$_4$	136.09	1.2	3.266
KCl	74.56	4.7	7.009
葡萄糖	180.16	5.5	19.818
蔗糖	342.3	5.5	37.653

注 氯化钠底边的数字表示储存解剖液的浓度和用量。缺氧灌注时，用蔗糖代替葡萄糖。

(1) 改良的 Krebs-Henseleit 缓冲液（见表 8-1）：NaCl 110.0 mmol/L，NaHCO$_3$ 25.0 mmol/L，MgSO$_4$ 1.2 mmol/L，KH$_2$PO$_4$ 1.2 mmol/L，KCl 4.7 mmol/L，CaCl$_2$ 2.0 mmol/L，葡萄糖 5.5 mmol/L。用 HCl 将 pH 值调至 7.4。用混合气体（95%O$_2$ 和 5% CO$_2$）使溶液饱和。缺氧灌注时，用等摩尔蔗糖代替葡萄糖并通以 95%N$_2$ 和 5%CO$_2$ 的混合气体。

(2) 解剖液：NaCl 90.0 mmol/L，NaHCO$_3$ 25.0 mmol/L，MgSO$_4$ 1.2 mmol/L，KH$_2$PO$_4$ 1.2 mmol/L，KCl 24.7 mmol/L，CaCl$_2$ 2.0 mmol/L，葡萄糖 5.5 mmol/L[见注意事项(3)]。加入 1 mol/L 肝素预防血栓形成，用 HCl 将 pH 值调至 7.4。用混合气体（95%O$_2$ 和 5%CO$_2$）使溶液饱和。根据插管和修剪的时长，3 只大鼠心脏大约需要 500 mL 解剖液。

8.2.2 插管和修剪材料

(1) 1 套灌流设备[见注意事项(4)]。

(2) 1 个水槽（见图 8-1）。

(3) 1 个用于固定套管的辅助夹（见图 8-1）。

(4) 1 个动脉插管[见注意事项(5)和图 8-2]。

(5) 3-0 丝线。

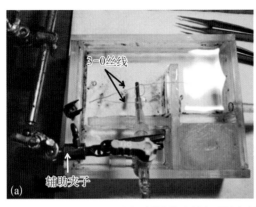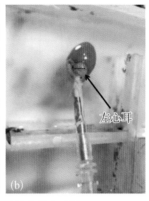

图 8-1　用于插管的水槽(a 图)和插管的心脏(b 图)

注　在 a 图中点状线表示用于左室球囊置入左心耳的切口位置。

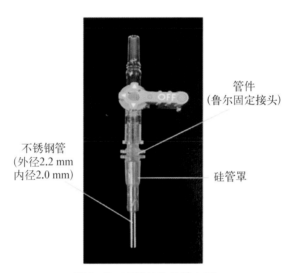

图 8-2　套管结构的放大图

8.2.3　Langendorff 系统

Langendorff 系统如图 8-3 所示,图 8-2 所示为套管结构的放大图;图 8-3 所示为用于缺氧-复氧的 Langendorff 灌流装置。

(1) 2 个蠕动泵[见注意事项(6)]。

(2) 2 个压力传感器(用于测量左心室压力和冠状动脉灌注压力)。

(3) 2 个压力放大器(用于测量左心室压力和冠状动脉灌注压力)。

(4) 数据采集系统。

(5) 气泡收集器。

(6) 1 个心脏槽。

(7) 恒温槽和循环泵。

(8) 22 个玻璃水加热器。

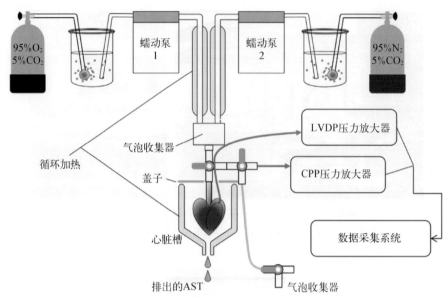

图 8-3　用于缺氧-复氧的 Langendorff 灌流装置示意图

注　切换蠕动泵可以灌注不同氧气浓度的液体。

（9）2 个用于流体氧化的玻璃球过滤器。

（10）5% CO_2 混合气体。

8.3　方法

8.3.1　设置灌流装置

实验中使用的灌流循环装置如图 8-3 所示。通过蠕动泵控制恒流灌注模式。调整流速，使其尽可能与在体心率一致［见注意事项（7）］。尽可能缩短循环加热回路到蠕动泵管道的长度，以减少溶解氧的损失［见注意事项（8）］。

（1）用含有混合气体的解剖液充注灌流装置［见注意事项（9）］。

（2）彻底清除灌流装置和套管间连接管道中的气泡［见注意事项（10）］。

（3）用辅助夹固定套管，在套管的末端挂一根 3-0 丝线，用于结扎主动脉。将套管的头端没入充满解剖液的水槽（见图 8-1）。

（4）水浴加热蠕动泵与心脏之间的灌流液［见注意事项（11）］。

（5）液体加热后，灌注液中的任何空气都会以气泡形式出现在回路中。可在回路中安装气泡收集器以释放气泡。制作套管分支，将其用作排气管。

（6）套管分支后，可将一端连接到压力放大器，以便测量冠状动脉灌流压（coronary perfusion pressure，CCP）。

8.3.2　解剖和分离心脏

为了避免缺血预适应效应[4]，应将解剖、修整和实验区域相互靠近，以缩短从大鼠处死后分离心脏,并将其挂在 Langendorff 灌流装置上,到开始实验的时间间隔。

（1）在室温下,将解剖液置于 20 mL 烧杯中。

（2）处死一只重 300～350 g 的 SD 大鼠,并放血[见注意事项(12)]。

（3）从剑突下开始,沿肋缘切开皮肤和肌肉层[见注意事项(13)]。

（4）提起剑突,沿切口切开横膈膜肋缘,分别向左右两侧切开胸腔直至第一根肋骨。

（5）切除胸腺。

（6）用拇指和中指轻轻捏住心脏,然后在其下方插入剪刀,剪断主动脉,剪下心脏[见注意事项(14)]。

（7）将剪下的心脏浸泡在装有解剖液的烧杯中。

8.3.3　插管和修剪

（1）立即将套管插入主动脉,用 3 - 0 丝线结扎主动脉,并用解剖液灌注主动脉[见注意事项(15)]。

（2）在解剖液灌流的同时,修剪掉肺、气管以及连接心脏和主动脉的结缔组织。

（3）在左心耳开一个洞,用于插入左室球囊[见图 8 - 1(b)：点划线所示为开口位置]。

（4）修剪完成后停止灌流,将心脏安装在灌流装置上,并立即重新灌流(<30 s)[见注意事项(16)]。

（5）将连有导管的左室球囊从左心耳切口处插入左室[见注意事项(17)和(18)]。用 3 - 0 丝线将导管固定于左心耳处,以防左室球囊掉出来。

（6）用 DDW 填充左心室球囊,直到舒张压达到 2～5 mmHg[见注意事项(19)]。

（7）将灌注液从解剖溶液切换到改良的 Krebs - Henseleit 缓冲区(无再循环)后,心脏将在几秒钟内重新开始跳动[见注意事项(20)]。

（8）心脏稳定 15～20 min 后再开始实验。在实验过程中保持恒定的灌流速度。

8.3.4　低氧-复氧损伤的实验流程

（1）用氧合改良的 Krebs - Henseleit 缓冲液使心脏稳定 15～20 min。

（2）切换到蔗糖 Krebs - Henseleit 缓冲液进行缺氧灌注 30 min[见注意事项(22)]。

（3）用改良的 Krebs - Henseleit 缓冲液复氧灌注 30 min[见注意事项(23)]。

（4）实验过程中按顺序回收冠状动脉流出液,测量谷草转氨酶(glutamic-oxaloacetic transaminase,GOT)的水平[见注意事项(24)和(25)]。

8.3.5　数据分析

左心室形成压(LV developed pressure,LVDP)是指左心室收缩和舒张时的压力差。它是心肌收缩力的一个指标;然而,LVDP 随心率的增减而变化。因此,压力与心率的乘积可以作为评价心功能的指标[5]。

8.4 注意事项

（1）之前用 Langendorff 灌流一只 ICR 小鼠的心脏时[6]；小鼠体重 30 g，因此就用 18 - G 钝性针头代替套管，以 23 - G 静脉套管代替聚乙烯管作为心室球囊。

（2）为了防止碳酸钙沉淀，最后才添加 $CaCl_2$。

（3）解剖液的基础是改良的 Krebs - Henseleit 缓冲液。为使心脏停搏，在解剖液中钾离子浓度＞20 mmol/L，高于改良的 Krebs - Henseleit 缓冲液。为了调节渗透压，我们把氯化钠的浓度降低了 20 mmol/L。使用无钙缓冲液使心脏停搏会引起严重的心肌坏死，即"钙矛盾"现象[7]。因此，方案中没有使用无钙缓冲液。

（4）我们通常使用恒流灌注系统清洗冠状动脉中的血液。

（5）至于三通管，我们使用不锈钢管（外径 2.2 mm，内径 2.0 mm），通过鲁尔配件（Warner Instruments，CT，USA）连接（见图 8 - 2）。

（6）一个蠕动泵也能进行实验，但应准备两个蠕动泵，可以快速切换液体而不浪费时间。

（7）大鼠和小鼠的心率分别是 350 次/min 和 600 次/min。心脏灌流速度应根据预实验时记录到的相同大小动物的心率来确定。比如，体重 350 g 的标准大鼠心脏，灌流速度为 13 mL/min；体重 30 g 的标准小鼠心脏，灌流速度为 2 mL/min。

（8）用于连接蠕动泵和循环加热回路的管道，推荐使用低透气性材料（Tygon® tubing）。

（9）当不使用恒压灌流时，可以换掉蠕动泵。在这种情况下，流速需要设置在 15 mL/min 以上，以尽快冲洗掉冠状动脉内的血液。

（10）如果空气没有从管道中完全排出，它可能在开始灌注时进入冠状动脉，引起空气栓塞。

（11）使用循环加热回路，使进入心脏的灌流液保持 37 ℃。

（12）当需要动物血样时，应行腹腔注射戊巴比妥钠（135 mg/kg）麻醉，而不是采用断头法。

（13）采血时，在腹部做一个纵向切口，然后用装有肝素的注射器从腹腔静脉采血，注意不要损伤肠道。

（14）可以把肺和气管同时切除，但需格外小心，要留足够长的主动脉用于插管。

（15）可以通过观察心外膜冠状动脉流出的血液来确认插管位置是否合适。如果插管太深，导管尖端会阻塞冠状动脉开口，则无法进行灌流。

（16）为了避免心脏安装时发生空气污染，将三通管的旋钮置于 45°角是非常重要的。

（17）左心室球囊为用乳胶材质，其尺寸需根据动物心脏大小而定。左心室球囊可以从 ADInstruments 公司（CO，USA）或 Radnoti 公司（CA，USA）购买，也可以用避孕套制作［见图 8 - 4(b)］。将左心室球囊连接到外径 2 mm 的聚乙烯管末端，将管子连接到 18 - G 顿性末端的针头（Warner Instrument，CT，USA），再将针头连接到压力传感器上

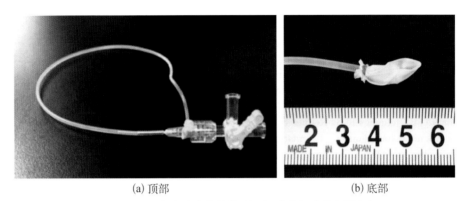

(a) 顶部　　　　　　　　　　　　　(b) 底部

图 8-4　左心室球囊的整体观(a),球囊部分特写照(b)

[见图 8-4(a)]。

(18) DDW 填充的左心室球囊通过左心耳孔插入左心室,用来测量左心室的压力。

(19) 对一只体重约 350 g 的标准大鼠心脏来说,左心室球囊内需注射 0.2~0.4 mL 的 DDW。

(20) 可以通过左心室压力信号输入数据采集装置来记录心率,如 PowerLab™ 或 polygraph。

(21) 停止蠕动泵 30 min 可代替缺氧灌注引起的缺血/再灌注损伤[8]。在这种情况下,心脏需浸泡在温热的改良 Krebs-Henseleit 缓冲液中,以保持中断灌流后的温度。

(22) 心率和左心室压力在开始缺氧灌流时会逐渐下降。长时间缺氧将导致心脏骤停。

(23) 复氧(或再灌注)后心率和左心室压力将恢复。复氧结束时,心率将完全恢复,但左心室压力通常只会恢复到初始状态的 50%~60%。

(24) 通常在缺氧灌注开始前就立即收集冠状动脉流出液,然后在分别缺氧灌流 15、30 min,复氧灌注 2、5、15 min 时,收集冠状动脉流出液。测量冠状动脉流出液中的 GOT 水平,可作为心肌不可逆损伤的一个指标。肌酸激酶是最常见的心肌酶,但由于其性质不稳定性,不适宜长期保存。GOT 相对稳定,因此,可以先冻存冠状动脉流出液,然后测量游离的 GOT 水平。用冠状动脉流出液中的 GOT 水平作为心肌不可逆损伤的评价指标,需用心脏重量和时间进行标准化[单位时间单位心脏重量释放的 GOT 量($U \cdot min^{-1} \cdot g^{-1}$)][5]。缺血/再灌注(或缺氧/复氧)损伤过程中,复氧 2~5 min 后 GOT 水平达到峰值。

(25) 在缺血/再灌注损伤过程中,由于缺血期间没有冠状动脉流出液,因此无法测量 GOT。

参考文献

[1] Langendorff O. Untersuchugen am überlebenden S€augethierherzen[J]. Pflügers Arch, 1895, 61: 291-307.

［2］ Frommeyer G, Milberg P, Witte P, et al. A new mechanism preventing proarrhythmia in chronic heart failure: rapid phase-III repolarization explains the low proarrhythmic potential of amiodarone in contrast to sotalol in a model of pacing-induced heart failure[J]. Eur J Heart Fail, 2011, 13: 1060 – 1069.

［3］ Kazusa K, Nakamura Y, Watanabe Y, et al. Effects of pH on nifekalant-induced electrophysiological change assessed in the Langendorff heart model of Guinea pigs[J]. J Pharmacol Sci, 2014, 124: 153 – 159.

［4］ Murry C E, Jennings R B, Reimer K A. Preconditioning with ischemia: a delay of lethal cell injury in ischemic myocardium[J]. Circulation, 1986, 74: 1124 – 1136.

［5］ Watanabe M, Okada T. Lysophosphatidylcholine-induced myocardial damage is inhibited by pretreatment of poloxamer 188 in isolated rat heart[J]. Mol Cell Biochem, 2003, 248: 209 – 215.

［6］ Watanabe M, Shinohara A, Matsukawa T, et al. Chronic magnesium deficiency decreases tolerance to hypoxia/reoxygenation injury in mouse heart[J]. Life Sci, 2011, 88: 658 – 663.

［7］ Frank J S, Rich T L, Beydler S, et al. Calcium depletion in rabbit myocardium. Ultrastructure of the sarcolemma and correlation with the calcium paradox[J]. Circ Res, 1982, 51: 117 – 130.

［8］ Kakigi R, Watanabe M, Iesaki T, et al. Acute exercise preserves cardiac function against ischemia-reperfusion injury[J]. J Physiol Sci, 2016, 66: S185.

第 *9* 章
离体交叉循环大鼠心脏模型的制备

Koji Obata, Miyako Takaki

【摘　要】Suga 博士为犬类心脏提出的斜率-压力容积区-耗氧量［Emax‐Pressure‐Volume Area(PVA)‐VO$_2$］框架极大地促进了心脏机械学和能量学领域的发展,即机械能量学。他与同事在体外交叉循环犬心脏的左心室中研究了机械能量学。我们建立了体外交叉循环大鼠心脏模型,并发现大鼠左心室收缩末期压力-容积关系(ESPVR)为曲线关系,而犬、兔和人的左心室收缩末期压力-容积关系(ESPVR)为线性关系。虽然线性 ESPVR 的斜率(Emax)可以作为左心室收缩性的指标,但它不适用于评价大鼠左心室的收缩性。因此,我们提出了一个新的收缩性指标,即大鼠左心室的等效斜率(eEmax);并发现大鼠左心室的 VO$_2$‐PVA 呈线性关系。下面我们将介绍大鼠体外交叉循环和等效斜率-压力容积区-耗氧量(eEmax‐PVA‐VO$_2$)框架在大鼠左心室的制备方法。利用该方法可以实时获得准确的左心室容积和心肌耗氧量,从而估算心脏的机械能量学,这在体内实验中是非常具有挑战性的。

【关键字】eEmax　耗氧量　机械功　能量学　压力-容积区　交叉循环　兴奋收缩耦联钙转运调控　Langendorff 装置

9.1　引言

哺乳动物的体外心脏模型首先由奥斯卡·朗根多夫(Oscar Langendorff)[1]报道,他描述了一个使用人工晶体溶液逆行灌注的独立模型,即 Langendorff 心脏装置。利用该装置,可以通过测量耗氧量来估计左心室力学中压力、体积和能量的变化。许多心脏生理学家和药理学家进行了实验,评估心肌功能、研究代谢的机制以及影响心肌收缩的药物的作用。

Suga 博士提出了 Emax‐PVA‐VO$_2$ 框架,使用的是体外交叉循环的犬心脏的左心室模型[2,3]。这种血液灌注心脏模型比 Langendorff 装置的晶体灌注心脏模型更接近生理状态。随后,Takaki 博士和她的同事[7]在该方法的基础上,采用交叉循环法[4-6]建立了体外小动物心脏模型,如大鼠或豚鼠等。与犬类心脏模型相比,小动物心脏模型更便宜,更符合动物福利。此外,大鼠常被用于创建转基因和人类疾病的病理模型,如转基因和高血压大鼠。虽然线性 ESPVR(收缩期末压力-容积关系)的斜率,即 Emax 可作为犬左心室收缩力的指标,但因为之前在大鼠左心室中使用电导导管法[8]所显示的 ESPVR 呈曲线关系,所以 Emax 不适用于评估大鼠左心室收缩力。因此,我们提出了一种新的左心室收缩性指标——等效斜率(eEmax)[9,10],并在大鼠左心室中建立了 eEmax - PVA - VO$_2$ 框架。

在此,我们介绍了体外交叉循环法制备大鼠心脏模型的方法。该方法可实时获得准确的左心室容积(LVV)和心肌耗氧量,并可根据设计方案改变左心室容积(前负荷)和心率。容量测量的准确性相比于在体评估方法,如超声心动图和导尿管容量测量,是有显著优势的。此外,可以检查在没有神经、体液因素,即全身效应的影响下,药物对心脏机械能量的直接影响。尽管之前已有使用了这种方法和 eEmax - PVA - VO$_2$ 框架发表的论文,但这是第一篇详细描述该制备方法的文章。该方法已应用于左心室肥厚、心衰等病理模型[11-13],并通过力学分析研究其药理作用[14-19]及外来基因转移对这些模型的影响[20-27]。此外,在转基因大鼠中,最近使用这种方法报道了心肌肌质网钙泵(SERCA2a)过表达心脏的机械能量学[28,29]。通过体外交叉循环的大鼠心脏模型,可以利用转基因大鼠模型等技术进步促进我们对心脏机械能量学的理解。

9.2 材料

9.2.1 实验动物及手术器械

(1) 用于支持代谢和供血的 Wistar 大鼠(500~600 g 及以上),用于心脏供体的 Wistar 大鼠(350~500 g)或您的实验模型大鼠[见注意事项(1)]。

(2) 手术器械包:微型剪刀、手术剪刀、钳子、止血器、牵引器和斗牛犬止血钳。

9.2.2 灌注工具

(1) 聚乙烯颈动脉及颈静脉套管(编号 7,内径 1.3 mm、外径 2.3 mm)[见注意事项(2)]。

(2) 准备一个适合装入左心室的薄乳胶气球,用于测量体积和压力(编号 4,内径 0.8 mm、外径 1.3 mm)。

(3) 压力传感器。

(4) 带滤网的输液器。

(5) 精密玻璃注射器。

(6) 静脉血贮管。

(7) 血氧含量分析仪。

(8) 注射器泵。

(9) 三通阀。

(10) 用于蠕动泵的硅管(内径 1.6 mm、外径 4.9 mm)。

(11) 呼吸机。

（12）试验台和夹子。

（13）温度控制系统（自动化科学）。

（14）蠕动泵。

（15）一次性注射器（分别为 2.5、10、20 mL）。

（16）一次性注射针头（21G）。

（17）3－0 缝合丝线。

（18）温度计。

（19）水浴槽。

（20）缝纫针。

9.2.3　测量仪器

（1）油管液流测量仪。

（2）直列式血氧计探头。

（3）定制动静脉氧含量差异分析仪（AVOX；PWA－200S，SHOE TECHNICA Inc.，Chiba，Japan）。

（4）模数转换器。

（5）血液放大器。

（6）生物电放大器。

（7）触发脉冲发生器。

（8）刺激器。

（9）隔离器。

（10）血乳酸分析仪。

9.2.4　其他

（1）个人电脑。

（2）用于记录和分析数据的软件。

9.2.5　药物

（1）戊巴比妥钠（50 mg/mL）。

（2）肝素（1 000 U/mL）。

（3）含 0.5 mol/L KCl 的蒸馏水。

（4）含 1% $CaCl_2$ 的蒸馏水。

（5）林格氏乳酸溶液。

（6）生理盐水。

（7）8.4% 碳酸氢钠。

（8）含 0.4 mg/mL 硫酸阿托品的生理盐水。

（9）含 0.5 mg/mL 去氧肾上腺素碱的生理盐水。

9.3 方法

9.3.1 实验准备

9.3.1.1 麻醉及肝素化大鼠的制备

在每个实验中，3 只雄性大鼠用戊巴比妥钠（50 mg/kg）腹腔内麻醉，分别作为供血、代谢支持和心脏供体。

9.3.1.2 球囊的准备

为了测量左心室容积和左心室压力，需要一个可以匹配左心室空间的薄气球。气球由乳胶避孕套的顶端制成。气球通过聚乙烯管连接到装满水的乳胶避孕套的顶端（去除空气），用 3-0 外科手术线系在距气球顶端 11~13 mm 处。去除乳胶球的多余部分，将聚乙烯管的另一侧用三通管连接到 21G 针上，然后连接至压力传感器和 0.005 mL 精密玻璃注射器（见注意事项 3，图 9-1）。

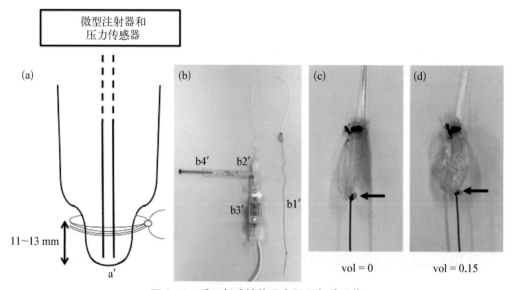

图 9-1 手工气球结构示意图及气球图像

注 （a）测量左心室体积和压力的手工气球使用的是乳胶避孕套的顶端。气球通过聚乙烯管连接到一个装满水的乳胶避孕套的顶端，然后用 3-0 手术缝线在距离气球顶端 11~13 mm 处系紧，球囊尖端（a'）用 3-0 缝线系住[如图（c）和（d）中箭头所示]，用此缝线（约 15 cm）与缝衣针连接（b1'）；（b）从乳胶球上取下多余部分，聚乙烯管的另一侧与带有三通活塞（b2'）的 21G 针相连，并与压力传感器（b3'）和精密玻璃注射器（b4'）相连；（c）显示球囊内的水体积为零，表明气球乳胶的体积为 0.08 mL；（d）显示球囊内水体积为 0.15 mL，因此左心室体积为 0.23 mL，说明未拉伸的球囊体积（不自行产生压力）在 0.25 mL 以下。

9.3.1.3 肝素盐水灌注

灌注装置中的所有套管和导管都要彻底清洗以去除洗涤剂，并用 5% 肝素化生理盐水灌注[见注意事项（4）]。

（1）将定制的动静脉氧含量差异分析仪（AVOX）预热 30 min，用水校准。

（2）准备装有 1~2 mL 肝素的注射器（10 mL 和 2.5 mL）。

（3）校准压力传感器。

（4）把水浴加热到 37 ℃用于加热电路。

9.3.1.4 收集供血大鼠的血液

取一只 Wistar 大鼠作为供血大鼠，提取其血液用于启动交叉循环管和校准 AVOX。从每只大鼠身上获得 15～20 mL 新鲜含氧血液。

（1）用电动剃刀将麻醉大鼠的胸、颈部的毛发剃除。

（2）将大鼠固定在解剖台上。

（3）用镊子将大鼠腹部的皮肤拎起，然后用手术剪刀将皮肤从腹部正中切开至颈部。

（4）确定颈部气管，用手术剪刀部分切开，将气管插管插入气管中。用缝线把管子系在气管上固定。

（5）将软管与呼吸机连接，开始通气（0.11×体重 g/mL，60 次/min）［见注意事项（5）］。

（6）在通气情况下行胸骨正中开胸术，补充氧气。

（7）除去心包膜。

（8）注射肝素（1 000～1 500 U/1.0～1.5 mL）后，用 21G 针头插入左心室心尖提取含氧血［见注意事项（6）］。

（9）将收集的血液分别装入动脉和静脉比色皿，并使用收集的血液校准 AVOX。

9.3.1.5 代谢支持者大鼠的制备

另一只大鼠用于被切除心脏的代谢支持者。将大鼠双侧颈总动脉和右侧颈外静脉经导管分别与动脉和静脉交叉循环管相连。对大鼠进行连续监测：血压维持约 100 mmHg（90～130 mmHg），在通风条件下体温保持在 37 ℃［见注意事项（7）］。

（1）重复上述分项目［9.3.1.4 中步骤（1）～（5）］，将加热板置于机台下方。

（2）确定右侧（或左侧）颈外静脉，在静脉下放置两根缝线，用一根缝线固定静脉远端。

（3）用微型剪刀部分切开颈外静脉近端，插入套管进行静脉回流，再用其他缝线将套管固定在静脉上。

（4）将肝素（1 000～1 500 U/1.0～1.5 mL）注射至代谢支持者大鼠体内后，用三通管连接到交叉循环管（见图 9 - 2 中②）。

（5）确定双侧颈总动脉，在每根动脉下放置 2 根缝线，均用 1 根缝线固定远端动脉。

（6）用微型手术剪部分切开动脉近端，插入套管取血，用另一缝线将套管固定在动脉上。

（7）连接交叉循环管和压力传感器三通活塞（见图 9 - 2 中①）。压力传感器连接到血液放大器，以监测全身血压。在此过程中，交叉循环油管中的三通活塞应关闭。

（8）测量大鼠直肠温度，并在体表下放置加热板，以保持体温在 37 ℃［见注意事项（7）］。

（9）开始用注射泵以 7.5 mg/h 的速度持续注射戊巴比妥钠，以维持代谢支持者大鼠的麻醉水平。

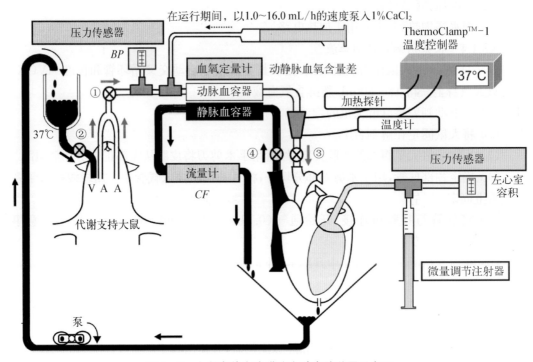

图9-2　大鼠离体血流灌注心脏实验装置示意图

注　利用生理记录仪(PowerLab)将动静脉血氧含量差(AVO₂D)、代谢支持者大鼠血压即对应切除心脏的灌注压(BP)、冠状动脉血流(CF)、左心室压力(LVP)、心电图所模拟的数据转换为数字格式,并在电脑上读取。A:动脉血;V:静脉血;BP:代谢支持者大鼠血压即对应切除心脏的灌注压。

9.3.1.6　供体大鼠心脏切除后的准备

导管通过供体大鼠心脏上腔静脉经头臂动脉(流入套管)和右心室(流出套管)插入主动脉,连接来自代谢支持者大鼠的交叉循环管。在持续的冠状动脉灌注的情况下将跳动的心脏从体内切除,并通过交叉循环由代谢支持者大鼠提供能量支持。在37℃温度控制系统中保存离体心脏[见注意事项(8)]。

(1) 重复上述分项目[9.3.1.4中的步骤(1)~(6)]。

(2) 使用牵引器持续暴露操作区域,切除心包膜和胸腺,增加肺动脉、主动脉、上下腔静脉的暴露[见注意事项(9)]。

(3) 确定头臂动脉并在其下方放置2根缝线。

(4) 用缝线将头臂动脉的远端扎紧。

(5) 用斗牛犬止血钳夹住头臂动脉近端,用微型手术剪部分切开动脉,插入套管进行血液灌注,取出斗牛犬止血钳,将另一缝线扎紧,在注射肝素后将套管固定在动脉上(1 000~1 500 U/1.0~1.5 mL)[见注意事项(10)]。

(6) 分别在升主动脉、肺动脉和下腔静脉远端放置1根缝线。

(7) 在上腔静脉下置入2根缝线,用1条根缝线固定其远端。

(8) 用微型剪刀部分切开上腔静脉,插入套管,通过右心房将血液送入右心室,再用另一条缝线将套管固定在上腔静脉上。

（9）将套管连接到交叉循环的导管上进行输注和输出。

（10）打开三通活塞（见图 9-2 中③和④），启动离体心脏与代谢支持者大鼠之间的交叉循环。注意代谢支持者大鼠的血压[见注意事项（11）]。

（11）将升主动脉、下腔静脉和肺动脉按此顺序缝合。

（12）切断头臂动脉、降主动脉、下腔静脉、肺动脉及结缔组织，切除心肺部分。

（13）用夹钳固定心肺部分。注意不要中断冠状动脉灌注[见注意事项（12）]。

（14）切除心包膜、肺（切除肺静脉）和其他结缔组织。

（15）用手术剪刀将部分左心耳切除，将带着细线和针的球囊插入跳动的离体心脏。

（16）将针从左心耳插入左心室心尖，用针将细线向下拉，使球囊进入左心室[见注意事项（13）]。

（17）将压力传感器连接到球囊管。向球囊注水测量左心室压力，并将球囊管系于左心耳。

（18）将手工起搏电极置于右心耳起搏。

（19）在左心室表面放置手工记录电极用于记录心电图。

9.3.2　耗氧量测量

心肌耗氧量是根据冠状动脉血流和动静脉含氧量差异（AVO_2D）计算产生的（见图 9-2）。

（1）连续测量冠状动脉总血流量的超声流量计，其中内联流量探头从右心室放置在冠状静脉引流管的中间。

（2）冠状动脉 AVO_2D 是连续测量通过 AVOX 的两个比色皿的所有动脉和静脉交叉循环血液。

9.3.3　心电图和电子起搏

（1）左心室心外膜心电图由一对手工记录电极记录。

（2）通过一对手工起搏电极，使用电刺激器和隔离器，以 300 次/min 的速度维持恒定的右心房的起搏频率。

（3）调整起搏频率，防止不完全松弛或心律失常。

9.3.4　心肌温度维持

在此准备过程中，离体心脏的冠状动脉灌注从未中断，离体心脏通过放置在输液管前（约 20 cm）的在线温度控制系统保持在 37 ℃（见图 9-2）。

9.3.5　实验协议

在开始交叉循环后的手术准备，让系统达到至少 30 min 的血流动力学稳定。此时，必须使用通过动脉小管的动脉血和通过静脉小管的静脉血，利用血氧计血氧含量分析仪校准 AVOX 的容积百分比值(vol%)［见注意事项(14)］。应注意维持代谢支持者大鼠的血压、体温等各项指标。代谢支持者大鼠的体循环动脉血压为冠状动脉灌注压(90～130 mmHg)［见注意事项(15)和(16)］。

待血流动力学稳定后，先控制体积运行，再以 1% CaCl$_2$ 溶液控制肌力运行，最后以 0.5 mol/L KCl 使心脏骤停。

9.3.5.1 控制体积运行(vol-run)

(1) 容量零负荷时耗氧量的测量值尽可能接近零［见注意事项(17)］。

(2) 左心室容积改变是通过精密玻璃注射器以 0.025 mL 为步长从 0.08 mL 到 0.23 mL 调节瓶内水量，即瓶内水量(0、0.025、0.05、0.075、0.10、0.125、0.15 mL)和球囊乳胶体积(0.08 mL)［见注意事项(18)］。

(3) 等容收缩期间的 LVP、VO$_2$ 和 PVA 数据，是在每个心脏 5～6 个不同的左心室容积时同时获得(见图 9 - 3)。

(4) 为了获得准确的数据，控制体积运行至少要执行 2～3 次［见注意事项(19)］。

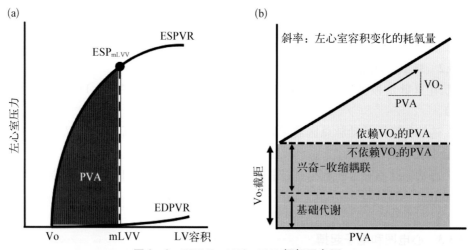

图 9 - 3　ESPVA - VO2 - PVA 框架示意图

注　(a) 左心室收缩期末和舒张期压力-左心室容积关系。V$_0$：收缩期无压力左心室容积；mLVV：左心室中段容积；PVA：压力容积面积；ESP：收缩期末压。PVA 被定义为心室 P - V 轨迹的曲线最佳拟合 ESPVR、EDPVR 和收缩期部分所限定的区域。PVA 由左心室质量(g)标准化。计算 mLVV 的平均 ESP(ESP$_{mLVV}$)和 mLVV 的 PVA(PVA$_{mLVV}$)，以评估左心室的机械功和能量学。(b) VO$_2$ 与 PVA 的关系。大鼠左心室 VO$_2$- PVA 呈线性关系，斜率表示 PVA 的耗氧量，VO$_2$ 截距表示与 PVA 无关的 VO$_2$。依赖于 PVA 的 VO$_2$ 被肌球蛋白 ATP 酶消耗以进行跨桥循环。独立于 PVA 的 VO$_2$ 是由兴奋-收缩(E - C)耦联和基础代谢中的 Ca^{2+} 处理的耗氧量组成。

9.3.5.2　Ca^{2+} 输注期间肌力运行

在控制体积运行后，Ca^{2+} 诱导的正性肌力运行(Ca^{2+} 肌力运行，Ca^{2+} ino-run)是在 1% CaCl$_2$ 溶液注射泵注射状态下运行［见注意事项(20)］。

(1) 左心室容积固定在中值(mLVV)［0.16 mL＝0.08 mL［V$_0$］＋0.08 mL(以最小和最大水量之和的半值注入气球)］。首先，LVP、VO$_2$ 和 PVA 数据在 Ca^{2+} 输注前获取，为零 Ca^{2+}。

（2）向冠状动脉内灌注 1% $CaCl_2$ 溶液从 1.0 mL/h 开始，Ca^{2+} 的灌注速率逐渐从 1.0 mL/h 增加到 16.0 mL/h。

（3）获取每个浓度下的 LVP、VO_2 和 PVA 数据，直到收缩期末压力（ESP）下降或因 Ca^{2+} 超载引起的心律失常被检测到。

（4）为了获得稳态数据，每一个数据点在改变 Ca^{2+} 输注速度后间隔 3 min 测量 1 次。

9.3.5.3 氯化钾阻滞

为了测量基础代谢耗氧量，采用注射泵以 5～10 mL/h（计算血药浓度为 0.03 mol/L）的速度向冠状动脉内注射 KCl（0.5 mol/L），诱导心脏骤停［见注意事项（21）］。

（1）在 KCl 阻滞期（KCl - arrest），使用最小体积以避免体积负荷对 VO_2 数据的影响。

（2）当心电图确定心脏骤停时，待稳定 3 min 后获取 VO_2 和 PVA 的数据。

（3）在每个稳态下，重复采集 VO_2 和 PVA 数据（2～3 次）。

（4）实验结束时，分别对包括室间隔在内的左心室和右心室游离壁进行称重［见注意事项（22）］。

9.4 分析

9.4.1 计算 PVA 需要 ESPVR 和 EDPVR，并估计收缩期无应力容积

利用图 9 - 3(a) 中的 DeltaGraph 软件，采用最小二乘法对 5～6 个不同指数函数的压力-体积（P - V）数据进行拟合，得到最佳拟合 ESPVR 和 EDPVR（舒张末期压力与容积关系）。PVA 被计算为 ESPVR 和 EDPVR 包围的面积［见图 9 - 3(a)］。因此，通过对方程进行曲线拟合，确定收缩期无应力容积（V_0）为 P - V 关系的横轴截距［见注意事项（23）］。

9.4.2 兴奋-收缩耦合和基础代谢的 VO_2 - PVA 和 VO_2 关系

心脏耗氧量是冠状动脉流量和 AVO_2D 的乘积。除以心率（每分钟跳动次数），得到稳定状态下每搏耗氧量（VO_2）。大鼠左心室 VO_2 - PVA 呈线性关系［见注意事项（24），图 9 - 3(b)］。斜率表示 PVA 的耗氧量，而 VO_2 截距表示与 PVA 无关的 VO_2。独立于 PVA 的 VO_2 是由兴奋-收缩（E - C）耦联和基础代谢［见图 9 - 3(b)］过程中的 VO_2 组成的。心脏骤停是指冠状动脉内以 5～10 mL/h 的速度灌注 KCl（0.5 mol/L），以测定基础代谢耗氧量。此外，独立于 PVA 的 VO_2 减去基础代谢 VO_2，即为 E - C 耦联中 Ca^{2+} 处理所需的 VO_2。

9.5 注意事项

（1）本协议根据您所在机构的动物保护和使用委员会的指导方针执行。任何没有输液反应的大鼠都适用于该方案，无论品系、年龄和性别，但我们建议使用更大的动物做更简单的外科手术，并在每个实验中使用相同的品系。

（2）用酒精将聚乙烯管拉伸至合适的直径，用于颈动脉、颈静脉和头臂动脉的血液灌注，上腔静脉用于离体心脏的血液清除。此外，在离体心脏中，应该在血液清除插管的顶端周围开一些小孔。

（3）球囊乳胶体积为 0.08 mL，最大未拉伸球囊体积约在 0.25 mL 以下（见图 9-1）。

（4）在这个灌注装置中的套管和管子应该尽可能地短，以使灌注回路的无效腔最小。为了避免血液凝固，给予适当量的肝素。过滤器放置在离体心脏（13 mm 滤器）和输液滴（0.2 mm 滤器）下，以去除凝固的血液。

（5）建议为代谢支持大鼠补充氧气。

（6）注射器应尽可能缓慢地抽出。避免心跳停止。

（7）在动脉灌注管中，通过压力传感器监测代谢支持者大鼠的全身动脉血压，作为冠状动脉灌注压力（约 100 mmHg）。代谢支持者大鼠直肠温度维持在 36～38 ℃，实验全程使用加热板。

（8）温度控制系统直接置于在线系统中加热灌注的血液。注意不要使血液过热，防止血清蛋白变性。

（9）切断环绕供体心脏的膈神经和迷走神经。用镊子小心地夹住并撕开胸腺，将其移除，以防出血。

（10）注意套管插入时不要太靠近升主动脉近端，以防主动脉瓣反流。这些套管固定失败可能导致心脏跳动不稳定，并可能导致产生非首选的结果。

（11）一旦灌注开始，供体大鼠的通气就可以停止，因为灌注后的心脏不需要通气，且通气的肺也会干扰供体大鼠心脏从体内切除。当血压低于 100 mmHg 时，应提高静脉回流箱的输血速率。启动温度控制系统，使交叉循环系统保持在 37 ℃。此时，供体心脏的冠状动脉血流由支持者大鼠和供体大鼠自身同时供应。

（12）最合适的体位可使冠状动脉血流量达到最大。手动旋转套管，使心脏的后侧面面向操作者。此时，供体心脏的冠状动脉血流仅由支持者大鼠提供，因此，这个操作非常重要，应该尽可能快速和精确地执行。

（13）在离体大鼠心脏中，用一根缝针刺入左心室的心尖，以排出体外和主动脉瓣回流的血液（如果有的话）。若心脏小，静脉血流是可以忽略的。

（14）计算动静脉血 O_2 含量的差异以校正 AVOX 中的 vol%。

（15）在整个实验过程中，通过向灌注的血液中添加 3～4 mL 8.4% 的碳酸氢钠溶液和补充 O_2，使代谢支持者大鼠的动脉 pH 值、PO_2 和 PCO_2 维持在生理范围内。

（16）必要时可给予 0.5～1.0 mL 阿托品（生理盐水 0.4 mg/mL）和 0.1～0.5 mL 去氧肾上腺素（生理盐水 0.5 mg/mL）。我们之前已经证实，通过控制体积运行和 Ca^{2+} 肌力运行获得的左心室机械能数据在开始交叉循环后的 4～5 h 内是恒定的[16]。

（17）收缩期无应力体积（V_0）是通过将球囊填满到等容压力峰值水平而确定的，因此 PVA 为 0（见 9.4）。用球囊内水和球囊材料体积的和作为 V_0 的初始估计数。

（18）可以按此顺序向球囊内注水，但不必严格按此顺序（0、0.05、0.10、0.15、0.125、0.075、0.025 mL）。必须重复多次控制体积运行以获得准确的数据。事实上，如果灌注器具制备得当,同样的数据可以重复获得。注入最大球囊的水量不得超过舒张末期压力(EDP)20 mmHg。

(19)所有测量的数据,以 1 kHz 采样率采集 5～10 s,使用 PowerLab 单元和 LabChart 软件进行数据处理。

(20)左心室收缩力的耗氧量指标,代表每单位左心室收缩力变化的 E-C 耦合中 Ca^{2+} 处理的 VO_2。如上所述,Emax 不能作为左心室收缩性指数,因为 ESPVR 相关大鼠心脏表达呈曲线。因此,eEmax 被提出,它是在一个 mLVV(PVA_{mLVV})上特定的虚拟三角形 PVA 的 ESP-V 比值,在能量上等同于实验得到的真实的 PVA_{mLVV}。通过绘制在 Ca^{2+} 输注过程中逐渐增加与 PVA 无关的 VO_2 和 eEmax 值,可以得到这个线性关系的斜率,作为左心室收缩的 O_2 消耗。我们之前报道过肌力运行也可使用其他促肌力剂,如 β-激动剂、多巴酚丁胺[13]。

(21)调整 KCl 灌注的速度,监测心电图,确保无电兴奋,监测冠状动脉血流(约 1.0 mL/min),确保无任何 KCl 诱导的冠状血管收缩,通过监测代谢支持者大鼠的系统血压(对应灌注压力)检查灌注压力的损失有无依赖性。

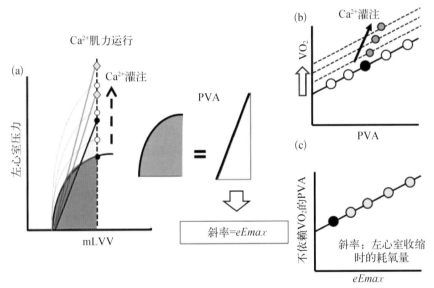

图 9-4　等效 Emax(eEmax)-VO_2-PVA 在 Ca^{2+} 诱导的正性肌力运行中的框架示意图

　　注　(a)在左心室中段容积(mLVV)以逐步增加的速率行 Ca^{2+} 输注过程中,控制 ESPVR(实性循环)和 P-V 数据(开放循环);(b)VO_2-PVA 数据点和预期 VO_2-PVA 关系,其在 mLVV 时与增加的 Ca^{2+} 输注速率呈平行变化;(c)不依赖 VO_2 的 PVA 和 eEmax 的比值,表示左心室收缩时的耗氧量。

(22)右心室通过连续的静水排水保持收缩,因此认为右心室 PVA(PVA 依赖的 VO_2)是微不足道的。从总耗氧量中减去与 PVA 无关的右心室耗氧量的组分,得到左心室耗氧量。测量左心室(包括间隔)、右心室重量,以使左心室容积标准化。在整个实验过程中,必须定时检查灌注血液中血红蛋白和乳酸盐的平均浓度。血红蛋白浓度应大于 10 mg/dL。用快速实验室 860(Rapid Laboratory 860)测定通过离体心脏前的动脉血和通过离体心脏后的静脉血的乳酸浓度。在整个控制体积运行，包括最大左心室负荷（即最大需氧量）在内的实验过程中，左心室动静脉乳酸差值应显示为零或负值，表明在离体心脏中不产生乳酸。

（23）我们在计算机上采用最小二乘法获得最佳 ESPVR 方程 $ESP = A\{1 - \exp[-B(V - V_0)]\}$。我们也获得了最佳舒张末期压力（EDP）-体积的关系（EDPVR）方程，$EDP = A'\{\exp[B'(V - V_0')] - 1\}$。最佳拟合 ESPVRs 的相关系数应大于 0.98。收缩期无应力容积（V_0）应确定为等容压时的峰值体积，因此 PVA 为零。虽然残余 PVA 很小，但由于球囊膜本身的体积和高的左心室收缩性，左心室峰值压力有时并不为零。

（24）依赖于 PVA 的 VO_2 被肌球蛋白 ATP 酶消耗以进行跨桥循环。独立于 PVA 的 VO_2 是在兴奋收缩（E-C）耦联和基础代谢中由 Ca^{2+} 处理的 O_2 消耗组成。

参考文献

［1］ Langendorff O. Untersuchungen am uberlebenden saugetbierherzen (investigations on the surviving mammalian heart)［J］. Arch Ges Physiol, 1895, 61: 291 - 332.

［2］ Suga H, Hisano R, Goto Y, et al. Effect of positive inotropic agents on the relation between oxygen consumption and systolic pressure-volume area in canine left ventricle［J］. Circ Res, 1983, 53: 306 - 318.

［3］ Suga H. Left ventricular (LV) mechanoenergetics has been well-investigated in canine hearts. Ventricular energetics［J］. Physiol Rev, 1990, 70: 247 - 277.

［4］ Matsushita T, Takaki M, Fujii W, et al. Left ventricular mechanoenergetics under altered coronary perfusion in Guinea pig hearts［J］. Jpn J Physiol, 1995, 45(6): 991 - 1004.

［5］ Hata Y, Sakamoto T, Hosogi S, et al. Linear O_2 use-pressure-volume area relation from curved end-systolic pressure-volume relation of the blood-perfused rat left ventricle［J］. Jpn J Physiol, 1998, 48(3): 197 - 204.

［6］ Hata Y, Sakamoto T, Hosogi S, et al. Effects of thapsigargin and KCl on the O_2 use of the excised blood-perfused rat heart［J］. J Mol Cell Cardiol, 1998, 30(10): 2137 - 2143.

［7］ Sakaki K. Coronary vasoconstriction by locally administered acetylcholine, carbachol and bethanechol in isolated, donor-perfusated, rat hearts［J］. Br J Pharmacol, 1980, 68: 625 - 632.

［8］ Tachibana H, Takaki M, Lee Sc, et al. New mechanoenergetic evaluation of left ventricular contractility in in situ rat hearts［J］. Am J Phys, 1997, 272: H2671 - H2678.

［9］ Tsuji T, Ohga Y, Yoshikawa Y, et al. New index for oxygen cost of contractility from curved end-systolic pressure-volume relations in cross-circulated rat hearts［J］. Jpn J Physiol, 1999, 49(6): 513 - 520.

［10］ Takaki M. Left ventricular mechanoe-nergetics in small animals［J］. Jpn J Physiol, 2004, 54: 175 - 207.

［11］ Abe T, Ohga Y, Tabayashi N, et al. Left ventricular diastolic dysfunction in type Ⅱ diabetes mellitus model rats［J］. Am J Physiol Heart Circ Physiol, 2002, 282(1): H138 - H148.

［12］ Ohga Y, Sakata S, Takenaka C, et al. Cardiac dysfunction in terms of left ventricular mechanical work and energetics in hypothyroid rats［J］. Am J Physiol Heart Circ Physiol, 2002, 283(2): H631 - H641.

［13］ Nakajima-Takenaka C, Sakata S, Kato S, et al. Detrimental effects after dobutamine infusion on rat left ventricular function: mechanical work and energetic［J］. Exp Physiol, 2005, 90(4): 635 - 644.

［14］ Kobayashi S, Yoshikawa Y, Sakata S, et al. Left ventricular mechanoenergetics after hyperpolarized cardioplegic arrest by nicorandil and after depolarized cardioplegic arrest by KCl［J］.

Am J Physiol Heart Circ Physiol，2004，287(3)：H1072 - H1082.

[15] Yoshikawa Y，Hagihara H，Ohga Y，et al. Calpain inhibitor - 1 protects the rat heart from ischemic-reperfusion injury：analysis by mechanical work and energetic[J]. Am J Physiol Heart Circ Physiol，2005，288(4)：H1690 - H1698.

[16] Yoshikawa Y，Zhang G X，Obata K，et al. Cardioprotective effects of a novel calpain inhibitor，SNJ - 1945 for reperfusion injury after cardioplegic cardiac arrest[J]. Am J Physiol Heart Circ Physiol，2010，298(2)：H643 - H651.

[17] Yoshikawa Y，Zhang G X，Obata K，et al. A cardioprotective agent of a novel calpain inhibitor，SNJ - 1945 exerts β1 - actions on left ventricular mechanical work and energetic[J]. Am J Physiol Heart Circ Physiol，2010，299(2)：H396 - H401.

[18] Hagihara H，Yoshikawa Y，Ohga Y，et al. Na$^+$/Ca^{2+} exchange inhibition protects the rat heart from ischemic-reperfusion injury by blocking energy-wasting processes[J]. Am J Physiol Heart Circ Physiol，2005，288(4)：H1699 - H1707.

[19] Nakajima-Takenaka C，Zhang G X，Obata K，et al. Left ventricular function of isoproterenol-induced hypertrophied rat hearts perfused with blood：mechanical work and energetic[J]. Am J Physiol Heart Circ Physiol，2009，297(5)：H1736 - H1743.

[20] Sakata S，Lebeche D，Sakata Y，et al. Mechanical and metabolic rescue in a type Ⅱ diabetes model of cardiomyopathy by targeted gene transfer[J]. Mol Ther，2006，13(5)：987 - 996.

[21] Sakata S，Lebeche D，Sakata Y，et al. Transcoronary gene transfer of SERCA2a increases coronary blood flow and decreases cardiomyocyte size in a type Ⅱ diabetic rat model[J]. Am J Physiol Heart Circ Physiol，2007，292(2)：H1204 - H1207.

[22] Sakata S，Lebeche D，Sakata N，et al. Targeted gene transfer increases contractility and decreases oxygen cost of contractility in normal rat hearts[J]. Am J Physiol Heart Circ Physiol，2007，292：H2356 - H2363.

[23] Sakata S，Lebeche D，Sakata N，et al. Restoration of mechanical and energetic function in failing aortic-banded rat hearts by gene transfer of calcium cycling proteins[J]. J Mol Cell Cardiol，2007，42：852 - 861.

[24] Sakata S，Liang L，Sakata N，et al. Preservation of mechanical and energetic function after adenoviral gene transfer in normal rat hearts [J]. Clin Exp Pharmacol Physiol，2007，34：1300 - 1306.

[25] Kawase Y，Ly H Q，Prunier F，et al. Reversal of cardiac dysfunction following long term expression of SERCA2a by gene transfer in a pre-clinical model of heart failure[J]. J Am Coll Cardiol，2008，51(11)：1112 - 1119.

[26] Tsuji T，Del Monte F，Yoshikawa Y，et al. Rescue of Ca^{2+} overload-induced left ventricle dysfunction by targeted ablation of phospho-lamban. Am J Physiol Heart Circ Physiol，2009，296(2)：H310 - H317.

[27] Takewa Y，Chemaly E R，Takaki M，et al. Mechanical work and energetic analysis of eccentric cardiac remodeling in a volume overload heart failure in rats[J]. Am J Physiol Heart Circ Physiol，2009，296(4)：H1117 - H1124.

[28] Zhang G X，Obata K，Takeshita D，et al. Evaluation of left ventricular mechanical work and energetics of normal hearts in SERCA2a transgenic rats[J]. J Physiol Sci，2012，62：221 - 231.

[29] Mitsuyama S，Takeshita D，Obata K，et al. Left ventricular mechanical and energetic changes in long-term isoproterenol-induced hypertrophied hearts of SERCA2a transgenic rats[J]. J Mol Cell Physiol，2013，59：95 - 106.

第10章
缺血再灌注损伤急性模型的动作电位光学标测：探索线粒体转运蛋白的致心律失常作用

Zeki Ilkan, Benjamin Strauss, Chiara Campana, Fadi G. Akar

【摘　要】缺血再灌注(ischemia-reperfusion，I/R)损伤可引起心肌电生理特性动态改变，促进缺血后心律失常的发生。高分辨率动作电位光学标测技术实现了在整体心脏上进行细胞水平的电生理基质定量研究，这对明确心律失常的发生机制至关重要。药物性抑制转运蛋白(translocator protein，TSPO)被证实可极有效地减少缺血后心律失常的发生。有效的 TSPO 螯合配体可引起多种混杂效应，其中包括显著的负性肌力效应，这是导致药物性抑制 TSPO 未能在患者中转化应用的主要障碍之一。为了避免这些混杂效应，一种在体心脏特异性 TSPO 基因沉默的方法被开发出来，以替代药物性抑制 TSPO。在本章中，将详细介绍应用光学动作电位标测技术探讨 TSPO 基因沉默对自发性高血压大鼠(spontantaneously hypertensive rats，SHR)模型心脏 I/R 损伤影响的方法学细节。

【关键词】短发夹 RNA　基因治疗　腺相关病毒　心律失常　线粒体　转运蛋白　光学标测

10.1　引言

冠状动脉疾病极易引起心肌缺血事件，是世界范围内致死和致残的主要原因之一[1]。为避免不可逆性的细胞损伤和死亡，需要迅速恢复缺血心肌的富氧血流供应。然而，缺血心肌血流供应的恢复又可导致心脏的额外损伤，即所谓的缺血再灌注(I/R)损伤[2]。I/R损伤继发线粒体功能障碍，一方面，使心肌梗死面积进一步扩大，进而导致心衰的发生；另一方面，又会增加室性心律失常和心源性猝死的易感性。

由于急性 I/R 损伤时电生理基质动态变化特点未被完全揭示，有效抑制缺血后心律失常的策略已被证实难以实现。随着膜电压敏感染料相关光学成像技术的出现，在整体上，对心脏电生理特性进行细胞水平的时空测量成为可能。该技术为更全面地理解缺血后心律失常发生机制铺平了道路。在过去的 12 年里，研究人员的工作聚焦在线粒体网络在心律失常发生的核心作用上[3-7]。相关研究发现，在结构正常的心脏中，通过药物抑制转运蛋白(TSPO)稳定线粒体功能，可高效地抑制缺血后心律失常的发生[3]。光学成像技术在慢性心血管疾病(如高血压，I/R 损伤的主要危险因素之一)中的应用既往并无报道。尽管药物抑制 TSPO 具有令人瞩目的抗心律失常作用，但现有的 TSPO 螯合配体可引起多种混杂效应，限制了它们在临床上的转化使用。这其中就包括 TSPO 螯合配体(如 4′-氯地西泮)抑制 L-型钙离子流而引起显著的负性肌力效应[8]。为避免药物性 TSPO 抑制剂本身的局限性(包括心脏外毒性)，研究人员开发了一种利用腺相关病毒血清 9 型(adeno-associated virus serotype 9，AAV9)作为基因载体的在体心脏 TSPO 基因沉默法。自发性高血压大鼠(SHR)存在严重的线粒体功能障碍，极易发生 I/R 损伤。在理论验证研究中，研究人员将新的基因治疗方法应用于 SHR 模型中[9-15]。

本章节将就 SHR 基因治疗的相关理论验证研究进行概述，并详细介绍 SHR 模型在体心脏 TSPO 慢性基因沉默的优化实验步骤(见图 10 - 1 和图 10 - 2)。离体光学动作电位标测和急性 I/R 损伤实验将被进行，以探讨在体 TSPO 慢性基因沉默对电生理特性的影响(见图 10 - 3 和图 10 - 4)。下面将介绍标准 I/R 损伤模型制备及程控起搏方案的技巧及关键优化实验步骤，用以揭示上述基因治疗方法的显著抗心律失常的作用(见图 10 - 4)。

10.2　材料

10.2.1　尾静脉注射短发夹 RNA

(1) 准备 13 周龄成年 SHR 10 只。

(2) 无菌生理盐水(0.9%氯化钠注射液)。

(3) 盐酸氯胺酮(100 mg/mL)和甲苯噻嗪。

(4) AAV - CMV - GFP - U6 - rm - TSPO - shRNA(shAAV - 275192)病毒原液，每毫升病毒原液中包含 8×10^{13} 基因拷贝数(gc/mL)。

(5) 1 mL 注射器。

(6) 内径 30G、长 0.5 in(0.3 mm×13 mm)的注射针头。

(7) 内径 25G、长 0.625 in(0.3 mm×13 mm)的腹腔注射针头。

(8) 1.5 mL 微型离心管。

(9) 尾静脉注射用大鼠限制器(鼠尾静定位及注射方法见图 10 - 2)。

(10) 电热垫或安装在桌上的红外线加热灯(灯泡功率为 250 W)。

10.2.2　离体光学标测和灌流系统

(1) 感光耦合元件相机/探测器。

(2) 光源(钨丝灯)。

(3) 心电图放大器。

(4) 压力监控器。

(5) S88 型刺激仪。

(6) 聚四氟乙烯包被银丝[裸线直径 0.005 英寸(0.13 mm)，包被后直径 0.007 英寸(0.18 mm)]，用以制备起搏电极。

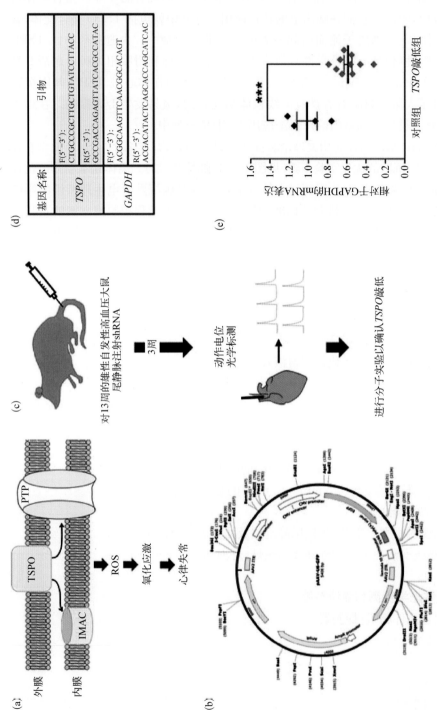

图 10 - 1 采用 AAV9 介导的 shTSPO 基因转导实验来验证 TSPO 体内基因沉默的电生理效应

注 （a）转运蛋白（TSPO）调控的两个关键能量消散线粒体通道[内膜阴离子通道（IMAC）和线粒体通透性转换孔 PTP]蛋白示意图。这一线粒体蛋白复合体介导活性氧簇（ROS）触发 ROS 释放的循环过程，导致氧化应激反应和心律失常的发生；（b）pAAV- U6 - GFP 质粒的设计示意图，用于诱导在体 TSPO 基因沉默；（c）本研究实验流程总结如下：大鼠尾静脉注射 5×10¹¹ gc/mL 的 shTSPO，3 周后在离体心脏灌流状态下行高分辨率动作电位光学标测实验。随后，用心肌组织做 qPCR 实验，以进一步确认 TSPO 基因在心脏中被沉默；（d）在 qPCR 实验中，TSPO 及内参 GADPH 的正向和反向引物序列；（e）与对照组相比，短发夹 RNA(shRNA)注射至大鼠心脏，TSPO RNA 平均表达水平持续下降约 40%。

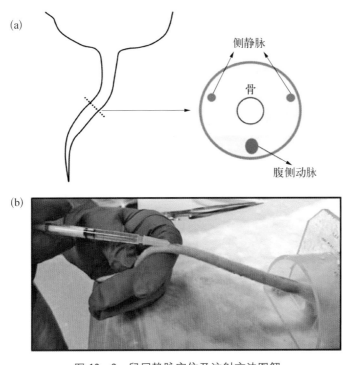

图 10 - 2　鼠尾静脉定位及注射方法图解

注　（a）Vanhoutte 等报道的根据 X 线血管造影图像绘制的大鼠尾静脉简易图[17]；（b）从任意一侧尾静脉进行注射的实例图。

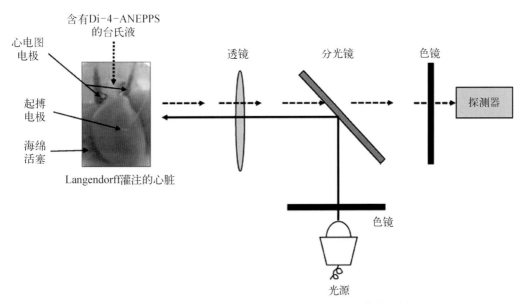

图 10 - 3　心脏离体灌流系统和光学标测系统的集成示例

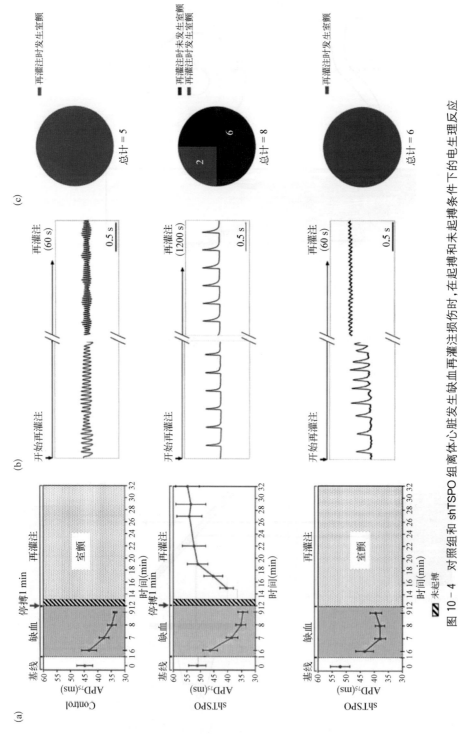

图 10-4 对照组和 shTSPO 组离体心脏发生缺血再灌注损伤时，在起搏和未起搏条件下的电生理反应

注 (a) 测量对照组和 shTSPO 组心脏 I/R 时 APD₇₅ 动态变化。和预期结果一致，心肌缺血引起在再灌注阶段并无明显的改变。此外，再灌注阶段起始 60 s 内停止起搏，这一起搏止起搏，代表着不同的电位图形。（b）再灌注阶段记录的典型动作电位图形。shTSPO 组缩短的动作电位在 60 s 内停止起搏，这一起搏止起搏，代表着不同的电位，shTSPO 组缩短的动作电位位在再灌注阶段并不会引起在再灌注阶段相关心室室颤动（简称室颤）的发生。而在对照组迅速发生。室颤在对照组迅速起搏，室颤在对照组迅速发生。而在 shTSPO 组并未发生室颤。当再灌注起始阶 段不停止起搏，shTSPO 组心脏也极易发生室性心律失常。（c）对照组和 shTSPO 组心脏再灌注心律失常发生率的结果。shTSPO 组心脏动作电位得以成功恢复。再灌注起始 12 min 后行再灌注处理，再灌注起始 1 min 内停止起搏，室颤在对照组迅速发生，而在 shTSPO 组并未发生室颤。全心脏无灌注缺血 12 min 后行再灌注处理。

（7）热敏电阻温度计。

（8）热交换器。

（9）顺应性除泡器。

（10）具有透明（玻璃）成像窗口的有机玻璃组织水浴槽。

（11）具有数字调控器的热循环泵（170051a 型）。加热盘管应浸入组织水浴槽中，以维持水浴温度为 37 ℃。

（12）软管灌注泵。

（13）压力传感器。

（14）大型水浴箱（温度设置为 37 ℃）。

（15）离体灌流系统。

（16）铂金硬化硅胶精密管。

（17）CardioPlex 软件（RedShirt Imaging 公司，美国佐治亚州）。

（18）AcqKnowledge 数据收集及分析软件（BIOPAC Systems 公司，美国加州）。

（19）心脏插管用小型弹簧夹。

（20）涂蜡医用编织丝线（4－0 号）。

10.2.3　离体灌流及光学标测实验试剂

（1）台氏液 121.7 mmol/L、氯化钠 25.0 mmol/L、碳酸氢钠 4.81 mmol/L、氯化钾 2.74 mmol/L、硫酸镁 5.0 mmol/L、葡萄糖 2.5 mmol/L、氯化钙（pH 值 7.40，用 95％ O_2 和 5％ CO_2 持续通气）。

（2）布雷他汀（非肌肉肌球蛋白Ⅱ－ATPase 抑制剂）。

（3）膜电压敏感染料 Di－4－ANEPPS。

（4）肝素。

（5）戊巴比妥钠（390 mg/mL）。

10.3　方法

10.3.1　麻醉及尾静脉注射

（1）动物购买运送至动物房后，需经过至少 2 d 的适应期才能进行后续的实验研究。

（2）每只大鼠注射 shTSPO 重组腺相关病毒前，需将 AAV－CMV－GFP－U6－rm－TSPO－shRNA 病毒原液用 0.3 mL 生理盐水稀释，制成终浓度为 5×10^{11} gc/mL 的病毒生理盐水混合液。将稀释后的病毒液装于小型离心管中，置于冰上。例如，病毒原液浓度为 8×10^{13} gc/mL，则将 6.25 μL 病毒原液加入 0.3 mL 生理盐水中稀释。

（3）使用 1 mL 注射器抽取 0.4 mL 生理盐水，再抽取 0.3 mL 病毒生理盐水混合液。放在旁边备用。

（4）根据实验动物管理与使用委员会关于啮齿动物麻醉指南，每只动物采用腹腔注射氯胺酮和甲苯噻嗪以诱导轻度镇静状态。

（5）将已轻度麻醉的大鼠进一步固定在活动限制器上，随后放置于预热的加热垫上[见注意事项（1）]。

（6）寻找大鼠尾部两侧的尾静脉[见图 10-2（a）]，小心地将病毒生理盐水混合液注入尾静脉[见图 10-2（b）和注意事项（2）]。

（7）待氯胺酮的麻醉作用逐渐消失后，将大鼠放回动物笼中。

（8）根据基因转导程序，在动物处死前，大鼠需存活至少 3～4 周才能使导入的基因有效转导。

10.3.2　离体光学标测实验

（1）在实验开始前 20～30 min 打开光源、热循环泵和 37 ℃ 水浴箱，使灌流系统温度达到平衡。

（2）准备新鲜的台氏液（根据实验时间，每只大鼠心脏需 2 L 台氏液）。将盛有台氏液的培养皿放入 -20 ℃ 冰箱 30～40 min，使溶液冰冻但不结冰。

（3）在实验开始前，用充氧、pH 值平衡的新鲜台氏液灌注系统至少 20～30 min。台氏液需给予 95% O_2 和 5% CO_2 持续通气。在整个实验过程，将盛有台氏液的烧杯中置于 37 ℃ 水浴中持续加热。

（4）在烧杯中倒入 200 mL 台氏液，加入实验所需体积的 di-4-ANEPPS 和布雷他汀，使两者的终浓度分别为 1 μmol/L 和 10 μmol/L。混合均匀后，将溶解有 di-4-ANEPPS 和布雷他汀的台氏液烧杯放入 37 ℃ 水浴中，以替换步骤（3）中的台氏液。

（5）在动物开胸前，给予腹腔肝素注射，再给予戊巴比妥钠腹腔注射麻醉。

（6）动物成功麻醉后，迅速切除心脏，并将心脏浸泡在盛有冰冷台氏液的培养皿中。

（7）找到主动脉并切除周围多余组织。为明确主动脉，可使用镊子对心室进行轻轻地挤压，使残留在心室中的血液通过主动脉排出。

（8）使用镊子行主动脉插管。将插管针插入主动脉，直达主动脉根部。在主动脉上放置弹簧夹，将心脏固定在插管针上，以确保合适的持续灌流。

（9）用双股丝线结扎主动脉 2 次后移除主动脉上的弹簧夹。

（10）可考虑去除心房，以防止窦房结电活动对程控起搏心室的干扰。

（11）监测系统灌流压力，根据需要改变灌流液体速度，使灌注压力维持在 60～70 mmHg 的生理范围内[见注意事项（3）]。

（12）将起搏电极插入左心室前壁中心区域心外膜下约 1 mm 处[见图 10-3 和注意事项（4）]。

（13）将成功连接灌流装置的心脏浸泡在盛有台氏液的组织水浴槽中。通过内置的海绵活塞轻轻按压透明成像窗口，稳定心脏位置。

（14）将心电图电极放置在心脏两侧，直到监测到稳定的心脏节律为止。

（15）使用 AcqKnowledge 软件采集数据，将心电图采样频率调整为 1 000～2 000 Hz。

（16）当离体灌流系统的灌注压力、灌流速度及心脏节律信号稳定后，迅速将灌流系统进水管从装有普通台氏液的容器中移动到装有 di-4-ANEPPS 和布雷他汀（两者溶解于 200 mL 普通台氏液中)的烧杯中。

(17) 将溶解有 di‐4‐ANEPPS 和布雷他汀的台氏液持续灌流 20 min。当布雷他汀达到足够药物浓度时，心肌受到电刺激后仅产生微弱的机械反应。因此，可通过实时摄像机观察心脏进一步确认布雷他汀是否充分给药。此外，可通过荧光成像测试来记录光学动作电位，进而评价 di‐4‐ANEPPS 的细胞膜染色质量。

(18) 测量心脏起搏的舒张期阈值[见注意事项(5)]。将起搏电压设定为 1.2 或 1.5 倍的舒张期起搏阈值。

(19) 维持稳定的起搏周长(260～300 ms)。每隔 30～60 s 记录 2 s 的光学动作电位，至少持续 20 min。将最后一次动作电位记录作为缺血前的基线测量，并记录实时灌注压力和灌流速度。

(20) 通过停止液体灌流 12 min 制备整体心脏无灌注缺血模型。这种方法诱发的缺血后室颤发生率约 75%，进而可用于评价抗心律失常治疗的有效性。心肌缺血时间与缺血后室颤发生率呈正相关，这是评价促心律失常因素的最佳方法[16]。在心脏缺血阶段，每隔 30～60 s 记录 2 s 的动作电位信号[见注意事项(6)]。

(21) 12 min 的心肌缺血阶段结束时，重新打开灌流泵开始心脏灌流，在心肌再灌注阶段的第 1 min 内即刻停止心脏起搏[见注意事项(7)]。确保灌流速度被调整为与缺血前基线灌注压力水平相匹配。调整灌流量，使其与缺血前灌注压力相匹配。

(22) 在接下来 20 min 的再灌注阶段，每隔 30～60 s 记录 2 s 的动作电位信号[见注意事项(8)]。

10.4　注意事项

(1) 为防止麻醉引起的低体温，可将固定后的大鼠放置在一个红外光源下，以替代加热垫。务必预防温度过高引起大鼠灼伤，尤其是在使用加热灯时。将动物放在温暖的环境中数分钟有助于使它们的尾静脉扩张，进而更容易寻找到尾静脉。

(2) 使用喷有 70% 乙醇的纱布轻轻地擦拭大鼠尾巴，清除大鼠尾部皮肤外层，这可增加大鼠尾静脉的可见性。

(3) 在心脏连接 Langendorff 灌流装置前，将系统灌流速度设定为 15 mL/min。当 Langendorff 灌流装置的末端没有阻力时，也即心脏未连接离体灌流装置时，对压力传感器进行校零。当心脏连接 Langendorff 灌流系统后，根据需要及时调整灌流速度，以保证灌流压力维持在 60～70 mmHg。对灌注压力进行连续监测极其重要，这可保证灌注压力稳定地维持在目标范围内。在必要时，可通过调节灌注流量来恢复灌注压力。在整个实验过程中，持续监测灌注流量与灌注压力比以及心电图传导的容积，以此作为衡量心肌活力的指标。

(4) 将电极尖端塑型成钩状，有助于预防电极从心室壁脱落。将电极穿过一个针头(内径 30G、长 0.5 英寸，即 0.3 mm×13 mm)以便于电极插入心脏。将针头插入左心室前壁心外膜、位于心尖和基底部之间的区域。插入心脏后，拔出针头，将电极连接在心脏上。

在电极插入心脏前，剥离电极前端与心脏接触部分的绝缘材料。

（5）为测定舒张期起搏阈值，在监测心电图时，从 0 mV 起缓慢增加脉冲电压（脉宽为 12 ms）。当心电图形态呈现 1∶1 起搏节律时，记录脉宽和电压作为舒张期起搏阈值。随后，将起搏电压增加 50%，以 1.5 倍舒张期阈值进行稳定地起搏。当发生起搏失夺获时，则缓慢增加起搏电压直到重新夺获。

（6）在缺血阶段，由于灌流停止，将观察到系统压力突然下降。为避免再灌注开始阶段系统灌注压力的过度升高极其重要，可通过校准流量以匹配心脏缺血前的灌注压力。

（7）重要提示：再灌注阶段的第 1 min 内需停止心脏起搏，否则 TSPO 基因敲低大鼠心脏将极易发生心律失常[见图 10 - 4(a)～(c)]，由此将无法对动作电位时程（action potential duration，APD）恢复情况进行正确的评估。

（8）在监测心电图信号和动作电位时，识别心律失常活动发生的任何迹象，包括室性心动过速/室颤。在本研究中，持续性室性心动过速/室颤被定义为持续时间≥5 min 且不能自行终止的事件。

参考文献

［1］ Roth G A，Huffman M D，Moran A E，et al. Global and regional patterns in cardiovascular mortality from 1990 to 2013[J]. Circulation，2015，132(17)：1667 - 1678.

［2］ Hausenloy D J，Yellon D M. Myocardialischemia-reperfusion injury：a neglected therapeutic target [J]. J Clin Invest，2013，123(1)：92 - 100.

［3］ Akar F G，Aon M A，Tomaselli G F，et al. The mitochondrial origin of postischemicarrhythmias [J]. J Clin Invest，2005，115(12)：3527 - 3535.

［4］ Aon M A，Cortassa S，Akar F G，et al. Mitochondrial criticality：a new concept at theturning point of life or death[J]. Biochim BiophysActa，2006，1762(2)：232 - 240.

［5］ Jin H，Nass R D，Joudrey P J，et al. Altered spatiotemporal dynamics of the mitochondrial membrane potential in the hypertrophied heart[J]. Biophys J，2010，98(10)：2063 - 2071.

［6］ Nederlof R，Xie C，Eerbeek O，et al. Pathophysiological consequences ofTAT-HKII peptide administration are independent of impaired vascular function and ensuingischemia[J]. Circ Res，2013，112(2)：e8 - e13.

［7］ Xie C，Hu J，Motloch L J，et al. Theclassically cardioprotective agent diazoxide elicits arrhythmias in type 2 diabetes mellitus[J]. JAm Coll Cardiol，2015，66(10)：1144 - 1156.

［8］ Brown D A，Aon M A，Akar F G，et al. Effects of 40-chlorodiazepam on cellularexcitation-contraction coupling andischaemia-reperfusion injury in rabbit heart[J]. Cardiovasc Res，2008，79 (1)：141 - 149.

［9］ Seccia T M，Atlante A，Vulpis V，et al. Mitochondrial energy metabolism in the leftventricular tissue of spontaneously hypertensive rats：abnormalities in both adeninenucleotide and phosphate translocators and enzymeadenylate-kinase and creatine-phosphokinaseactivities［J］. Clin Exp Hypertens，1998，20(3)：345 - 358.

［10］ Molgaard S，Faricelli B，Salomonsson M，et al. Increased myocardial vulnerability toischemia-reperfusion injury in the presence of left ventricular hypertrophy[J]. J Hypertens，2016，34(3)：513 - 523.

［11］ Tang Y，Mi C，Liu J，et al. Compromised mitochondrial remodeling in compensatory hypertrophied myocardium of spontaneously hypertensive rat[J]. Cardiovasc Pathol，2014，23(2)：101 - 106.

［12］ Jullig M，Hickey A J，Chai C C，et al. Is the failing heart out of fuel or a worn engine running rich?

A study of mitochondria in old spontaneously hypertensive rats[J]. Proteomics，2008，8(12)：2556 - 2572.

[13] Meng C，Jin X，Xia L，et al. Alterations of mitochondrial enzymes contribute to cardiac hypertrophy before hypertension developmentin spontaneously hypertensive rats [J]. J ProteomeRes，2009，8(5)：2463 - 2475.

[14] Ito H，Torii M，Suzuki T. Decreased superoxide dismutase activity and increased superoxide anion production in cardiac hypertrophy of spontaneously hypertensive rats[J]. Clin Exp Hypertens，1995，17(5)：803 - 816.

[15] Power A S，Pham T，Loiselle D S，et al. Impaired ADP channeling to mitochondria and elevated reactive oxygen species in hypertensive hearts[J]. Am J Physiol Heart Circ Physiol，2016，310 (11)：H1649 - H1657.

[16] Lyon A R，Joudrey P J，Jin D，et al. Optical imaging of mitochondrial function uncovers actively propagating waves of mitochondrial membrane potential collapse across intact heart[J]. J Mol Cell Cardiol，2010，49(4)：565 - 575.

[17] Vanhoutte G，Verhoye M，Raman E，et al. In-vivo non-invasive study of the thermoregulatory function of the blood vessels inthe rat tail using magnetic resonance angiography[J]. NMR Biomed，2002，15(4)：263 - 269.

第11章
遗传性和获得性心肌病的心脏组织工程模型

Irene C. Turnbull, Joshua Mayourian, Jack F. Murphy, Francesca Stillitano, Delaine K. Ceholski, Kevin D. Costa

【摘　要】缺乏人心脏的体外仿生模型已成为影响心脏病建模领域进展的关键障碍。人类工程心脏组织(human engineered cardiac tissues，hECT)是一种概括了天然心肌关键特性、具有自主搏动能力的结构，为传统体外模型提供了一种有吸引力的替代方案。本章中，我们介绍了 hECT 在促进心脏病的认识，以及建模后在测试治疗干预措施等方面的应用，重点聚焦在遗传性和获得性心肌病的收缩功能障碍研究中的应用。本章讨论了 4 项主要内容：① 在单组织和多组织生物反应器上制备人诱导的多能干细胞衍生心肌细胞来源的 hECT；② 采集平台上 hECT 的收缩功能数据；③ 受磷蛋白 - R14 缺失的遗传性扩张型心肌病的 hECT 模型；④ 冷冻损伤和阿霉素诱导的获得性心肌病的 hECT 模型。

【关键字】组织工程　遗传性心肌病　获得性心肌病　收缩力　疾病模型　干细胞

11.1　引言

非缺血性扩张型心肌病(nonischemic dilated cardiomyopathy，NIDCM)的特征是在没有冠心病的情况下发生的心室扩张和收缩功能障碍。作为心衰的主要原因，NIDCM 在美国每年有 1/20 000 的成年人发病[1]。正性肌力支持是 NIDCM 的一种医疗管理策略，但它不能治疗根本病因。因此，迫切需要开发新的治疗策略以恢复 NIDCM 患者的心脏功能，干细胞治疗有望解决这一难题[2]。

在我们的方案中，人类工程心脏组织(hECT)具备天然心肌生理学[3]的关键功能，提供了一种简单而有效的收缩力分析方法来研究治疗策略[4]。例如，在健康[5]和心肌细胞衰竭[6]的条件下，进行基于干细胞的心脏治疗。

然而，为了进一步提高上述研究的转化率(和其他治疗性干预措施)，有必要继续改进缺血性和非缺血性心肌病的 hECT 模型。为此，本章将重点介绍我们最近在 NIDCM 和缺血性心肌病 hECT 模型上的研究进展。

首先，介绍如何使用人诱导多能干细胞衍生的心肌细胞(human induced pluripotent

stem cell-derived cardiomyocytes，hiPSC‐CM)通过单 hECT 和多 hECT 生物反应器平台创建 hECT 以及分步说明其收缩功能的测量方法。其次，作为第一批构建家族性扩张型心肌病模型的心脏组织工程小组之一[7]，我们提供了如何创建遗传性扩张型心肌病(遗传性受磷蛋白‐R14 缺失‐扩张型心肌病)hECT 模型的方案。最后，受在体动物模型的驱动，对获得性缺血性[8]和非缺血性[9]心肌病，分别提供了冷冻损伤和阿霉素诱导的 hECT 心肌病模型的制作方案和原始数据。

许多疾病的体外模型仅使用分子和组织学进行评估。然而，hECT 系统的优势是它还同时提供了功能表型，可以根据需求进一步分析其结构和分子特性。总之，本章对我们前期的工作进行了补充，以进一步支持使用 hECT 作为系统来弥补传统心脏实验模型的缺陷，从而增进对心脏病和治疗的理解。

11.2　材料

11.2.1　收集细胞

(1) hiPSC[见注意事项(1)和(2)]。

(2) mTeSR™ 1。

(3) 6 孔组织培养处理板。

(4) +I 培养基：RPMI 1640、B‐27 添加剂(50×)、1％青霉素‐链霉素。

(5) −I 培养基：RPMI 1640、无胰岛素的 B‐27 添加剂(50×)、1％青霉素‐链霉素。

(6) 0.025％胰蛋白酶。

(7) DMEM‐F‐12 培养基、1∶1 营养混合物。

(8) CHIR99021(30 mmol/L 原液)。

(9) IWR‐1(10 mmol/L 原液)。

(10) 不含钙和镁的 1×磷酸盐缓冲液(PBS，pH 值 7.4)，灭菌过滤。

(11) 15 mL 锥形管。

(12) 1.5 mL EP 管。

11.2.2　形成组织

(1) 5 mg/mL Ⅰ型胶原蛋白。

(2) 1 mol/L 氢氧化钠(NaOH)。

(3) 10×PBS(不含钙和镁)。

(4) 无菌超纯去离子水。

(5) 10×低限量培养基(MEM)。

(6) 0.2 mol/L HEPES，pH 值=9。

(7) 具有干细胞的基质凝胶。

(8) 皮氏培养皿：60 mm×15 mm 和 100 mm×20 mm。

11.2.3 构建生物反应器

(1) Sylgard 184 硅橡胶组件(聚二甲基硅氧烷或 PDMS)定制模具。

(2) 耐酒精黑色标记。

(3) 2%牛血清白蛋白(BSA)。

(4) 硅胶真空油脂。

(5) 镊子。

11.2.4 采集数据

(1) 笔记本电脑。

(2) GRASS S88X 刺激仪(Astro-Med,West Warwick，RI)。

(3) 高速黑白相机,能以 90 帧每秒以上的速度捕捉图像。如 PixeLINK PL-B741 相机或类似的相机。

(4) 立体显微镜,如 Olympus SZ61 或类似的显微镜。

(5) 碳棒(仅用于单组织数据采集)。

(6) 碳板(仅用于多组织数据采集)。

(7) 钨丝,规格 0.25 mm。

(8) 板式加热炉(推荐用于需要生理温度条件的实验)。

(9) 悬臂式显微镜架。

(10) 鹅颈灯。

(11) 防振台。可安装在层流罩内部的 C 形工作台,用于减少从电机/鼓风机到正在测试的生物反应器的振动传递。

(12) 层流罩。

(13) 镜面(20 mm 增强铝涂层,直角镜,Edmund Optics)。

(14) 实验室千斤顶 2×(仅适用于多组织数据采集)。

(15) 1.9 cm 间隔垫 4×。

(16) LabVIEW(National Instruments，Austin，TX)和 MATLAB(Natick，Massachusetts)软件。根据需求,可提供用于数据采集用的自定义 LabVIEW 程序和用于数据分析的 MATLAB 脚本。

11.3 实验方法

11.3.1 hiPSCs 分化为心肌细胞

(1) 在 6 孔板中 hiPSC 的融合度为 80%～90%时开始心肌细胞分化[见注意事项(3)],用 2 mL 含 CHIR99021 的一Ⅰ培养基(终浓度 10 μmol/L)替换 mTeSR™1 维持培养基[见注意事项(4)]。

(2) 24 h 后,用 DMEM/F12 清洗[见注意事项(5)],并每孔用 2 mL 一Ⅰ培养基更换。

（3）48 h 后,用 DMEM/F12 清洗,并每孔用含 IWR-1 的 2 mL －Ⅰ培养基(5 μmol/L 最终浓度)替换。

（4）24 h 后,用 DMEM/F12 清洗,用每孔含 IWR-1 的 2 mL －Ⅰ培养基(5 μmol/L 最终浓度)替换。

（5）24 h 后,用 DMEM/F12 清洗,每孔用 2 mL －Ⅰ培养基(不含 IWR-1)替换。

（6）重复上述步骤(5)。

（7）24 h 后,用 DMEM/F12 清洗,每孔用 2 mL ＋Ⅰ培养基更换。

（8）重复上述步骤(7)[见注意事项(6)]至分化后的 20～30 d。

11.3.2　制备单组织生物反应器

（1）用耐酒精的黑色记号笔在生物反应器的顶端做标记,方便以后视频跟踪。

（2）用插入件组装单组织生物反应器[见图 11-1(a)]。

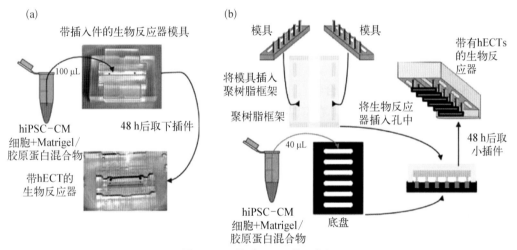

图 11-1　构建 hECT 的示意图

注　用(a)单组织或(b)多组织生物反应器创建 hECT。对于单组织生物反应器(a),在生物反应器的每个孔中加入一定体积的细胞-细胞外基质混合物。培养 2 h 后,将生物反应器浸入培养基中 48 h。在 hECT 压实后,将插入物缓慢地从生物反应器中取出。对于多组织生物反应器(b),在基板的每个孔中加入一定体积的细胞-细胞外基质混合物。然后将 6 对生物反应器柱浸入相匹配的基板孔中 48 h,在 hECT 压实后,缓慢地将生物反应器从基板中取出,并将组织悬挂在两对端柱之间。

（3）消毒[见注意事项(7)]。

（4）在层流罩中,使用无菌镊子从高压灭菌包中取出 PDMS 模具;在用镊子固定模具的同时,借助吸头将多余的真空油脂涂在模具底部[见注意事项(8)],然后将其放在 60 mm 培养皿上并施加压力,使模具黏附在器皿底部。

（5）吸取约 150 μL 2% 的 BSA 到单组织生物反应器的孔中,并放入培养箱(温度为 37 ℃ 和 5% CO$_2$)中孵育 1 h。

（6）除去 BSA,然后按以下顺序进行冲洗:添加约 150 μL 的 1×PBS 液清洗,去除并重复清洗;添加约 150 μL 的蒸馏水,去除并重复清洗。第二次蒸馏水冲洗后,将所有液体从器皿中吸出，并将单组织生物反应器留在层流罩中风干。

11.3.3 从单层细胞中收集 hiPSC‑CMs

根据我们的经验，获取用于 hECT 制备而收集细胞的有效时间窗是分化至 20～30 d，以方便做实验。

(1) 在细胞收集的当天，先用 1×PBS 清洗一次。

(2) 每孔加入 1 mL 0.025％的胰蛋白酶［见注意事项(9)和(10)］。

(3) 37 ℃和 5％ CO$_2$ 环境下孵育 5 min。

(4) 每孔使用 0.025％的胰蛋白酶机械除去孔中的细胞。

(5) 将胰蛋白酶-细胞混合物放入 15 mL 锥形管中，用等量的冷(4 ℃)＋Ⅰ培养基中和。

(6) 300×g 离心 5 min。

(7) 用 10 mL ＋Ⅰ培养基吸取和重悬。

(8) 使用血细胞计数仪计数细胞。

(9) 300×g 离心 5 min［见注意事项(11)］。

11.3.4 制备胶原-基质混合物

(1) 把所有溶液置于冰上。在室温下保存细胞(hiPSC‑CM)。下面列出的所有体积都是针对单组织生物反应器的 hECT。对于多组织生物反应器，将每个体积乘以 0.4～0.6［见注意事项(12)］。

(2) 用 41.5 μL 无菌超纯去离子水、2.5 μL 1 mol/L NaOH 和 16 μL 10× PBS 稀释 100.0 μL 5 mg/mL 的胶原蛋白储备液至 3.125 mg/mL，混合时避免气泡。

(3) 将 20.0 μL 的 10×MEM 和 0.2 mmol/L HEPES(pH 值 9)添加到稀释的胶原蛋白混合物中(前一步)以形成胶原蛋白混合物。

(4) 在胶原蛋白混合物中加入具有干细胞的基质凝胶(最终浓度 0.9 mg/mL)。

(5) 将胶原-基质混合物储存在冰上。

11.3.5 在单组织生物反应器上形成 hECTs

有关这些步骤的概要如图 11‑1(a)所示。

(1) 从 hiPSC‑CM 沉淀物中吸取上清液。

(2) 每百万个细胞(hiPSC‑CM)加入 50 μL 胶原蛋白基质混合物到细胞沉淀中［见注意事项(13)］。

(3) 在单组织生物反应器中加入 100 μL hiPSC‑CM 和胶原蛋白-基质混合物，避免产生气泡［见注意事项(14)和(15)］。

(4) 弃 60 mm 培养皿的顶盖，将 60 mm 培养皿放入 100 mm 培养皿中［见注意事项(16)］。

(5) 在 60 mm 培养皿边缘加入 1 mL ＋Ⅰ培养基，注意不要将任何培养基滴到生物反应器上。这是为了确保细胞胶原混合物在凝胶聚合过程中不会脱水。

（6）放入 37 ℃ 和含有 5% CO_2 的培养箱中孵育 2 h，使胶原蛋白充分聚合。

（7）从培养箱中取出培养皿，置于无菌罩中。

（8）缓慢地将约 14 mL＋Ⅰ培养基加入 60 mm 培养皿中，使整个生物反应器被培养基覆盖［见注意事项（17）］。

（9）将整个组件放入 37 ℃ 含有 5% CO_2 的培养箱中孵育 48 h。

（10）从培养箱中取出组件，放入层流罩；用无菌镊子缓慢地取出插入物和交换介质（半体积）。

（11）每天用＋Ⅰ培养基进行半培养基更换，用于维护组织。

11.3.6　制备多组织生物反应器

这些步骤的概要如图 11－1(b) 所示。按照 11.3.1 中所述的步骤操作。

（1）用耐酒精黑色记号笔在生物反应器柱的顶端做记号。

（2）消毒［见注意事项（7）］。

（3）将生物反应器支架插入聚树脂框架。

11.3.7　用多组织生物反应器形成 hECTs

这些步骤的概要如图 11－1(b) 所示。按照 11.3.3 和 11.3.4 所述的步骤操作。

（1）从 hiPSC－CM 沉淀物中吸取上清液。

（2）每百万个细胞(hiPSC－CM)加入 40 μL 胶原蛋白基质混合物［见注意事项（18）］。

（3）将底板放在 60 mm 培养皿中。

（4）在底板的每个孔中加入 40 μL hiPSC－CM 和胶原蛋白基质混合物［见注意事项（14）］。

（5）将生物反应器插入底板［见注意事项（19）］。

（6）丢弃 60 mm 培养皿的顶盖；将 60 mm 培养皿放入 100 mm 培养皿中［见注意事项（16）］。

（7）在 60 mm 培养皿的边缘加入 1 mL＋Ⅰ培养基，防止凝胶脱水。

（8）把培养皿放入 37 ℃ 含 5% CO_2 的培养箱中孵育 2 h，使凝胶充分聚合。

（9）从培养箱中取出培养皿，放入层流罩。

（10）向 60 mm 培养皿中缓慢地加入 14 mL＋Ⅰ培养基［见注意事项（17）和注意事项（20）］。

（11）把培养皿放入 37 ℃ 和含有 5% CO_2 的培养箱中孵育 48 h［见注意事项（21）］。

（12）把培养皿从培养箱中取出，缓慢地将生物反应器从底板中取出［见注意事项（22）］，并将生物反应器放入装有 14 mL＋Ⅰ培养基的新的 60 mm 培养皿中。

11.3.8　单－hECT 和多－hECT 生物反应器的数据采集

下列步骤的概要如图 11－2 所示。

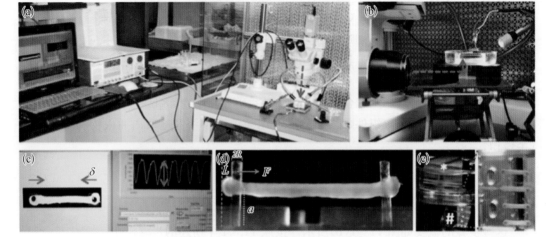

图 11-2　hECT 数据采集的示意图

注　(a) 设置从 hECT 单组织生物反应器中采集数据，摄像机的观察路径(红色虚线)与 hECT 俯视图对齐；(b) 设置从 hECT 多组织生物反应器中采集数据，摄像机观察路径(红色虚线)与镜子对齐；(c) 数据采集过程中的屏幕视图，实时跟踪 hECT 收缩过程中的内向位移(δ)，并测量每个收缩的幅度(双箭头)；(d) hECT 在单组织生物反应器上的侧面视图，其中包括力计算中所包含的测量示意图；(e) 多组织生物反应器(＊)，其组织浸入培养皿的底部，并在镜子(＃)上反射 hECT 的图像，从而无须操纵 hECT 就可以成像和收集数据。

(1) 设置带有防振台、鹅颈灯、吊臂架、立体显微镜和高速摄像机的层流罩。单-hECT 生物反应器：将带有生物反应器的 60 mm 培养皿放在平板加热器的顶部，并对准显微镜从顶部观察 hECT[见图 11-2(a)]。多-hECT 生物反应器：包括实验室千斤顶，在中心等距离地放置垫片和镜子，将装有 60 mm 培养皿的 100 mm 培养皿与多层生物反应器小心地放置在支架上方，并对准显微镜，以便在镜子上观察多层生物反应器的反射[见图 11-2(b)和(e)、注意事项(23)]。将刺激仪和相机连接笔记本电脑。

(2) 调整显微镜的放大倍数，并限制感兴趣的区域，使 hECT 的 2 个视点均清晰可见。使用 Olympus SZ61 显微镜，大部分采集都在(1～1.5)×放大倍数范围内完成[见图 11-2(c)]。我们的方法是使用图像的二进制过滤器以最大化对比度，这就是我们使用黑色信号标记顶部的原因。

(3) 通过逐步增加速度和光线水平，将相机设置为高帧频(90 帧/s)拍摄。

(4) 使用自定义的 LabVIEW 程序(可根据要求提供)，记录没有电刺激时柱子的位移，以分析 hECT 的自发收缩特性。

(5) 将碳棒(或碳板)分别与单组织(或多组织)生物反应器相邻放置，并将其连接到刺激仪电极上[见注意事项(24)]。

(6) 使用自定义的 LabVIEW 程序，记录电刺激桩的位移[见注意事项(25)]。

(7) 通过获得 hECT 的侧视图图像[见注意事项(26)]，测量立柱的高度和立柱上的组织高度，如图 11-2(d)所示。单个组织生物反应器：将镜子沿着生物反应器的长端放置在 60 mm 培养皿中。多组织生物反应器：使用直接穿过 60 mm 培养皿的显微镜获取侧视图图像。

（8）然后使用自定义的 MATLAB 脚本（可根据请求提供）处理数据，以生成针对不同抽搐参数的分析结果。

11.3.9　遗传性扩张型心肌病的 hECT 模型

利用来自不同组的 hECT，按照 11.3.1 至 11.3.5 中的步骤操作。例如，野生型（来自健康供体的 hiPSC）、突变型（来自携带 DCM 相关突变的患者的 hiPSC）或改造的同位基因（使用基因编辑）。比较不同组的心肌收缩功能，用患者的 hiPSC-CM 制作的 hECT 与可通过基因校正的野生型相比［见图 11-3(b)和(c)］，显示心肌收缩功能受损的表型［见图 11-3(a)、注意事项 27］。

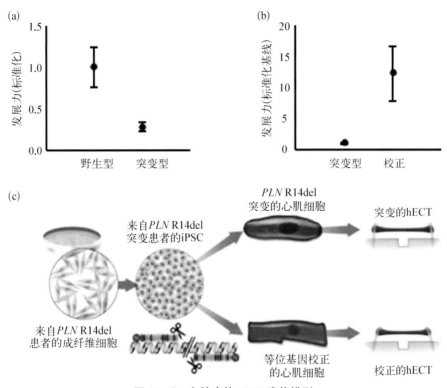

图 11-3　心脏病的 hECT 遗传模型

注　（a）遗传性扩张型心肌病模型对 hECT 发展力（DF）的影响（均值±SEM，$n=4\sim7$）；(b）遗传性扩张型心肌病模型的遗传校正对 hECT 发展力（DF）的影响（均值±SEM，$n=4\sim7$）；(c）遗传性扩张型心肌病模型的方法概述和模型的遗传校正，经许可本图改编自文献[7]

（1）按照 11.3.5 所述步骤制备 hECT。

（2）在 hECT 制备的第 5 d，换到含血清的介质［含血清介质的组成见注意事项(17)］。

（3）到第 7 d 时，使用上述方法对 hECT 进行起搏（见 11.3.8）。

（4）用 1×PBS 清洗。

（5）用血清覆盖 hECT。

（6）如果需要在以后的其他时间点起搏，可将 hECT 放置于培养箱中。

11.3.10 冷冻损伤的 hECT 心肌病模型

步骤概要如图 11-4(a)所示。图 11-4(b)显示了干预期间代表性的 hECT 的收缩性能,在急性损伤中可以预见手术功能下降[8]。

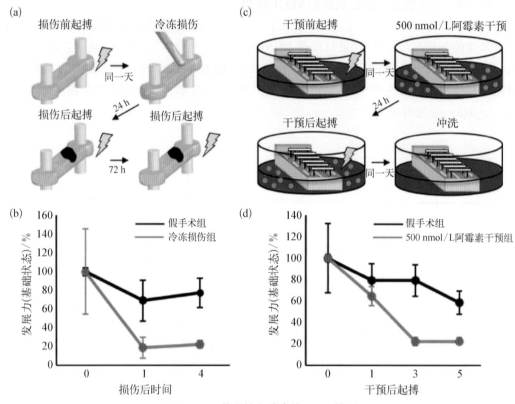

图 11-4 获得性心脏病的 hECT 模型

注 (a)获得性缺血性心肌病 hECT 模型的冷冻损伤方法概述;(b)冷冻损伤模型(灰色)随时间推移对 hECT 发展力(均值±SEM,$n=2\sim3$);(c)阿霉素干预制作获得性非缺血性心肌病 hECT 模型的概述;(d)500 nm 阿霉素(灰色)随时间推移对 hECT 发展力的影响(均值±SEM,$n=4$)。

(1)按照上述 11.3.4 和 11.3.5 所述的步骤制备 hECT。

(2)组织形成后 6 d,用上述方法起搏 hECT 以测量损伤前的基线功能(见 11.3.8)。

(3)除去＋Ⅰ培养基以完全暴露 hECT。

(4)在 hECT 上放置一个直径 1.6 mm 的钢钉,在液氮中冷冻 5 s。假手术组,使用室温钢钉。

(5)直接在钢钉与 hECT 接触处添加几滴＋Ⅰ培养基;这将使该区域解冻,以便可以安全地取出钢钉。在没有加热培养基的情况下,将冷冻钢钉从 hECT 上移除,会导致与冷冻钢钉接触 hECT 的部分被撕裂。

(6)在＋Ⅰ培养基中覆盖 hECT。

(7)放入 37 ℃含有 5%CO_2 的培养箱中 24 h。

(8)使用上述方法(见 11.3.8)测量短期损伤后 hECT 的收缩功能。

（9）用 1×PBS 清洗。

（10）用＋Ⅰ培养基覆盖 hECT。

（11）放入 37 ℃含有 5% CO_2 的培养箱中孵育 72 h（或更长时间）。

（12）使用上述方法（见 11.3.8）测量长期损伤后的 hECT 收缩功能。

11.3.11 阿霉素诱导的 hECT 心肌病模型

步骤概要如图 11 - 4(c)所示。图 11 - 4(d)显示了在干预期间代表性 hECT 的收缩性能，其中阿霉素干预的 hECT 显示收缩功能急剧下降[9][见注意事项(28)]。

（1）组织形成后 5 d，使用上述方法（见 11.3.8）起搏 hECT，以测量阿霉素干预前的基线收缩功能。

（2）用 1×PBS 清洗。

（3）用含有 500 nmol/L 阿霉素的＋Ⅰ培养基将生物反应器转移到新的 60 mm 培养皿中。

（4）把培养皿放入 37 ℃含有 5% CO_2 的培养箱中孵育 24 h。

（5）使用上述方法（见 11.3.8）测量短期阿霉素后的 hECT 收缩功能。

（6）用 1×PBS 清洗。

（7）用＋Ⅰ培养基将生物反应器转移到新的 60 mm 培养皿中。

（8）把培养皿放入 37 ℃含有 5% CO_2 的培养箱中孵育 48 h。

（9）使用上述方法（见 11.3.8）刺激 hECT 以测量阿霉素干预后远期的收缩功能。

（10）重复 11.3.11 中的步骤(6)～(9)，以做长期研究。

11.4 注意事项

（1）在 11.3.9 中，hiPSC 产生于具有 PLN R14del 突变的患者[7]。在 11.3.10 和 11.3.11中，使用了 SKiPS - 31.3 品系。该品系产生于一位健康的、无心血管疾病症状的 45 岁男性志愿者的皮肤成纤维细胞[10]。

（2）30～70 代的 hiPSC 的分化效果最佳。

（3）融合度极大地影响了分化效率。

（4）E8 培养基也可用于维持。

（5）用 DMEM/F12 冲洗死细胞有助于提高分化效率。

（6）在这个分化阶段，每隔 48 h（每孔 3 mL）而不是每 24 h（每孔 2 mL）更换一次培养基，也是可行的选择。分化 10 d 后，不需要用 DMEM：F12 冲洗。

（7）PDMS 模具可以承受 120 ℃高压蒸汽循环灭菌。

（8）真空油脂有助于将模具黏附在培养皿的底部，因此在以后的步骤中，当培养皿中充满介质时，单组织生物反应器就会保持在浸没状态。避免在模具的中心涂抹真空油脂，因为这会妨碍使用倒置显微镜观察组织。

（9）TrypLE Express 也可以用于解离。

（10）如果分化效果不佳，可以通过机械方法只去除分离试剂上的最上层细胞，不经孵育直接进行 11.3.3 的步骤（5），从而提高纯度。

（11）在制作 hECT 时，最好使用 1.5 mL Eppendorf 管；细胞应重悬于 1 mL ＋Ⅰ培养基中离心/抽吸，再转移到 Eppendorf 管中。然后以 300×g 离心 5 min。

（12）在我们的案例中，使用 0.4～0.6 的比例被证明是成功的。其取决于每个组织所需的基质-胶原蛋白混合物的预期总量（见注意事项 18）。

（13）平均而言，6 孔板上的一个孔所产生的 hiPSC－CM 足够在单组织生物反应器中制备一个组织。

（14）为了解决移液器的错误（并避免产生气泡），可向移液器中再添加 10％的细胞-细胞外基质混合物。

（15）如果有气泡，可使用 200 μL 移液器吸头抽吸气泡。让气泡缓慢地上升到尖端的顶部，然后返回到孔中；小心地抽吸的细胞-细胞外基质不要使气泡回到孔中。

（16）确保如果盖子上有相关信息，将该信息转录到 100 mm 培养皿的盖子上，也有助于标记盘底，在盘内保留生物反应器记录。

（17）为了提高压实度，在最初的 24～48 h 内加入含 10％新生牛血清的 DMEM 液、1％青霉素-链霉素和 0.2％两性霉素 B 代替＋Ⅰ培养基。

（18）每个组织使用 40～60 μL 的基质胶原蛋白混合物，在我们的案例中已经被证明是成功的。

（19）确认生物反应器桩柱已浸入孔中，但不会因接触孔的底部或边缘而弯曲。

（20）可能需要添加更多的＋Ⅰ培养基，以确保所有的 hECT 都完全浸没在培养基中。

（21）检查是否压实。如果压实过程比预期缓慢，可以将生物反应器在底板中再放置 24 h；如果组织压实加速，则应提前取出。

（22）该方法已更新[11]。当将基板固定在 60 mm 培养皿底部时，将生物反应器被缓慢地垂直提起，放入装有 14 mL ＋Ⅰ培养基的新的 60 mm 培养皿中。

（23）将多组织生物反应器保持在培养状态，并以 hECT 面向培养皿底部的方式进行测试；镜子上的反射图像可使组织可视化，而无须任何直接操作。

（24）为帮助将碳棒/板连接到刺激仪电极，可在电极上安装鳄鱼夹，将鳄鱼夹焊接到电极的末端。钨丝可以紧紧地缠绕在碳棒/碳板上。最后用鳄鱼夹扣住每根钨丝的松弛端。

（25）电刺激方案应根据每个实验确定。我们通常从低频（0.25 Hz）开始对 hECT 进行起搏，然后以 0.25 Hz 的增量记录 hECT 在不同频率下的收缩（后位移）状况；使用 12 V 脉冲波（针对单组织和多组织生物反应器分别为 545 mV/mm 和 480 mV/mm）进行 5 ms 脉冲持续时间的双极刺激。

（26）用弯曲方程 $F = \dfrac{3\pi ER^4}{2a^2(3L-\alpha)}\delta$ 计算力（F），如图 11－2(c)和(d)所示。使用 hECT 的侧视图测量柱子长度（L）和组织高度（α），使用虚拟仪器在数据采集期间测量后位移(δ)。半径(R)和杨氏模量(E)只需要在生物反应器制作完成后进行一次测量,此后数值保持不变。发展力(DF)是指每次收缩时最大力和最小力之差。

(27) 此外,表型校正可通过使用等位基因控制细胞系进行测试。先前已对此进行了描述[7],表明使用靶向基因编辑的 TALEN 方法对 hiPSC‐CM 进行基因组校正,与等基因突变组织相比,校正后的 hECT 表现出收缩力增强,如图 11‐3(c)所示。

(28) 根据我们的经验,阿霉素对 hECT 收缩功能的不利影响取决于最初的发展力。为达到力降低至所需的水平,滴定阿霉素在 0.25～2.0 μmol/L,给药时间不超过 48 h。

参考文献

[1] Towbin J A，Lowe A M，Colan S D，et al. Incidence，causes，and outcomes of dilated cardiomyopathy in children[J]. JAMA，2006，296(15)：1867‐1876.

[2] Mushtaq M，DiFede D L，Golpanian S，et al. Rationale and design of the percutaneous stem cell injection delivery effects on neomyogenesis in dilated cardiomyopathy (the POSEIDON-DCM study)：a phase Ⅰ/Ⅱ，randomized pilot study of the comparative safety and efficacy of transendocardial injection of autologousmesenchymalstem cell vs. allogeneic mesenchymal stem cells in patients with non-ischemic dilated cardiomyopathy[J]. J Cardiovasc Transl Res，2014，7(9)：769‐780.

[3] Turnbull I C，Karakikes I，Serrao G W，et al. Advancing functional engineered cardiac tissues toward a preclinical model of human myocardium[J]. FASEB J，2014，28(2)：644‐654.

[4] Mayourian J，Ceholski D K，Gonzalez D M，Cashman T J，et al. Physiologic，pathologic，and therapeutic paracrine modulation of cardiac excitation contraction coupling[J]. Circ Res，2018，122 (1)：167‐183.

[5] Mayourian J，Cashman T J，Ceholski D K，et al. Experimental and computational insight into human mesenchymal stem cell paracrine signaling and heterocellular coupling effects on cardiac contractility and arrhythmogenicity[J]. Circ Res，2017，121(4)：411‐423.

[6] Serrao G W，Turnbull I C，Ancukiewicz D，et al. Myocyte-depleted engineered cardiac tissues support therapeutic potential of mesenchymal stem cells[J]. Tissue Eng Part A，2012，18(13‐14)：1322‐1333.

[7] Stillitano F，Turnbull I C，Karakikes I，et al. Genomic correction of familial cardiomyopathy in human engineered cardiac tissues[J]. Eur Heart J，2016，37(43)：3282‐3284.

[8] Strungs E G，Ongstad E L，O'Quinn M P，et al. Cryoinjury models of the adult and neonatal mouse heart for studies of scarring and regeneration[J]. Methods Mol Biol，2013，1037：343‐353.

[9] Toyoda Y，Okada M，Kashem M A. A canine model of dilated cardiomyopathy induced by repetitive intracoronary doxorubicin administration[J]. J Thorac Cardiovasc Surg 1998，115(6)：1367‐1373.

[10] Karakikes I，Senyei G D，Hansen J，Kong C W，et al. Small molecule-mediated directed differentiation of human embryonic stem cells toward ventricular cardiomyocytes[J]. Stem Cells Transl Med，2014，3(1)：18‐31.

[11] Cashman T J，Josowitz R，Gelb B D，et al. Construction of defined human engineered cardiac tissues to study mechanisms of cardiac cell therapy[J]. J Vis Exp，2016，109：e53447.

第12章
Badimon 灌注室：体外血栓形成模型

M. Urooj Zafar, Carlos G. Santos-Gallego, Lina Badimon, Juan J. Badimon

【摘　要】Badimon 灌注室是一种体外血栓形成模型，可评估人类和大型动物的凝血活性。其与天然血液一起使用时，可以避免当下绝大多数血小板功能测试方法中无法排除的抗凝剂的干扰效应。该灌注设备整合了调控血液与血管壁相互作用以及血栓形成过程的 Virchow 三要素（血液、血流与血管内皮），因此该设备成为评估各种疾病的致血栓性及抗血栓形成（抗凝和抗血小板）治疗效果的有力工具。

【关键词】血栓　血小板　灌注　动脉血栓形成　静脉血栓形成

12.1　引言

动脉粥样硬化病变破裂及内皮暴露部位的急性血栓形成事件可导致严重的临床后果，包括急性冠状综合征和卒中[1]。其中血小板在血栓形成的病理生理中起着核心作用，但是其他因素，例如动脉内皮损伤的严重程度和局部血流动力学特征也起着不可忽视的作用[2]。目前，已有许多检验手段可用于评估血小板的功能状态，例如血小板凝集测定法、多电极凝集测定法、快速床边血小板功能分析（VerifyNow® 系统及 PFA - 100® 系统）、血栓弹力图、锥板分析仪、流式细胞仪等，但是其中大多数仅能测定细胞组分，且通常在非生理环境下（如血浆中的血小板或洗涤后的血小板）进行检测，即使在全血状态下也无法排除抗凝剂的干扰作用。因此，这些检验方法中的绝大多数都无法明确血液流动产生的剪切力的作用以及血液与内皮之间的相互作用。

Badimon 灌注室是一种血栓形成的体外模型，可以排除抗凝剂的干扰在全血中评估血液的凝血活性。该模型的独特之处在于整合了 Virchow 三要素的所有变量，即血液、血流与血管壁。它已用于评估各种疾病（例如，高脂血症、糖尿病、艾滋病、镰状细胞病等）[3-7]和病理状态下（如动脉内皮损伤、动脉粥样硬化斑块形成等）[8-12]的血栓形成作用，急性冠脉综合征的病理生理学研究[13-15]，以及临床前和临床研究中各种药理干预措施的测试（例如，一氧化氮供体、抗凝剂、抗血小板药、直接因子 Xa 抑制剂、直接凝血酶抑制剂、他汀类药物等）[16-22]。

12.1.1　工作原理

该灌注模型的工作原理是将未经处理的全血以预设的流速通过致血栓性组织，从而模拟体内血液流动的状况，使血液流态尽可能地接近真实的在体状态。最常用的血栓形成组织基质是通过外科手术剥离内膜层的猪主动脉节段，以暴露形成血栓的中膜层，其他组织（如动脉粥样硬化的血管）、分离的细胞以及生物材料也可采用此方法。流经的血液与组织基质表面的相互作用激活了血小板和凝血系统，导致纤维蛋白和血小板沉积，并随后在组织基质表面形成急性血栓；最后使用数字化平面测量技术测定血栓的大小。

12.1.2　设计图样

Badimon 灌注室由 3 个 Plexiglas® 模块（后简称模块）组成并通过互连管串联连接（见图 12-1）。3 个组件分别是可以相互嵌合的顶部构件与底部构件、放置致血栓性组织的矩形凹槽及持续灌注血流的通道。通过调节不同灌注室中血流通道的直径和灌注速率（由蠕动泵控制），设定各种实验条件如剪切速率等。例如，在最常用的设置中，第一个模块（A 室）中的通道的直径大于其余两个模块（B、C 室）的直径。该模块内通道直径与预设的流量（10 mL/min）的组合在 A 室中产生了 212/s 的剪切速率，在 B、C 室中产生了 1 690/s 的剪切速率，可以分别模拟静脉和动脉中度狭窄的血液流变学特征（见图 12-2）。

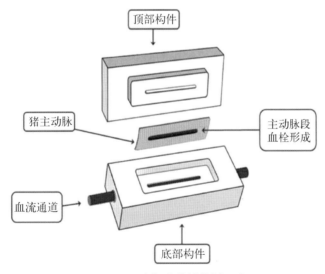

图 12-1　未组装的模块侧面观

注　完整且无皮瓣的矩形主动脉组织被剥离了内膜以暴露血栓形成的中膜层，再被修剪成适合的大小以嵌入凹槽区域中，并将其内侧面朝向血液流动的通道后组装。最后将组装完成的模块浸入温水浴中。

3 个串接的模块通过 Tygon® 软管（后简称软管）连接，并置于 37 ℃水浴箱内（见图 12-2）。软管近端与患者上臂的静脉连接，将血液在未抗凝的状态下从静脉直接传送到灌注室内，远端管道连接蠕动泵，蠕动泵以恒定的流量将血液引流通过灌注室，并最终收集至废液池。系统设计中将泵放置在灌注装置的远端而非近端的目的在于避免血细胞

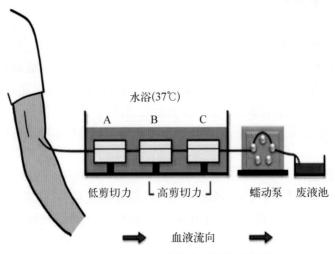

图 12-2　Badimon 灌注室系统的示意图

注　3 个模块依次连接并浸于温水浴中。图中连接了 3 个模块,当蠕动泵连接好后,血液即从患者的静脉中通过 19G 静脉导管流出,流经 3 个模块(一个低剪切率和两个高剪切率),持续约 5 min。实验结束后打开每个模块,取出主动脉段并固定在 4% 多聚甲醛溶液中用于后续的组织染色

在与组织相互作用之前就发生剪切和活化。开机后,灌注室将形成从患者上臂静脉导管依次流经各腔室,最终流至废液池的持续通道。该装置可以使未抗凝的血液持续不间断地流经整个系统,并以预设的剪切率和设定的时长暴露于血栓形成组织基质。最后使用 Image Pro 导管分析灌注室内研究区域的图像。

该严格控制的装置减少了变量,因此可以重复评估各种状态和治疗中促/抗血栓形成的作用,用于患者和健康人的比较灌注实验可评估在不同的病理状态下血栓形成的作用,而用于治疗前后的实验可以反映治疗的效果。

12.2　材料

(1) Plexiglas® 模块。

(2) 连接管。

(3) Tygon® 软管。

(4) 恒温水浴箱。

(5) 质量浓度为 0.1 mol/L 的磷酸盐缓冲液(PBS)。

(6) 4% 的多聚甲醛。

(7) 蠕动泵。

(8) 收集用过血液的废液池。

(9) 计时器。

(10) 致血栓性组织基质(如为猪外科手术准备的主动脉):猪主动脉为整体购买。

(11) 组织制备板。

(12) 单刃刀片。

(13) 致血栓性组织基质处理/嵌入槽。

(14) 数码立体显微镜。

(15) Image Pro Plus(IPP)图像采集及分析软件。

12.3　方法

实验前一天，从−70 ℃保存条件下取出致血栓性组织[如猪主动脉段，参见 12.3.1，步骤(1)]，并置于 4 ℃条件下中过夜融化。实验当天，水浴锅提前装水、加热，保证实验时水温为 37 ℃。

12.3.1　实验前准备

(1) 解冻冷冻的主动脉并清洗，完全除去外膜层后纵向切开，切成约 25 mm×7.5 mm 的矩形块大小。然后剥离内膜层，充分暴露内膜下的中膜层并确保暴露的表面平整且无皮瓣，制备完成后储存在浓度为 0.1 mol/L 的磷酸缓冲溶液中并置于−70 ℃保存至实验当天。

(2) 整个灌注室及组织的装配应在运行前 10 min 内完成。过早装配会使组织在灌注室中停留时间过长，导致组织肿胀，从而导致剪切率改变。

(3) 选择 3 片制备好的厚度相似的组织片，确保没有任何皮瓣[见注意事项(1)]，将其中层暴露部分表面面向血流通道并分别置于不同模块内部的凹槽中。

(4) 将 3 个模块串联排列(在近端为低剪切速率模块)，用连接管连接。

(5) 将长约 18 英寸(45.72 cm)的软管连接到远端的连接管上；将管道穿过蠕动泵，并将其未连接的一端放入废液池中。

(6) 使用三通阀将一长一短两条软管与近端管路连接，其中较短的一条浸入浓度为 0.1 mol/L 的 PBS 容器用于冲洗管路，而较长的软管用于连接到研究对象的上臂静脉导管。

(7) 灌注开始前先用质量浓度为 0.1 mol/L 的 PBS 冲洗系统以检查整个管路是否存在泄漏(见注意事项 2)。

(8) 将装置放入 37 ℃恒温水浴箱中。

12.3.2　灌流运行

在实验前，应将静脉导管(最好规格至少为 19 号或更大的内径，以确保血流稳定)置入受试者上臂静脉中。静脉穿刺的质量对避免血小板过早活化至关重要。开始灌注之前，注意先引流并废弃前 3 mL 血液，以检查建立静脉通道的质量[见注意事项(3)]。

(1) 将蠕动泵转速设置为 10 mL/min，并设定工作时长为 5 min。先用近端管道将泵入端置于质量浓度为 0.1 mol/L 的 PBS 中运行 1 min 以冲洗系统。

（2）废弃前 3 mL 血液后，将近端软管的游离端连接受试者手臂静脉导管。

（3）启动蠕动泵。

（4）当从静脉导管流向腔室的血液到达三通阀时，启动计时器 5 min。这段时间内要密切注意血液流动状态，以确保管路中无气泡存在[见注意事项（4）]。

（5）5 min 后，切换三通阀以将泵入端切换至质量浓度为 0.1 mol/L 的 PBS 中，并用浓度为 0.1 mol/L 的 PBS 冲洗系统 1 min[见注意事项（5）]。

（6）断开静脉导管与软管近端的连接，卸下软管远端，从水浴中取出保温容器。

（7）缓慢地打开模块，并轻柔地取出主动脉片段，以确保表面上形成的血栓稳定。将每片主动脉放入一个单独的、带标签的预装 4% 多聚甲醛溶液的试管中，并确保组织完全浸入多聚甲醛中。

在室温下，将组织置于多聚甲醛中放置 24~72 h 固定。

12.3.3　组织处理

（1）小心地用镊子夹住主动脉片段的一角，从试管中取出已固定完成的组织，避免接触其在灌流实验中暴露于血液的表面部分，将其暴露面朝上置于清洁切板上。

（2）切除无血液接触的组织。

（3）将剩余的组织按面积切成 8 个大小相近的片段。

（4）再将 8 个片段分别放入 2 个预先标记的组织包埋盒。每个灌流系统需要 6 个包埋盒（每个模块 2 个），每个包埋盒中放 4 块主动脉组织片段。

（5）将包埋盒浸入装有 70% 酒精的容器中，然后送至病理部门行组织包埋、切片和染色。

12.3.4　包埋、切片和染色

组织包埋、切片和染色的步骤按照大多数病理科的标准方案。

（1）组织在乙醇溶液中脱水，在二甲苯溶液中透明化处理并包埋在石蜡块中。

（2）从每个石蜡块中切出厚度为 5 mm 的 2 个样本置于载玻片上并加上标签，每个载玻片对应一个包埋盒，每个载玻片大约有 4 部分（对应于包埋盒中的主动脉片段）。每次灌流实验将产生 6 张载玻片，2 个为低剪切率，4 个为高剪切率。每个载玻片对应于包埋盒做标记。

（3）使用 Masson 三色染色法评估血栓面积[见图 12-3 和注意事项（6）]。

12.3.5　图像采集

使用与显微镜连接的数码相机拍摄图像并由图像采集软件（如 Leica Application Suite、Adobe Photoshop、Image J 等）以 10 倍的放大倍数执行采集。高剪切率部分的图像可以在单张采集图片中显示，但低剪切率部分较宽，往往无法放于一个相框中，因此每个低剪切率的图片通过 2 个叠加的图像获得。两者后期通过软件分析来合并（Leica Application Suite、Fiji 等），需要多张采集并后期在图像编辑软件中合并。

12.3.6　图像分析

Image Pro Plus(IPP)软件用于分析图像,该软件可以根据染色情况测量总血栓面积和/或其血纤蛋白和血小板含量。将每一实验分组所有图像的数据取平均值即可获得数据结果。

(1) 启动 IPP 程序并打开要分析的图像。

(2) 依次点击菜单中的 Measure>Calibration>Select Spatial 选项,为显微镜和放大倍数选择正确的校准设置。如果未设置正确的校准,则必须手动输入[见注意事项(7)]。

(3) 点击 IPP 工具栏上的"Irregular AOI"按钮。

(4) 在血栓周围勾勒出其轮廓,注意确保排除任何非血栓组织。

(5) 依次点击工具栏中 Measure>Count/Size 选项,并打开一个新窗口。

(6) 在新窗口中点击"Automatic Dark Objects"按钮,然后点击"计数"按钮。圈定范围中的暗对象将以彩色突出显示。人工核对以避免程序过高或过低识别血栓区域面积[见注意事项(8)]。

(7) 在新窗口中依次点击 View>Statistics 选项,将结果复制到 Excel 工作表中。检查 Excel 文件中数据格式正确,以便追踪每一名被检者、每一个灌流室、每一个模块和每张图像的结果。

(8) 分析图像完成后,计算出所有低剪切率和高剪切率的图像数据的平均值,以产生各个实验分组的最终结果[见注意事项(9)]。

12.4　注意事项

(1) 组织表面皮瓣会影响局部灌流血流动力学,使剪切速率升高从而大大增加皮瓣周围区域的血栓形成。因此,表面存在肉眼可见的皮瓣的主动脉不能用于实验。

(2) 灌流管道系统出现渗漏会造成血流动力学不稳定,继而影响研究结果的有效性。如果装置密封性不足,则蠕动泵可将水从温控水浴槽中抽入血流通道而导致溶血,导致血小板功能改变和血栓形成减少。

(3) 静脉通路的质量对研究的进行至关重要。如果在实验中血液流动过于缓慢,则很可能由于血液滞留而出现高血栓形成率的假象。

(4) 在灌注过程中如果观察到血流通道中存在气泡或水泡,则提示静脉导管置入质量欠佳和/或系统中存在渗漏。如果导管未正确地与受试者的静脉相连,血流会中断,但蠕动泵仍然将继续以 10 mL/min 的速度稳定地吸取血液。因此,在流动通道中的空气或水泡会填充管路的空间导致血液流动停滞,引起更高的血栓形成率,一旦出现这种情况,需要重新置入静脉导管、排除渗漏并检测管路后才能重新开始运行。

(5) 实验完成后务必冲洗整个管路以清除留在腔室中的血液,否则一旦关闭蠕动泵,这些血液就会由于停滞而凝结,导致后续灌注中血栓形成过多。

(6) 根据研究方案的需要可使用专门的染色方案(如抗纤维蛋白或 CD42b 抗体可用于分别鉴定形成的纤维蛋白和血小板血栓)。

（7）使用前需校准所使用的显微镜和相机并正确设置。

（8）如果程序自动识别血栓区域有误，请在"Count/Size"窗口中选择"Manual"选项以替代"Automatic Dark Objects"选项，然后点击"Select Ranges"选项（将打开一个新窗口）。点击"dropper"按钮，然后选择血栓区域，直至所有血栓区域以高亮显示再关闭新窗口，然后在"Count/Size"窗口中点击计数再次测量分析。

（9）结果以血栓面积（μm^2）的绝对值表示［例如，在替格瑞洛给药后 6 h，血栓面积分别为 11 845 μm^2（基线）和 7 100 μm^2（给药后 6 h 组）[20]］，也可以百分比表示（如血栓面积在替格瑞洛给药 6 h 后减少 40%[20]）。

参考文献

[1] Santos-Gallego C G，Picatoste B，Badimon J J. Pathophysiology of acute coronary syndrome[J]. Curr Atheroscler Rep，2014，16(4)：401.

[2] Santos-Gallego C G，Bayon J，Badimon J J. Thrombi of different pathologies：implications for diagnosis and treatment[J]. Curr Treat Options Cardiovasc Med，2010，12(3)：274 - 291.

[3] Osende J I，Badimon J J，Fuster V，et al. Blood thrombogenicity in type^2 diabetes mellitus patients is associated with glycemic control[J]. J Am Coll Cardiol，2001，38(5)：1307 - 1312.

[4] Badimon L，Badimon J J，Galvez A，et al. Platelet interaction with vesselwall and collagen in pigs with homozygous von Willebrand's disease associated with abnormalcollagen aggregation[J]. Thromb Haemost，1989，61(1)：57 - 64.

[5] Glassberg J，Rahman A H，Zafar M U，et al. Application of phospho-CyTOF tocharacterize immune activation in patients withsickle cell disease in an ex vivo model of thrombosis[J]. J Immunol Methods，2018，453：11 - 19.

[6] Badimon J J，Badimon L，Turitto V T，et al. Platelet deposition at high shear rates isenhanced by high plasma cholesterol levels. In vivo study in the rabbit model[J]. Arterioscler Thromb，1991，11(2)：395 - 402.

[7] Shechter M，Merz C N，Paul-Labrador M J，et al. Blood glucose and platelet dependentthrombosis in patients with coronary artery disease[J]. J Am Coll Cardiol，2000，35(2)：300 - 307.

[8] Badimon L，Badimon J J，Galvez A，et al. Influence of arterial damage and wall shear rate on platelet deposition. Ex vivo study in a swine model[J]. Arteriosclerosis，1986，6(3)：312 - 320.

[9] Badimon L，Chesebro J H，Badimon J J. Thrombus formation on ruptured atheroscleroticplaques and rethrombosis on evolvingthrombi[J]. Circulation，1992，86(6 Suppl)：III74 - III85.

[10] Lucking A J，Lundback M，Mills N L，et al. Diesel exhaust inhalation increases thrombus formation in man[J]. Eur Heart J，2008，29(24)：3043 - 3051.

[11] Lucking A J，Lundback M，Barath S L，et al. Particle traps prevent adverse vascular and prothrombotic effects of diesel engine exhaust inhalation in men[J]. Circulation，2011，123(16)：1721 - 1728.

[12] Mailhac A，Badimon J J，Fallon J T，et al. Effect of an eccentric severe stenosis on fibrin(ogen) deposition on severely damaged vessel wall in arterial thrombosis. Relative contribution of fibrin (ogen) and platelets[J]. Circulation，1994，90(2)：988 - 996.

[13] Badimon L，Badimon J J. Mechanisms of arterial thrombosis in nonparallel streamlines：platelet thrombi grow on the apex of stenotic severely injured vessel wall. Experimental study in the pig model[J]. J Clin Invest，1989，84(4)：1134 - 1144.

[14] Fernandez-Ortiz A，Badimon J J，Falk E，et al. Characterization of the relative thrombogenicity of atherosclerotic plaque components：implications for consequences of plaque rupture[J]. J Am Coll Cardio，1994，23(7)：1562 - 1569.

[15] Badimon L，Badimon J J，Turitto V T，et al. Role of von Willebr and factor in mediating platelet-

vessel wall interaction at low shear rate：the importance of perfusion conditions[J]. Blood，1989，73(4)：961－967.

[16] Zafar M U，Farkouh M E，Osende J，et al. Potent arterial antithrombotic effect of direct factor-Xa inhibition with ZK－807834 administered to coronary artery disease patients[J]. Thromb Haemost，2007，97(3)：487－492.

[17] Zafar M U，Ibanez B，Choi B G，et al. A new oral antiplatelet agent with potent antithrombotic properties：comparison of DZ－697b with clopidogrel a randomized phase Ⅰ study[J]. Thromb Haemost，2010，103(1)：205－212.

[18] Zafar M U，Vilahur G，Choi B G，et al. A novel anti-ischemic nitric oxidedonor (LA419) reduces thrombogenesis in healthy human subjects[J]. J Thromb Haemost，2007，5(6)：1195－1200.

[19] Zafar M U，Vorchheimer D A，Gaztanaga J，et al. Antithrombotic effects of factor Ⅹa inhibition withDU－176b：phase-Ⅰ study of an oral，direct factor Ⅹa inhibitor using an ex-vivo flow chamber [J]. Thromb Haemost，2007，98(4)：883－888.

[20] Zafar M U，Zafar M，Baber U，et al. Antithrombotic potency of ticagrelor versus clopidogrel intype－2 diabetic patients with cardiovascular disease[J]. Thromb Haemost，2017，117(10)：1981－1988.

[21] Dangas G，Badimon J J，Smith D A，et al. Pravastatin therapy inhyperlipidemia：effects on thrombus formation and the systemic hemostatic profile[J]. J Am Coll Cardiol，1999，33(5)：1294－1304.

[22] Hayes R，Chesebro J H，Fuster V，et al. Antithrombotic effects of abciximab[J]. Am J Cardiol，2000，85(10)：1167－1172.

第 5 篇

小动物模型

第13章
缺血性心力衰竭的大鼠和小鼠模型

Adam T. Lynch, Silvia Mazzotta, Stefan Hoppler

【摘　要】暂时性或永久性左冠状动脉(left coronary artery，LCA)结扎是使用最广泛的心衰模型造模方法。本章描述了该模型所需的材料、LCA 结扎的关键步骤、三苯基氯化四氮唑(triphenyl tetrazolium chloride，TTC)染色以及缺血再灌注(I/R)损伤后心肌梗死面积的计算方法(30 min/24 h)。本章还对体内和体外实验过程中术前、术后的注意事项和技巧进行了讨论。本章介绍了 LCA 手术的具体细节，以便为造模手术操作者提供建议。
【关键词】啮齿动物　局部缺血　缺血性心衰　外科　冠状动脉结扎　缺血再灌注

13.1　引言

　　动物模型是研究心血管疾病的发病机制、治疗方法和药物研发的最重要方法之一。啮齿动物模型(主要是大鼠和小鼠)在基础生物医学科学研究中被广泛使用，并且经受住了时间的考验[1]。左冠状动脉(LCA)结扎是啮齿类、犬类、绵羊类和其他几种动物中，制备心肌梗死相关性心衰模型的最常见方法[2]。大型动物的 LCA 可以通过体内血管造影术显影以确定血管阻塞的位置并相对性地控制心肌损伤的范围。相比之下，啮齿动物的心脏较小，以至于在近 50% 的造模过程中手术操作者不能识别 LCA[3]。尽管很难在啮齿动物中获得一致的心衰模型[4]，但是啮齿动物模型的简单性和低成本使其值得继续改良，以获得更好、更可靠的心血管疾病模型[见注意事项(1)]。

　　本章描述了 LCA 结扎的关键步骤，同时介绍制备心肌梗死模型的操作技巧，以获得高重复性心衰模型。

13.2　材料

　　(1) 体重 250～280 g 的 Sprague‐Dawley 雄性大鼠或体重 25～30 g 的 C57 野生型(WT)雄性小鼠[见注意事项(2)]。

　　(2) KAX 麻醉药混合液：氯胺酮(100 mg/mL)，醋丙嗪(10 mg/mL)，甲苯噻嗪(20 mg/mL)[见注意事项(3)和(4)]。

（3）呼吸机：小型动物呼吸机。大鼠：6～8 mL/min，呼吸频率 90 次/min。小鼠：3 mL/min，呼吸频率 110 次/min［见图 13 - 1(a)，请参见注意事项(5)］。

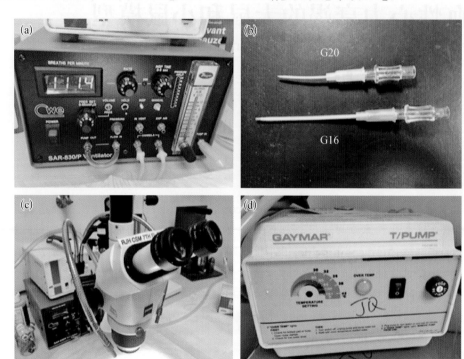

图 13 - 1　啮齿动物心脏手术的主要仪器设备

注　(a) 呼吸机；(b) 插管：20G 导管(小鼠)和 16G 导管(大鼠)；(c) 手术显微镜；(d) 加热垫系统。

（4）插管：16 - 14G 导管(大鼠)、20G 导管(小鼠)如图 13 - 1(b)所示［见注意事项(6)］。

（5）手术显微镜［见图 13 - 1(c)］。

（6）丝线缝合：2 - 0、4 - 0 丝线用于胸部和皮肤缝合；6 - 0、7 - 0 丝线用于 LCA 结扎。

（7）氧气：500 mL/min，台式蒸发器。异氟醚：必要时(动物躁动等)浓度为 0.5%～1.0%［见注意事项(7)］。

（8）带有泵的加热垫，温度为 36.7 ℃如图 13 - 1(d)所示。

（9）将 5～15 mL 的 1.5% 的 TTC 加入 PBS 中。

（10）10% 甲醛。

（11）酞菁蓝染料。

（12）Langendorff 系统。

（13）K - H 缓冲液：NaCl、KCl、$MgCl_2 \cdot 6H_2O$、KH_2PO_4、$CaCl_2$、$NaHCO_3$、HEPES、蒸馏水，pH 值 = 7.35(见表 13 - 1)。

表 13-1　K-H 缓冲制剂

名　称	分子量	浓度(mmol/L)	质量浓度(g/L)
NaCl	58.50	118.50	7.00
KCl	74.50	4.80	0.35
$MgCl_2 \cdot 6H_2O$	203.30	1.20	0.24
KH_2PO_4	136.09	1.20	0.16
$CaCl_2$	110.90	2.50	0.28
$NaHCO_3$	84.00	2.10	0.18
HEPES	260.00	5.00	1.30
$D-H_2O$			1 000.00 mL

13.3　方法

13.3.1　大鼠 LCA 永久结扎术

(1) 使用 KAX 麻醉药混合液麻醉大鼠。按以下剂量：将 2 mL 氯胺酮、0.3 mL 乙酰丙嗪、0.3 mL 甲苯噻嗪制备 KAX 麻醉药混合液，然后每只大鼠给予 100 μL/g(动物体重)麻醉混合液腹腔内注射进行麻醉[见注意事项(3)和(4)]。

(2) 麻醉完成后，立即剃除大鼠左侧胸前毛发。将鼠的右后肢固定在桌子上，然后将左后肢固定在右后肢的上方，微微扭转小鼠的身体，使左侧胸部正面朝上，用 10% 聚乙烯碘和 70% 乙醇消毒皮肤。

(3) 自左缘第 4 肋间隙切开胸廓，并轻柔地剪开心包。

(4) 用 6-0 丝线在 LCA 的中间水平进行结扎[见注意事项(8)]。观察心尖颜色的变化，进而判断 LCA 结扎是否成功[见注意事项(9)和图 13-2]。

(5) 通过轻微阻塞呼吸机的出气管来使肺复张，随后用 2-0 丝线缝合肋骨和皮肤[5]。

(6) 持续术后监测，直至大鼠在笼子中的加热垫(37 ℃，吸氧)上恢复清醒状态。大鼠恢复自主呼吸时停止机械通气。如果存活的大鼠有感染，可给予抗生素治疗。术后大鼠饲养条件与正常大鼠相同，可以按需给予水和食物。

13.3.2　小鼠的 LCA 永久结扎

(1) 使用 KAX 混合液麻醉动物：将氯胺酮、乙酰丙嗪和甲苯噻嗪各 1 mL 混合，并用 1 mL 0.9% 的盐水稀释，随后往每只小鼠腹腔内注射稀释的 KAX 混合物 0.06～0.08 mL。

(2) 重复上述 13.3.1 的步骤(2)和步骤(3)。

(3) 用 7-0 丝线结扎 LCA，观察心尖颜色的变化以判断 LCA 结扎是否成功[见注意事项(9)]。

(4) 分别用 6-0 和 4-0 丝线缝合胸部和皮肤[4]。

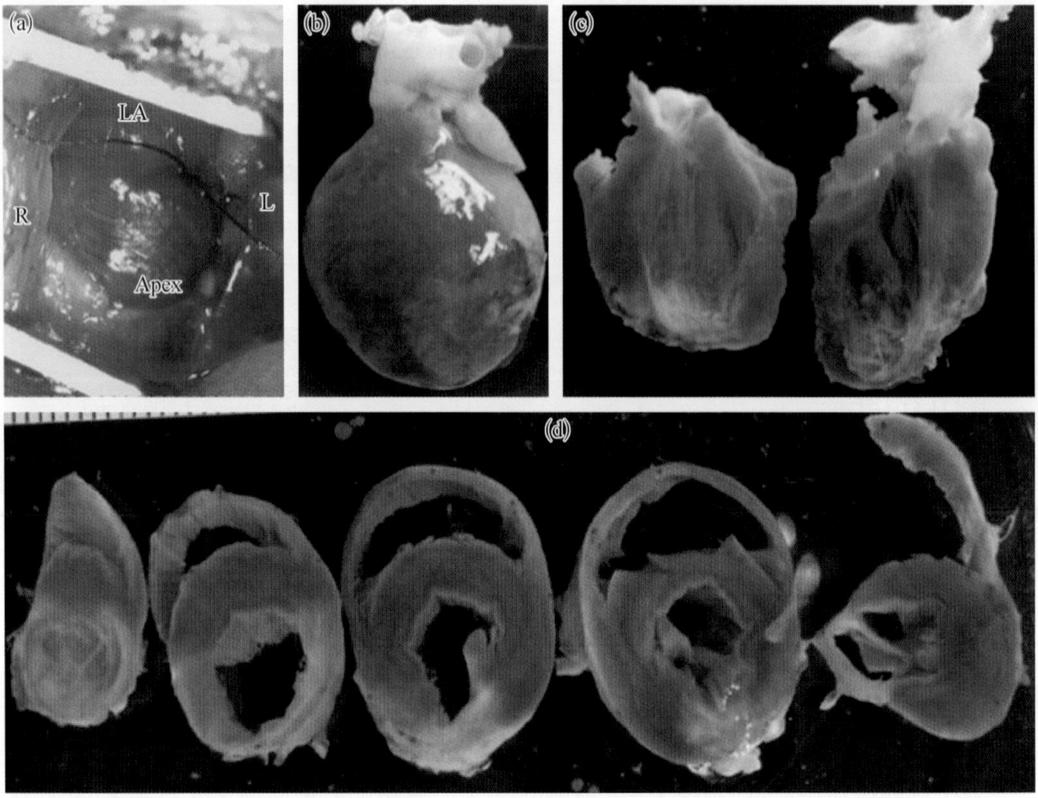

图 13 - 2　大鼠左冠状动脉(LCA)结扎和心肌梗死面积

注　(a) 大鼠在体 LCA 结扎，LA 为左心房，R 为右，L 为左，箭头指示为缺血面积的颜色变化；(b) 离体观察心肌梗死。心肌梗死面积无法通过白色瘢痕组织判断；(c) 左心室心肌梗死的长轴视图；(d) 左心室中心肌梗死的横断面视图。根据所述方法，(见"危险区域和梗死面积的评估")，使用所有切片计算心肌梗死面积。

(5) 术后监测同 13.3.1(6)。

13.3.3　缺血再灌注(I/R)损伤

(1) 重复上述 13.3.1 的步骤(1)～(3)。

(2) LCA 结扎 30 min 后，松开 LCA 的结扎线，通过肉眼观察确认再灌注情况[见注意事项(10)]。

(3) 重复上述 13.3.1 的步骤(4)和步骤(5)[6]。

13.3.4　危险面积和梗死面积的评估

(1) I/R 损伤 24 h 后重新麻醉大鼠/小鼠。

(2) 在切除心脏之前，通过尾静脉注射肝素(1 000 U/mL 的肝素 0.3 mL，大鼠按上述剂量肝素化)。

(3) 将心脏连接在 Langendorff 装置上，室温恒压(100 cm H_2O)下用 K - H 缓冲液灌注 3 min[见注意事项(11)]。

（4）将再灌注时松开的线再次系紧结扎 LCA，使用含 5% 酞菁蓝染料的 0.9% 正常生理盐水灌注心脏 3 min［见图 13-3(a)］。

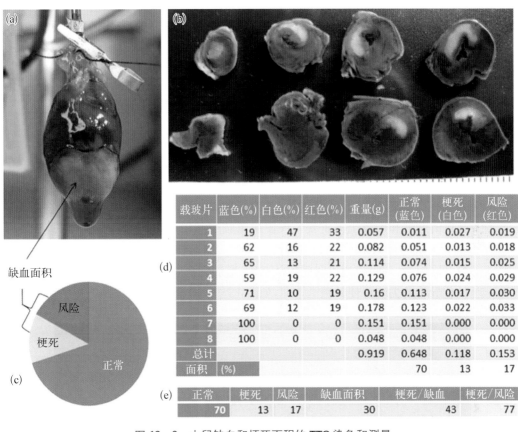

载玻片	蓝色(%)	白色(%)	红色(%)	重量(g)	正常 (蓝色)	梗死 (白色)	风险 (红色)
1	19	47	33	0.057	0.011	0.027	0.019
2	62	16	22	0.082	0.051	0.013	0.018
3	65	13	21	0.114	0.074	0.015	0.025
4	59	19	22	0.129	0.076	0.024	0.029
5	71	10	19	0.16	0.113	0.017	0.030
6	69	12	19	0.178	0.123	0.022	0.033
7	100	0	0	0.151	0.151	0.000	0.000
8	100	0	0	0.048	0.048	0.000	0.000
总计				0.919	0.648	0.118	0.153
面积	(%)				70	13	17

正常	梗死	风险	缺血面积	梗死/缺血	梗死/风险
70	13	17	30	43	77

图 13-3 大鼠缺血和梗死面积的 TTC 染色和测量

注 （a）通过 Langendorff 系统灌注酞菁蓝染料；(b) TTC 染色后；(c) 缺血面积；(d) 从(b)中所示的 8 片心脏计算风险、梗死和局部缺血面积，第 5~7 列等于第 1~3 列乘以第 4 列(e) 计算风险、缺血性和梗死以及风险大小。

（5）切除右心室并将左心室置于 −20 ℃冷冻 10 min，然后将左心室切成 5~7 个横断面切片（2 mm/大鼠，1 mm/小鼠）。

（6）将切片浸于 1.5% 的 TTC 15 mL 溶液中，37 ℃条件下孵育 20 min，然后将其固定于 10% 的甲醛中。24 h 后，将切片称重并拍照。

（7）对每个横向切片进行数字成像［见图 13-3(b)］。蓝色区域代表非缺血性正常组织，红色区域代表危险区域（缺血但未梗死），未染色的淡白色区域代表梗死组织［见图 13-3(c)］。在每个彩色图像上分别勾勒出蓝色、红色和白色的区域，并使用成像软件测量其面积。计算每个切片的上下两面左心室(LV)梗死组织面积百分比及平均值，并将梗死组织面积百分比的平均值乘以该切片的重量，以确定每个切片中梗死组织的绝对重量。

（8）用百分比代替绝对面积进行缺血程度测量[6]，以减小结扎水平对心肌梗死范围的影响［见注意事项(12)］。

$$缺血面积＝危险面积＋梗死面积$$

$$梗死大小/左室质量(\%)＝\sum 每片切片的梗死质量/总左室质量\times100(\%)$$

$$危险面积/左室质量(\%)＝\sum 每片切片的红色区域质量/总左室质量\times100(\%)$$

如图 13 - 3(d)和(e)所示。

13.4 注意事项

(1) 心肌梗死手术大约需要 30 min,大鼠手术死亡率约为 30%,小鼠略高一些。

(2) 动物品系和性别之间对缺血性损伤的解剖和病理生理反应存在一些差异[3],在实验设计中应考虑这些因素。

(3) 大鼠和小鼠有所不同,应调整 KAX 麻醉药混合液的比例。

(4) 适度的麻醉和剂量至关重要。仅使用氯胺酮和甲苯噻嗪通常是不够的,麻醉程度不足是插管失败的常见原因,而过度麻醉会导致实验动物死亡。

(5) 打开胸腔后,呼吸机通气时间应从 0.3 s 增加到 0.45 s。

(6) 钝化导管的尖端并使其稍微弯曲,如图 13 - 1(b)所示。

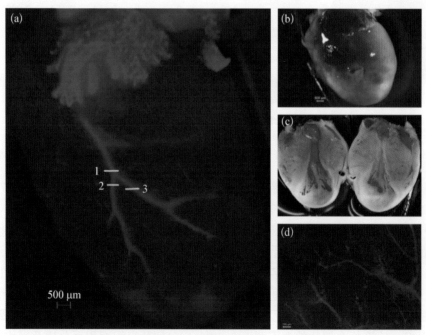

图 13 - 4 小鼠左冠状动脉(LCA)结扎和心肌梗死

注 (a) 体外 LCA 的荧光成像;LCA 上的结扎水平对心肌梗死面积和心脏功能障碍有很大的影响。LCA 在以下位置结扎：位置 1 可诱发大面积的心肌梗死,死亡率高;位置 2 可能导致心室间隔损伤和严重的传导阻滞;而位置 3 可能会导致较小面积的心肌梗死。(b) 透壁型心肌梗死导致小鼠的左心室壁非常薄。(c) 心肌梗死面积仍需在解剖的心脏中确认和测量。(d) 可以在缺血性边界区域内观察毛细血管。

（7）吸氧并保持动物的供暖很重要。

（8）LCA 可在近 50％的大鼠和略多于 50％的小鼠中观察到。当 LCA 无法观察时，可以假定血管走行是从左心房边缘的前 1/3 到达心尖的[3]。

（9）心尖颜色的变化不是心肌梗死的绝对指标，即使心尖颜色变为白色，某些心肌梗死面积也可能很小或者为非透壁性梗死。

（10）与大鼠相比，小鼠不易出现 I/R 损伤。I/R 损伤大约有 50％可导致透壁性心肌梗死。与 30 min 的缺血相比，45 min 的缺血不会导致更多的心肌损伤，但可能会增加死亡率，尤其是小鼠。

（11）小鼠的 TTC 染色相较于大鼠更困难，部分原因是小鼠的主动脉较小，从而不易固定在 Langendorff 系统上。

（12）LCA 的结扎位置与心肌梗死面积和心脏功能障碍密切相关。结扎位置发生轻微偏差（小鼠＜0.5 mm）会导致心肌梗死面积和左心室功能显著变化。为了合理地解释实验结果，有必要充分理解 LCA 和周围毛细血管的特征（见图 13 - 4）。

参考文献

[1] Houser S R，Margulies K B，Murphy A M，et al. Animal models of heart failure：a scientific statement from the American Heart Association[J]. Circ Res，2012(1)：131 - 150.

[2] Patten R D，Hall-Porter M R. Small animal models of heart failure：development of novel therapies，past and present[J]. Circ Heart Fail，2009，2(2)：138 - 144.

[3] Chen J，Ceholski D K，Liang L，et al. Variability in coronary artery anatomy affects consistency of cardiac damage following myocardial infarction in mice[J]. Am J Physiol Heart Circ Physiol，2017，313(2)：H275 - H282.

[4] Chen J，Hammoudi N，Benard L，et al. The probability of inconstancy in assessment of cardiac function post-myocardial infarction in mice[J]. Cardiovasc Pharm Open Access，2016，5(5)：195.

[5] Chen J，Chemaly E R，Liang L F，et al. A new model of congestive heart failure in rats[J]. Am J Phys Heart Circ Phys，2011，301(3)：H994 - H1003.

[6] Chen J，Chemaly E，Liang L，et al. Effects of CXCR4 gene transfer on cardiac function after ischemia-reperfusion injury[J]. Am J Pathol，2010，176(4)：1705 - 1715.

第 14 章
小鼠主动脉弓缩窄术的经典方法

Jimeen Yoo, Vadim Chepurko, Roger J. Hajjar, Dongtak Jeong

【摘　要】小鼠主动脉弓缩窄术是一种广泛运用的外科模型,用于模拟小鼠左心室压力超负荷引起心脏从心肌肥厚进展到心衰状态的过程。在完成主动脉缩窄术后最初的 2 周内,左心室后负荷增加,心肌发生代偿性肥厚。随后左心室和左心房出现失代偿性重构,并最终导致心衰。由于主动脉缩窄术重复性良好且动物手术死亡率低,对心脏疾病的研究很有助益。此外,该模型逐步进展为心衰的特点使其成为一种评价心衰潜在治疗方法有效性的工具。本章主要快速制备主动脉缩窄术模型的实用方法。

【关键词】主动脉弓缩窄术(TAC)　显微手术　心衰　心肌肥厚

14.1　前言

　　既往研究人员已经基于显微外科方法建立了多种心脏疾病模型来模拟人类心脏疾病状态[1]。每种模型的运用取决于疾病的主要病因,如主动脉缩窄术、肺动脉缩窄术和心肌梗死。主动脉缩窄术有几种方法,最常见的是升主动脉缩窄术(ascending aortic constriction,AAC)[2,3]和主动脉弓缩窄术(transverse aortic constriction,TAC)[4,5]。AAC 由于结扎部位与主动脉起始根部比较近,结扎后导致左心室压力负荷短时间内明显升高,在数小时至数天即可进展为心力衰竭。相比之下,TAC 结扎部位在无名动脉和左颈动脉之间的主动脉弓上,由于无名动脉可减少部分左心室压力负荷,故 TAC 导致心脏发展为心肌肥厚和心力衰竭较 AAC 缓慢。

　　TAC 模型起初由 Rockman 等于 1991 年提出[5],此后经过改良进而损伤更小、造模耗时更短[6]。目前,在研究心肌肥厚和心衰的重要分子生物学进程和重要表型上,TAC 已经成为一种被广泛接受的并具有重要价值要意义的模型。此外,TAC 模型的可重复好、手术死亡率低和逐步进展为心衰的特点,使其成为被广泛使用的模型。TAC 手术后 2 周内,心肌收缩力即可因代偿性心肌肥厚而有所提高。在此期间,随着左心室壁增厚心脏结构重构也随之发生。但在造模 8 周后,慢性压力超负荷会导致失代偿性肥厚,并引起心衰。最终,在心力衰竭终末期可观察到左心室和左心房的扩张(见图 14 - 1)[7]。

　　因此,取决于研究者的关注点,心肌肥厚和心衰均可在 TAC 模型中观察到。在此过

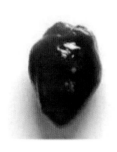 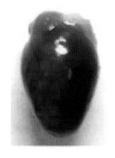 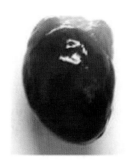

假手术对照组　　　　　　TAC术后2周　　　　　　TAC术后8周

图 14-1　主动脉弓缩窄术(TAC)后心脏结构的变化过程

注　左心室因后负荷的增加而增大,左心房也同时出现明显的变化,由最初红色的、
大小与右心房类似的结构,逐渐扩大为透明的粉红色海绵状结构。

程中,心功能不全的进展可通过心脏参数、动物体重和心脏质量的变化来评估(见表 14-1),术后动物死亡率也随心功能不全的进展增加。在既往研究中,研究者观察到 TAC 术后 8 周小鼠生存率为 65%(见图 14-2)。在此,本章介绍一种改良的 TAC 方法,该方法只需 25～30 min 即可完成左心室压力超负荷模型构建手术,术后 3 d 通过超声心动图评价手术效果。

表 14-1　三组小鼠的心脏参数、心脏重量和体重的进展变化

指　　　标	假手术对照组 ($n=5$)	心肌肥厚组 (术后 2 周,$n=10$)	心功能衰竭组 (术后 8 周,$n=10$)
体重(g)	34.3 ± 0.5	31.7 ± 2.3	31.7 ± 0.5
心脏重量(mg)	127 ± 4.3	194.2 ± 6.6	297.8 ± 6.6
左心室短轴缩短率%(FS)	63.5 ± 2.3	69.3 ± 1.9	34.2 ± 0.9
左心室收缩功能障碍(LVSD)	1.12 ± 0.1	1.45 ± 0.4	1.2 ± 0.4
心率(次/min)	599.6 ± 15.2	597 ± 19.8	605 ± 14.1

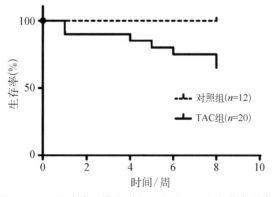

图 14-2　主动脉弓缩窄术(TAC)后 8 周小鼠的存活率

14.2 材料

14.2.1 动物管理

所有动物操作流程经西奈山伊坎医学院的动物管理和使用委员会（Institutional Animal Care and Use Committee，IACUC）批准并按照该委员会的要求进行。所有实验动物操作符合美国国立卫生研究院（NIH）发布的实验动物管理与使用指南（NIH 出版号 85 - 23，1996 年修订）。我们一般使用 8～10 周龄的雄性 B6C3F1 小鼠（体重在 25～30 g）。

14.2.1.1 现场准备

（1）70％异丙醇。

（2）小动物电热毯（38 cm×56 cm）。

（3）温控热水系统。

（4）用于手术器械的热珠灭菌器。

（5）小动物呼吸机。

（6）显微手术所需的立体显微镜。

14.2.1.2 手术用品准备

（1）27G1/2 型号针头。

（2）麻醉剂：氯胺酮、甲苯噻嗪。

（3）脱毛膏。

（4）医用棉球。

（5）纱布。

（6）手术用纸胶带。

（7）聚维酮碘溶液。

（8）无菌铺巾。

（9）无菌手套。

（10）手术缝线：5/0 缝线、6/0 丝线、7/0 丝线。

（11）带 22G 导管针的 PE 90 气管插管。

（12）手术器械：电烙笔、钝口剪刀、钝口扩张器、弯钳、直钳、辅助结扎器、带线剪的持针器。

（13）手术平台。

（14）加热灯。

14.2.1.3 超声心动图准备

（1）麻醉：氯胺酮。

（2）手术纸胶带。

（3）脱毛膏。

（4）医用棉球。

（5）纱布。

（6）超声用凝胶。

（7）保暖毯（38 cm×56 cm）。

（8）多普勒超声心动图机。

14.3　方法

14.3.1　手术场所和流程准备

手术操作台和手术所需的器械分别如图 14 - 3 和图 14 - 4 所示。

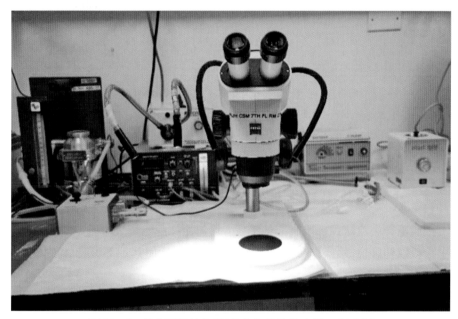

图 14 - 3　操作现场的布置（注意加热垫接在循环水泵上）

（1）70％异丙醇消毒手术操作场所。

（2）70％异丙醇消毒手术台。

（3）消毒手术所需的器械。

（4）为了制作一个用于结扎的 90°直角执针器，用持针器去掉 27 号针头的尖端约 1.5 in（3.8 cm），使其变钝。然后弯曲针呈 90°角，并用磨刀石使其尖端变钝。如图 14 - 4 中所示再次剪掉针头，保留针的空间为 0.5～1 cm，并用磨刀石使针的末端光滑。这样在结扎使用时可以保留 0.4 mm 的间隔。

14.3.2　小鼠术前准备

（1）腹腔注射麻醉剂：氯胺酮（95 mg/kg）和甲苯噻嗪（5 mg/kg）。

（2）麻醉深度以未能引出足趾收缩反射为合适。

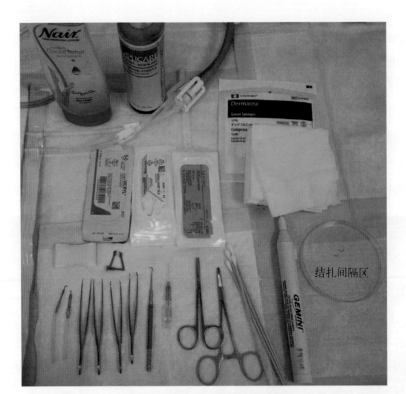

结扎间隔区

图 14-4　手术所需器械和材料

（3）用脱毛膏去除从颈部至胸部的毛发：均匀涂抹脱毛膏 2 遍后，用纱布将其擦掉。

（4）小鼠取仰卧位，用操作台的绳子勾住小鼠上门牙使其颈部保持伸展，再用胶带固定四肢。

（5）用镊子夹取小鼠舌头，使其偏向一侧，插入气管插管［注意事项（1）］连接呼吸机，将潮气量设置为 0.1 mL，呼吸频率为 120 次/min。

（6）用聚维酮碘消毒手术部位皮肤。

（7）手术区域铺无菌单。

14.3.3　手术操作

手术操作步骤（4）～（11）如图 14-5 所示。

（1）首先，在手术显微镜下行微创开胸术，用钝口剪刀在皮肤上在第 2 肋骨间隙皮肤做一长为 2 cm 的切口。

（2）把唾液腺推向头部，并用电烙笔分离肌肉。

（3）将位于气管中央的肌肉向两侧分离，此时可清楚地看到术前正确插入的气管插管。

（4）用剪刀剪开约 5 mm 的胸骨，用扩张器撑开约 10 mm 宽度的视野。

（5）分离白色的胸腺小叶组织，暴露主动脉弓和两侧的颈动脉［见注意事项（2）］。

（6）从头侧将辅助结扎器置于主动脉弓下方。

手术步骤(4)　　　　　　　　　　手术步骤(8)

手术步骤(5)　　　　　　　　　　手术步骤(9)

手术步骤(6)　　　　　　　　　　手术步骤(10)

手术步骤(7)　　　　　　　　　　手术步骤(11)

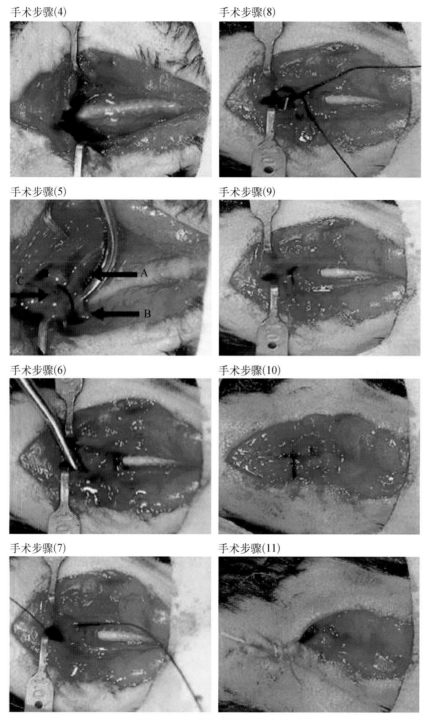

图 14 - 5　手术步骤(4)～(11)

注　步骤(5)将无名动脉、左颈总动脉、主动脉弓分别标记为 A、B、C。

（7）将 7 号线放入辅助结扎器孔内，拔出辅助结扎器，使结扎线位于无名动脉与左颈总动脉之间的主动脉弓下方。

（8）为避免完全结扎血管，用 27 号针头与主动脉弓叠加一起打一个双结。

（9）随即取出针头，留下一个未闭合的空隙，剪掉多余的缝合线，确认结扎成功[见注意事项（3）]。

（10）用 6 号丝线采取间断缝合的方式缝合胸壁[见注意事项（4）]。

（11）用 5 号线采取连续缝合的方式缝合皮肤[见注意事项（4）]。

（12）用碘伏消毒缝合部位，拔出气管插管，将小鼠放回饲养笼。

（13）腹腔注射丁丙诺啡（0.1 mg/kg），用于术后镇痛（每天 3 次，持续 4 d）。

（14）将饲养笼中的手术后小鼠放于加热灯下加热，并观察 2 h。

（15）术后给小鼠喂养流质食物。

14.3.4 多普勒超声心动图

术后 3 d，用超声心动图确认主动脉结扎是否成功。

（1）在诱导箱中麻醉小鼠（内含 0.5 L/min 纯氧的 3% 异氟醚）。

（2）针刺小鼠的脚趾或尾巴以确认麻醉效果。调节麻醉深度至小鼠的心率保持在（350±50）次/min 范围内。

（3）用脱毛膏去除动物颈部至胸部区域的毛发：先均匀涂抹一层脱毛膏，2 min 后用纱布将其擦除。

（4）麻醉后的小鼠仰卧在加热垫上，保持小鼠的体温波动于 37.0 ℃±0.5 ℃，从而确保实验结果的可靠性和稳定性。

（5）将超声凝胶涂抹于小鼠胸部，使用频率至少为 20 MHz 的探头做脉冲多普勒检查，以测量主动脉结扎部位近端和远端的血流速度。

（6）将多普勒探头放在胸部右侧（探头末端朝向左侧），调整探头与主动脉弓至相同平面。用 M 型二维超声仪沿胸骨旁短轴切面观察。

（7）测量主动脉缩窄部位近端和远端之间的血流速度。使用下面简化的伯努利方程计算压力阶差，压力阶差至少达 30 mmHg。$\Delta P = 4V^2$，$P =$ 压力（mmHg），$V =$ 血流最大速率（m/s）[8]。

（8）把小鼠放置在保暖箱中复苏。若小鼠结扎处压力超负荷未达模型要求或者小鼠死亡率较高，请参阅注意事项（5）和注意事项（6）。有关小鼠处死之前的压力阶差测量替代方法，可参考注意事项（7）。

14.3.5 评估心脏的收缩功能

TAC 2 周后超声评价心肌肥厚程度，TAC 6～8 周后评价心衰程度。图 14-6 和表 14-1 所示都为主动脉缩窄术后所致心功能不全的典型图像和数据。

（1）氯胺酮麻醉小鼠（100 mg/kg）。

（2）用脱毛膏去除颈部至胸部区域的毛发：均匀涂抹脱毛膏，2 min 后用纱布将其

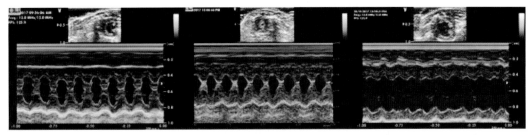

(a) 假手术对照组后　　　　　　(b) 2周小鼠　　　　　　(c) TAC术后8周小鼠

图 14 - 6　术后小鼠的心脏超声图像

（a）假手术对照组；（b）TAC 2 周后的小鼠心肌肥厚，表现为心室腔变小，心室壁变厚；（c）TAC 8 周后的小鼠则表现为左心腔明显扩大且左心室壁扩张。

擦除。

（3）将小鼠以仰卧位固定于操作平台上。

（4）将超声凝胶涂抹于小鼠的胸部。所用超声探头频率至少为 14 MHz。

（5）采用二维 B 型超声心动图，调整探头，使之与心脏呈 90°角，以获得短轴扇面图像。在这个切面上可观察到左心室和右心室壁的一小部分。所有的心脏收缩功能的测量都是在乳头肌水平上进行的。

（6）切换到 M 型超声心动图以获得心脏腔室大小和收缩功能的精确测量数据。储存采集的图像以评估左心室收缩功能参数。

（7）把小鼠放置在保暖毯上苏醒。参见注意事项（8）选择合适的小鼠进行心衰研究。

14.4　注意事项

（1）如果气管插管有困难，可将小鼠取仰卧位，用操作台的绳子勾住小鼠上门牙，尽量使其颈部保持伸展。用胶带将小鼠的四肢固定，随后在颈部气管上方皮肤做一长为 2 cm 的切口，将唾液腺和肌肉分离后以暴露气管，把灯放在颈部上方以识别气管，接下来用镊子将舌头拉向一侧就可以行气管内插管。

（2）如果由于视野显示不清楚，难以找到主动脉弓时，可以考虑切除胸腺。当然这样会使成年小鼠丧失大部分免疫功能。切除胸腺后，就可以在气管下方偏前的部位找到主动脉弓。

（3）对比左右颈动脉的搏动强度来判断 TAC 是否成功。小心分离小鼠颈部肌肉以暴露左右颈动脉。随后，确认右侧颈动脉是否比左侧颈动脉搏动明显增强，因为主动脉弓结扎后右颈动脉血压增高。

（4）需要至少缝合 2 针才能闭合胸部，并尽可能排除残留在胸腔内的空气。缝合皮肤需要 5～6 针。

（5）如果主动脉结扎处压力阶差未达到模型要求，可能存在的原因有：① 在手术操作过程中结扎线断裂；② 在手术操作过程中结扎线可能松脱。

（6）如果小鼠死亡率高，可能存在的原因：结扎了除动脉之外过多的组织，导致结扎部位太紧而无间隙；手术中使用了锋利的手术器械而不是圆钝的器械，从而造成操作中的内出血。这种情况常常发生在结扎过程中损伤了左心房或闭合胸腔时损伤了血管；使用8～12周的老龄小鼠而不是年轻的成年小鼠，年轻小鼠的手术成功率会相对稳定，而老龄小鼠由于脏器周围存在脂肪，手术操作也会更加困难。

（7）另一种可选用进行压力阶差测量的方法如下：在处死小鼠之前，用2根导管分别插入左右颈动脉直接测量压力阶差，这种方法可准确测量不同小鼠结扎部位的压力阶差，然而这种方法本身可能因改变血流而影响压力阶差值。因此，小心操作和快速测量是至关重要的。

（8）另外，超声心动图检测方法也可用来评估心脏功能。心脏功能的相关参数可在B型和M型超声心电图下测量。在B型超声心电图下可以测量左心室大小的改变，在M型超声心电图下可以测量其他相关的心脏参数，具体相关参数值如表14-1所示。如果参考表中数值，须注意实验中小鼠仅使用氯胺酮麻醉，这样可将小鼠心率维持在550次/min以上。而在不同目的的研究中，可能使用不同的麻醉方法。小鼠心率不同，也会使心脏功能的数值有所不同[9]。

参考文献

[1] Breckenridge R. Heart failure and mouse models[J]. Dis Model Mech, 2010, 3(3-4): 138-143.

[2] Schunkert H, Dzau V J, Tang S S, et al. Increased rat cardiac angiotensin converting enzyme activity and mRNA expression in pressure overload left ventricular hypertrophy. Effects on coronary resistance, contractility, and relaxation[J]. J Clin Invest, 1990, 86(6): 1913-1920.

[3] Weinberg E O, Schoen F J, George D, et al. Angiotensin-converting enzyme inhibition prolongs survival and modifies the transition to heart failure in rats with pressure overload hypertrophy due to ascending aortic stenosis[J]. Circulation, 1994, 90(3): 1410-1422.

[4] Furihata T, Kinugawa S, Takada S, et al. The experimental model of transition from compensated cardiac hypertrophy to failure created by transverse aortic constriction in mice[J]. Int J Cardiol Heart Vasc, 2016, 11: 24-28.

[5] Rockman H A, Ross R S, Harris A N, et al. Segregation of atrial-specific and inducible expression of an atrial natriuretic factor transgene in an in vivo murine model of cardiac hypertrophy[J]. Proc Natl Acad Sci U S A, 1991, 88(18): 8277-8281.

[6] Zaw A M, Williams C M, Law H K, et al. Minimally invasive transverse aortic constriction in mice [J]. J Vis Exp, 2017, 14(121): 55293.

[7] De Jong A M, Van Gelder I C, Vreeswijk-Baudoin I, et al. Atrial remodeling is directly related to end-diastolic left ventricular pressure in a mouse model of ventricular pressure overload[J]. PLoS One, 2013, 8(9): e72651.

[8] Hartley C J, Reddy A K, Madala S, et al. Doppler velocity measurements from large and small arteries of mice[J]. Am J Physiol Heart Circ Physio, 2011, 301(2): H269-H278.

[9] Stypmann J. Doppler ultrasound in mice[J]. Echocardiography, 2007, 24(1): 97-112.

第15章
压力超负荷诱导的大鼠心力衰竭模型中左心室重构程度的差异化特点

Antoine H. Chaanine，Roger J. Hajjar

【摘　要】尽管使用了同品系的动物，接受压力超负荷刺激的大鼠中仍然可出现不同的病理学表型。本章介绍了升主动脉缩窄术构建压力超负荷大鼠模型的方法以及通过无创超声心动图对不同病理学表型特点进行评价的方法。同时还描述了中度到重度升主动脉缩窄术产生的不同表型，以及相应表型的超声心动图和血流动力学特点、心肌间质纤维化和细胞外基质重构的程度。

【关键词】升主动脉缩窄　压力超负荷　表型　心肌肥厚　心衰　心肌重构　纤维化

15.1　引言

　　心力衰竭（心衰）是一种常见疾病，影响着全世界2 300多万人的健康[1]。啮齿类动物升主动脉或主动脉弓缩窄诱导的压力超负荷（pressure overload，PO）模型是进行心衰发病机制或测试心衰治疗新方法最常用的模型。以上两种模型可模拟人类系统性高血压或严重主动脉狭窄不同时间点的病理学特点。随着压力超负荷的维持，左心室室壁厚度逐渐增加，作为一种代偿性机制以适应并充分降低左心室壁压力的增加。然而，左心室向心性肥厚则是一种适应不良性改变，其一方面导致一系列心肌重构相关的信号通路激活，另一方面可通过钙运作重构、代谢模式及基因表达改变、凋亡自噬上调和细胞外基质重构进一步进展为心衰[2-6]。

　　虽然使用同品系动物构建主动脉缩窄模型，左心室结构和功能仍可见巨大的表型差异[7-9]。本章介绍了在Sprague Dawley（SD）大鼠中使用血管夹行升主动脉缩窄术（ascending aortic bandling，AAB），所使用的血管夹包括内部面积分别为2 mm²（中度AAB术）和1.5 mm²（重度AAB术）两种类型，最终获得了不同表型的模型［见图15－1(a)］。相较于用缝合线结扎主动脉，使用血管夹构建AAB模型具有标准化和一致性的优势。尽管如此，不同的动物之间仍存在表型差异，有些动物可出现左心室最大压力超过200 mmHg的严重压力超负荷以及左心室厚度约为3 mm的严重向心性肥厚。同时，血管结扎手术失败、血管夹内皮化及结扎部位周围主动脉重构也会导致造模失败。

　　使用内部面积为2 mm²的血管夹行中度AAB术时，术后8周均有严重的压力超负荷

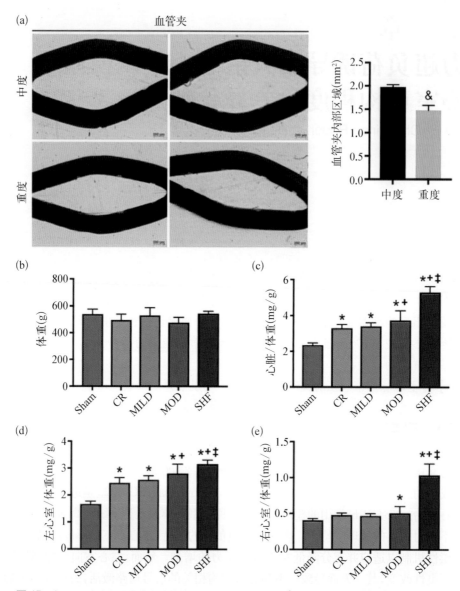

图 15-1 （a）中度和重度升主动脉结扎的血管夹内部区域，&P＜0.05 vs. 中度结扎；（b～e）假手术组、CR 组、MILD 组以及 SHF 组的体重、心脏/体重比、左心室/体重比和右心室/体重比

注 *P＜0.05 vs. Sham 组，+P＜0.05 vs. CR 组与 MILD 组，‡P＜0.05 vs. MOD 组。Sham组：假手术组；CR 组：向心性重构组；MILD 组：轻度偏心性重构组；MOD 组：中度偏心性重构组；SHF 组：收缩性心衰组。

和向心性左心室肥厚，其表型包括：① 代偿性向心性重构（concentric remodeling，CR）；② 轻度偏心性重构（mild eccentric remodeling，MILD）；③ 中度偏心性重构（moderate eccentric remodeling，MOD）；而均未出现明显的心肌收缩功能障碍。上述表型均由超声心动图提示，并在之前的文献中有详细的记载[10]。在所有行结扎术的动物中，上述表型每一种出现的比率都约占 20％，因此，共约 60％的动物会出现上述表型。剩余 40％行结扎术的动物则如下分布：20％出现死亡，20％由于之前提到的原因出现 AAB 术失败或心室肥厚逆转。CR 和 MILD 最适于研究舒张功能衰竭和治疗方法，而表型 MOD 更适合研究相关信号通路以及针对心肌重构和发展为收缩性心衰前的治疗方法。与上述 3 种表型相关的一些指标，包括左心室大小和功能、细胞外基质重构以及参与心肌重构和氧化的细胞信号转导通路改变等，均已有文献记载[10]。

显著的收缩性心衰（systolic H F，SHF）表型只在使用内部面积为 1.5 mm² 的血管夹行重度 AAB 术的大鼠中可见，在所有结扎的动物中出现的比率约为 13％。值得注意的是，CR、MILD 和 MOD 表型在行重度 AAB 术 8 周后也可见到，但与中度 AAB 术后相比，其出现比率更低，每一种约占 9％。此外，重度 AAB 术的术后死亡率更高，术后 1 周内的死亡率约为 21％，而中度 AAB 术仅为 5％；行 AAB 术 2～8 周后，两者的死亡率相当，中度 AAB 术和重度 AAB 术后分别为 15％和 19％。AAB 术失败的比率在两种模型中几乎相等，均为 20％。中度和重度 AAB 术的表型变异、死亡率和失败率如表 15-1 所示。

表 15-1　中度和重度升主动脉结扎的表型、死亡率和失败率百分比

AAB 术后表型、死亡率和失败率	血管夹内径	
	中度：2 mm²（％）	重度：1.5 mm²（％）
表型：CR、MILD、MOD 和 SHF（AAB 术后 8 周）		
CR 组	20	9
MILD 组	20	9
MOD 组	20	9
SHF 组	0	13
总数	60	40
死亡率		
早期（第 0～7 天）	5	21
晚期（第 2～14 周）	15	19
总数	20	40
失败率	20	20

注　各表型均在 AAB 术后 8 周出现。在 AAB 术后第 3 周，无法区分各表型，因为所有表型均出现严重的向心性和代偿性左心室肥厚。AAB：升主动脉结扎；CR：代偿性向心性重构组；MILD 组：轻度偏心性重构组；MOD 组：中度偏心性重构组；SHF 组：显著的收缩性心衰组。晚期死亡：大多数动物都发生在 AAB 术后的第 2 周和第 8 周。

体重、心脏重量、超声参数和压力-容积环参数、细胞外基质重构和心肌细胞信号转导在不同表型中的具体情况已有文献记载[10,11]，如图 15-1(b)～(e)和图 15-2、图 15-3 所示。正确描述不同表型至关重要，有利于在研究针对心肌功能、结构和细胞信号转导的不同疗法的疗效之前，尽可能减少不同动物分子表达的变异。从 CR 和 MILD 表型到 MOD 表型，心脏重量和左心室/体重比逐渐增加，在 SHF 表型中达最大值，如图 15-1(c)和(d)所示。导致 MOD 表型和 SHF 表型心脏重量的差别主要在于右心室重量，而不是左心室重量的不同。与假手术组相比，MOD 表型的右室/体重比显著增加，而 SHF 表型的增加更明显，如图 15-1(e)所示。这与 SHF 表型的左室舒张末期压力[见图 15-3(b)]和左室间质纤维化[见图 15-3(e)]的显著增加有关。乳头肌和主动脉瓣水平的长轴和短轴切面的二维和 M 型超声如图 15-2(a)所示。左心室后壁厚度、左心室舒张末期和收缩末期容积，以及左心室射血分数

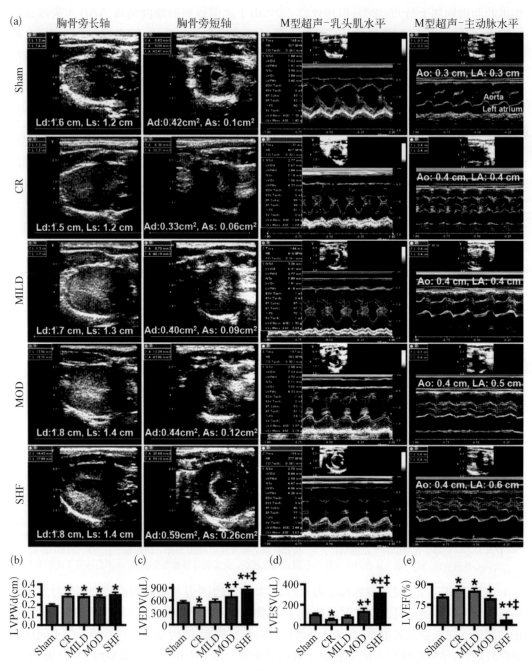

图 15-2 （a）代表性超声心动图，胸骨旁长、短轴二维图像（乳头肌水平）于舒张末期和收缩期采集，各表型的 M 型图像于乳头肌和主动脉瓣水平采集；(b)～(e) 不同表型左室舒张末期左室后壁厚度(LVPWd)、左室舒张末期体积(LVEDV)、左室收缩末期体积(LVESV)和左室射血分数(LVEF)

注　Ld：舒张期长度；Ls：收缩期长度；Ad：舒张期面积；As：收缩期面积；Ao：主动脉；LA：左心房；Sham：空白；CR：向心性重构；MILD：轻度偏心性重构；MOD：中度偏心性重构；SHF：收缩性心衰。$^*P<0.05$ $vs.$ 假手术组，$^+P<0.05$ $vs.$ CR 组与 MILD 组，$^‡P<0.05$ $vs.$ MOD 组。

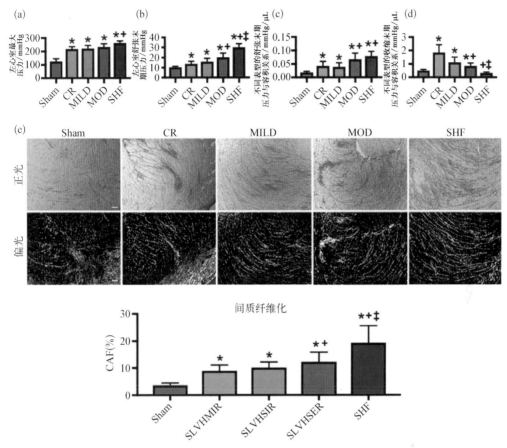

图 15-3　(a～d) 左心室最大压力(LVPmax)、左心室舒张末期压力(LVEDP)、不同表型的舒张末期压力-容积关系(EDPVR)和收缩期末压力-容积关系(ESPVR);(e) 在普通光学显微镜和偏光显微镜下左心室间质纤维化

注　胶原蛋白Ⅰ型(黄色),胶原蛋白Ⅲ型(绿色)。$^*P<0.05$ *vs.* Sham 组(假手术组),$^+P<0.05$ *vs.* CR 组(向心性重构组)与 MILD 组(轻度偏心性重构组),$^‡P<0.05$ *vs.* MOD 组(中度偏心性重构组);CAF 为纤维化胶原区。

如图 15-2(b)～(e)所示。值得注意的是,显著的左心室和左心房重构仅在 MOD 和 SHF 表型中可见。因此,精确识别不同表型的超声心动图的特点至关重要。压力-容积曲线参数和心肌间质纤维化数据如图 15-3 所示。最大左心室舒张末期压力出现在 SHF 表型,其次是 MOD 表型。这两种表型的心肌硬化程度相似,但心肌收缩力和效能随着进行性左心室重构和左心室容积右偏而逐渐下降。同时,细胞外基质重构也随着左心室重构而进展。更重要的是,使用偏光显微镜可观察到 MOD 表型心脏胶原蛋白Ⅰ型(黄色)和胶原蛋白Ⅲ型(绿色)表达增加,上述两种胶原蛋白在 SHF 表型心脏中增加尤为明显,如图 15-3(e)所示。因此,对胶原类型与间质纤维化程度进行描述和定量都十分重要。

15.2　材料

15.2.1　模型制作

(1) 动物加热垫和保温毯。

（2）小动物呼吸机，如 SAR‐830/AP 型。

（3）消毒剂：70％异丙醇和聚维酮碘。

（4）麻醉药和镇痛药：氯胺酮、甲苯噻嗪、丁丙诺啡。

（5）20 cm×25 cm 塑料板，厚度为 3～5 mm。

（6）Z‐LITE 光纤照明器。

（7）100％棉线。

（8）2‐0 和 3‐0 锥形缝线。

（9）14G 和 16G 静脉留置针（插管用），25G 针头（顶端穿刺）。

（10）外科工具：硬化细虹膜剪、碳化钨剪刀（直而尖/钝），Adson 钳、1 把 Graefe 直钳、2 把 Graefe 弯钳、Halsted‐蚊式直止血钳、Kelly 止血钳、Mayo‐Hegar 持针器、胸腔牵开器、Weck 不锈钢血管结扎夹（cat♯533140）和不锈钢结扎夹（cat♯523435）。

（11）无菌纱布和无菌棉签涂抹器（6 in）。

（12）医用胶带。

15.2.2 模型评估

（1）使用大于 14 MHz 探头的超声心动图。

（2）1 个大鼠 1.9F PV 导管和操作系统（转换器，记录和分析软件）。

（3）遮光罩、染色瓶、酒精、二甲苯和天狼星红染色试剂盒。

（4）偏光显微镜。

15.3 方法

15.3.1 升主动脉结扎

采用 180～220 g 的 SD 大鼠制作模型。

（1）麻醉：腹腔注射氯胺酮 65～75 mg/kg＋甲苯噻嗪 2～5 mg/kg。

（2）备皮：剃除右侧腋窝下手术区域毛发（右侧前胸部和侧胸部）。

（3）经 16 号静脉留置针插管后，启动机械通气，潮气量为 2 mL，50 周期/min，FiO_2 为 21％。

（4）使动物慢慢地转向左侧卧位，用聚维酮碘对手术区域进行局部消毒。

（5）在腋下 1 cm（第 2 和第 3 肋之间）平行于肋骨行右外侧开胸术，切口长 1 cm，暴露升主动脉［见注意事项（1）～（3）］。

（6）轻轻地切开胸腺，识别、暴露主动脉，钝性分离上腔静脉［见注意事项（4）和（5）］。

（7）将上述大小的血管夹置入于升主动脉周围，位于主动脉瓣上方紧邻主动脉瓣的水平，在头臂动脉起始处之前。用左手持弯 Graefe 钳轻轻提起升主动脉，将血管夹装进血管夹结扎工具中，用右手将其水平放置在升主动脉上［见注意事项（6）～（8）］。

（8）抽出胸腔的气体，并用 2‐0 尼龙缝线缝合，肌肉层采用 3.0 锥形缝线缝合，皮肤切口采用 3.0 切割缝线缝合。

（9）皮下注射 SR 丁丙诺啡 0.6～1 mg/kg。

（10）将动物置于加热垫上，持续供氧并定期监控使其恢复。一旦动物表现出麻醉苏醒迹象（能自然呼吸——没有喘气或使用呼吸辅助肌超过 2 min，且反应良好，四肢发红、变暖），则拔管，从麻醉状态复苏。

15.3.2　超声心动图

经胸超声心动图用于评估结扎是否成功以及疾病进展。

（1）动物经腹腔注射氯胺酮 80～100 mg/kg 镇静［见注意事项（9）和（10）］。

（2）手术区域备皮。

（3）于乳头肌水平，采用胸骨旁长轴和短轴切面 2D 视图描述左室舒张末期（LVEDV）和收缩末期（LVESV）容积以及左室射血分数（LVEF），使用面积长度法：$5/6 \times A \times L \times V$（体积单位是 mL），式中：A 为左室心腔横截面积（单位为 cm^2），由舒张期和收缩期短轴二维图像获取；L 为舒张期左室腔长度（单位为 cm），由长轴二维图像获取，为心内膜左室心尖到二尖瓣-主动脉交界处的距离［见注意事项（11）～（13）］。

（4）采用短轴切面获取 M 型图像，在乳头肌水平测量室间隔厚度（IVSd，单位：cm），舒张末期左室后壁厚度（LVPWd，单位：cm）、左室舒张末期内径（LVIDd，单位：cm）和左室收缩末期内径（LVIDs，单位：cm），并利用式：（LVIDd－LVIDs）$\times$100/LVIDd 计算左室短轴缩短率（LVFS，%）［见注意事项（11）～（13）］。

（5）采用 M 型超声于主动脉瓣水平测量左房舒张期内径。

15.3.3　有创压力-容积（P－V）曲线测量

（1）动物吸入 $5\%(v/v)$ 异氟醚诱导麻醉，随后使用 14G 的静脉留置针插管，行机械通气如 15.3.1 中步骤（3）所示。

（2）调整异氟醚至 $2\%\sim3\%(v/v)$ 用于外科切开操作。行胸骨正中开胸术［见注意事项（14）］。

（3）大鼠 PV 导管由 25G 针头经心尖穿刺插入左室心尖部［见注意事项（15）～（17）］。

（4）调整异氟醚至 $0.5\%\sim1\%$ 以维持麻醉，使心率稳定在 350～400 次/min。

（5）心率稳定 5 min 后，行血流动力学监测。

（6）在记录收缩末期（ESPVR）和舒张末期（EDPVR）的 $P－V$（压力与容积）关系时，瞬时夹闭胸腔内下腔静脉以减少回心血量。

（7）ESPVR 的线性拟合用于计算收缩期末弹性（Ees）斜率和体积截距（V0），EDPVR 的指数用于推导左心室刚度常数（β）。

（8）以 EDPVR×左室质量计算无量纲心室刚度指数，评估左室肥厚的程度。

（9）使用供应商提供的探头测量血液电阻率，以校准 rho 值。

（10）校准压力传感器，获取压力-体积数据［见注意事项（18）］。

15.3.4 新鲜冷冻组织切片行天狼猩红染色

（1）将左心室组织制成厚度为 7 μm 的切片，用 100％无水乙醇固定 2 min，再用 50％无水乙醇固定 2 min。

（2）切片于去离子水中漂洗 3 min，使用天狼猩红染色 1 h。

（3）切片于 0.5％乙酸溶液中漂洗 2 次，共 2 min。

（4）切片于 95％乙醇、100％乙醇中脱水，每次 2 min。

（5）于二甲苯中洗 2 次后，切片于 Cyotseal 60（美国马萨诸塞州沃尔瑟姆热科学公司）中包埋。

（6）使用光学显微镜拍摄 4 倍和 10 倍显微照片，用 10 倍放大显微照片评估左室间质纤维化（Image J 软件，NIH）。

（7）偏光显微镜下拍摄 4 倍放大显微照片，评估胶原蛋白类型。黄色为胶原蛋白Ⅰ，绿色为胶原蛋白Ⅲ。

15.4　注意事项

（1）在右侧腋窝下方的胸部区域剥离时应小心谨慎，避免损伤/切开右侧腋窝动脉。

（2）开胸手术应在腋窝正下方第 2 和第 3 肋处进行。在第 1、2 肋或第 3、4 肋之间开胸较难发现升主动脉，不利于血管夹植入。

（3）开胸手术时注意不要伤及右乳内动脉，右乳内动脉通常在正中靠近胸骨处。

（4）轻轻地解剖胸腺的两个叶，对胸腺的操作会使其明显肿胀，从而影响放置血管夹时升主动脉的暴露。

（5）用弯 Graefe 钳从上腔静脉剥离主动脉应小心谨慎。因为上腔静脉很容易被损伤，甚至会被挑破，这往往是致命的。

（6）需要使用塑料扭曲带来调整血管夹结扎工具，使血管夹内径能够满足 1.5 mm^2 或 2 mm^2 的管腔面积。

（7）将主动脉从上腔静脉剥离后，用弯 Graefe 钳小心地提起升主动脉，并将血管夹置于头臂动脉起始处之前。

（8）注意不要将头臂动脉误认为是升主动脉进行结扎，这往往是由于主动脉暴露不清楚引起的。

（9）动物必须完全镇定。

（10）SHF 表型的动物对镇静非常敏感，给予镇静剂量应该是给假手术组动物的一半。氯胺酮是优于异氟醚的首选药物，因为后者具有显著的心脏抑制作用。

（11）图像采集时心率应在 370～420 次/min。

（12）缩短的胸骨旁长轴二维图像会导致测量错误。为保证质量，应清楚地显示心尖和主动脉瓣二尖瓣角。测量值为舒张末期和收缩末期从心尖（心内膜）到主动脉瓣二尖瓣角的长度。

（13）胸骨旁短轴二维图像应摄于乳头肌水平。在舒张末期和收缩末期通过描记心内膜来计算舒张期和收缩期的面积。

(14) 这种 AAB 模型的心脏血流动力学测量只能通过开放的胸腔进行,因为血管夹夹闭太紧,P‑V 导管无法从右颈动脉经升主动脉逆行进入左心室。

(15) 在压力超负荷动物心尖穿刺可能会遇到动物的血液从心尖喷出。戴防护眼镜,尽可能快地通过心尖穿刺将导管插入,而不损伤 P‑V 环导管至关重要。

(16) 为了减少出血量,与 0.5%~1% 异氟醚吸入相比,3% 异氟醚吸入用于动物镇静、行心尖穿刺效果更佳,因为吸入异氟醚对心脏有抑制作用而使左心室内最大压力显著降低。

(17) 如果动物发生室颤,特别是在心尖穿刺后,对心脏进行轻柔地按摩可使其恢复至正常的节律。此外,保证动物体温及避免空气从周围吹进胸部,有助于预防室性心律失常和不稳定的节律。

(18) 导管的位置需要在左心室内仔细调整,以获得最大的容量和最佳的 P‑V 环形状。同时,应确定收缩末期导管未被夹住,避免导致左心室收缩期末压力假性升高。如出现此问题,只需在左室腔内微调导管位置即可。

参考文献

[1] McMurray J J, Petrie M C, Murdoch D R, et al. Clinical epidemiology of heart failure: public and private health burden[J]. Eur Heart J, 1998, 19(Suppl P): 9-16.

[2] Berk B C, Fujiwara K, Lehoux S. ECMremodeling in hypertensive heart disease[J]. J Clin Invest, 2007, 117(3): 568-575.

[3] Frey N, Olson E N. Cardiac hypertrophy: the good, the bad, and the ugly[J]. Annu Rev Physiol, 2003, 65: 45-79.

[4] Hill J A, Olson E N. Cardiac plasticity[J]. N Engl J Med, 2008, 358(13): 1370-1380.

[5] Kehat I, Molkentin J D. Molecular pathwaysunderlying cardiac remodeling duringpathophysiological stimulation[J]. Circulation, 2010, 122(25): 2727-2735.

[6] Rothermel B A, Hill J A. Autophagy inload-induced heart disease[J]. Circ Res, 2008, 103(12): 1363-1369.

[7] Barrick C J, Dong A, Waikel R, et al. Parent-of-origineffects on cardiac response to pressureoverload in mice[J]. Am J Physiol Heart Circ Physiol, 2009, 297(3): H1003-H1009.

[8] Barrick C J, Rojas M, Schoonhoven R, et al. Cardiac response topressure overload in 129S1/SvImJ and C57BL/6J mice: temporal- and background dependent development of concentric left ventricular hypertrophy[J]. Am J Physiol Heart Circ Physiol, 2007, 292(5): H2119-H2130.

[9] Lygate C A, Schneider J E, Hulbert K, et al. Serial high resolution3D-MRI after aortic banding in mice: band internalization is a source of variability inthe hypertrophic response[J]. Basic Res Cardiol101, 2006(1): 8-16.

[10] Chaanine A H, Sreekumaran Nair K, Bergen R H 3rd, et al. Mitochondrial integrity and function in the progression of early pressure overload-induced left ventricular remodeling[J]. J Am Heart Assoc, 2017, 6(6): e005869.

[11] Chaanine A H, Gordon R E, Kohlbrenner E, et al. Potential role of BNIP3 in cardiac remodeling, myocardial stiffness, and endoplasmic reticulum: mitochondrial calcium homeostasis in diastolic and systolic heart failure[J]. Circ Heart Fail, 2013, 6(3): 572-583.

第16章
使用植入性渗透泵制备异丙肾上腺素诱导的心力衰竭小鼠模型

Sunny C. Chang, Shuxun Ren, Christoph D. Rau, Jessica J. Wang

【摘　要】异丙肾上腺素(ISO)被广泛用于制备小鼠心衰模型。ISO是一种非选择性β-受体激动剂。ISO急性干预可模拟应激性心肌病,而ISO慢性干预则可模拟人终末期心衰。在本章中,介绍了一种诱导心衰的方法,该方法被应用于100多种近交系小鼠的心衰模型制备中。渗透泵植入方法及超声心动图相关技术也将在本章中被详细地阐述。此外,我们还探讨了ISO使用剂量和干预时间、动物死亡率、年龄、性别及小鼠品系对ISO诱导心脏重构反应的影响。通过超声心动图或特异性分子标志物对模型制备成功与否进行评价。本章内容可为那些有兴趣使用这种心衰模型的研究者提供帮助。

【关键词】心衰　异丙肾上腺素　小鼠模型　心脏重构　小鼠品系　超声心动图

16.1　引言

心力衰竭(简称心衰)是由心脏泵功能减退引起的一种病理表现。目前有多种小鼠模型可用于心衰的基础研究以及临床前测试。左前降支冠状动脉结扎模型、主动脉缩窄模型以及异丙肾上腺素(isoprenaline, ISO)慢性干预模型,分别模拟不同的心衰病理机制[1]。研究人员应根据所研究的心衰病理特点,选择最合适的动物模型。

急性和慢性ISO干预模型均可用于研究心脏损伤(见图16-1)。ISO急性干预模型常被用于模拟应激性心肌病(stress-induced cardiomyopathy, SIC)。SIC以心尖部心室肌功能异常,而基底部心室肌功能保存为特点。它常由于情感或生理应激事件所诱发。现有研究认为肾上腺素能系统过度激活与SIC发病机制密切相关[2,3]。既往研究报道了采用一次或数次大剂量ISO注射来制备SIC模型的方法。相比之下,ISO慢性干预模型则采用植入微型泵持续释放ISO,进而模拟终末期心衰伴有的慢性肾上腺素能系统激活。表16-1列出了既往文献中ISO慢性刺激模型的制备细节。

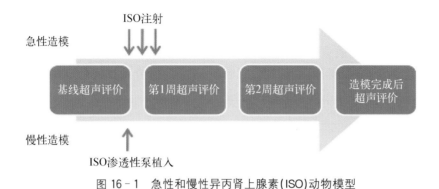

图 16 - 1 急性和慢性异丙肾上腺素(ISO)动物模型

表 16 - 1 ISO 慢性刺激小鼠心衰模型药物代表性剂量、给药途径和持续时间

小 鼠 品 系	年 龄	性别*	药物剂量 [mg/(kg·d)]	给药途径	给药时间
C57BL/6[12]	6～8 周	雄性	3	皮下注射 每日	2 周
23 近交系小鼠[13]	10～12 周	雄性	10	皮下植入渗透泵	2 周
P110γ(基因背景不详)[14]	10～12 周	雄性	15	渗透泵	7 天
100 多种杂交小鼠[8,9]	10～12 周	雌性	30	腹腔植入渗透泵	3 周
C57BL/6[15]	8 周	雄性	40	皮下植入渗透泵	10 d
C57BL/6[16]	6～8 周	雌性	50	皮下注射 每日 1 次	7 d
BALB/c[17]	8～10 周	雄性	60	皮下注射 每日 1 次	7 d
A/J C57BL/6J 小鼠[18]	12～15 周	雄性	100	皮下注射 每日 1 次	5 d
C57BL/6 小鼠[19]	8 周	雄性	150	皮下注射 每日 1 次	7 d
AS - Ren 小鼠[20]	3～5 个月	未标注	600	皮下注射 每日 2 次	连续 2 d

注 * 见注意事项(6)。

ISO 慢性刺激模型可通过在体水平多次超声心动图进行评价,以超声观察到心肌肥厚、心腔扩张和心室功能障碍等心脏改变作为模型制备成功的判断标准。ISO 慢性刺激引起心肌组织学改变,包括心肌内脂质堆积及轻度心肌纤维化[4]。在离体水平对收集的心肌标本进行分子特征评价。ISO 持续刺激可引起心肌细胞肌质网应激、细胞凋亡、下调β-肾上腺素能受体表达及抑制腺苷环化酶活性[5-7]。

在既往发表的 105 种多样性模块杂交小鼠(HMDP)品系研究中,研究者采用小鼠腹腔内植入渗透性泵进行 21 d 以上的 ISO 慢性刺激(30 mg·kg^{-1}·d^{-1})[8,9]。我们观察到 ISO 慢性刺激可引起室间隔厚度、左心室组织肥厚、左心室扩张及射血分数的改变,这些改变在不同的小鼠品系间具有显著的差异[见注意事项(1)]。ISO 持续干预 3 周后,干预组多样性模块杂交小鼠的心脏基因表达可较对照组发生显著的改变[9]。这些差异性表达的基因参与了细胞外基质重塑到炎症反应等多个细胞过程。这些细胞过程的改变揭示了 β-肾上腺素能系统激活诱导心衰的发生机制。在本章中,介绍了实验动物渗透性泵手术植入及动物模型超声心动图评价的具体方法。

16.2 实验材料

(1) 渗透性泵。从 Alzet 公司可购买到不同尺寸及不同药物干预时间的渗透性泵。我们选择了型号为 ALZET 1004 的小型泵,具有 100 μL 干预药物的储存空间,可进行 3 周以上的 ISO 干预。

(2) ISO(由于渗透性泵具有固定的药物释放速率,ISO 配制浓度变化取决于动物体重)。

(3) 脱毛膏。

(4) 丁丙诺啡。

(5) 氯胺酮。

(6) 噻拉嗪。

(7) 眼用软膏。

(8) 小鼠外科手术工具:剪刀和镊子。

(9) 5.0 的可吸收缝合线。

(10) 6.0 的不可吸收缝合线。

(11) 卡诺芬。

(12) 阿莫西林。

(13) 小动物麻醉系统:桌面麻醉系统,包括异氟醚汽化调节器、软管、麻醉诱导箱、面罩/鼻锥形罩及进行超声心动图检查所需的被动排气系统。

(14) 超声心动图成像系统:具有心血管分析软件的超高频超声成像系统,如 Visulsonics Vevo 系统,用于评估心脏结构和功能。我们使用 30 MHz 的传感器进行所有图像的处理。

16.3 方法

将动物安置于饲养室内,该饲养室可方便动物转运至手术室和超声心动图成像系统。

16.3.1 行超声心动图前动物麻醉准备

使用吸入异氟醚可使新手操作者获得生理性图像[见注意事项(2)]。通过在整个实验中使用相同剂量的异氟醚以减少测量的误差。由于不同品系的小鼠对异氟醚的敏感性不同,所选用的异氟醚剂量必须适用于特定的小鼠品系。小鼠的生理心率约为 600 次/min。应避免由于深度或长期镇静导致小鼠心率<475 次/min。

（1）用异氟醚填充异氟醚调节器储存器。

（2）将氧气流量调节为 2 L。

（3）将异氟醚汽化调节器浓度设定为 1.25% 或 1.5%，以便麻醉诱导箱中的每只小鼠。

（4）当小鼠进入合适的镇静状态后，用胶布将其固定在恒温的超声心动图操作台上，此时可将异氟醚浓度降低至 1% 左右的麻醉维持剂量。

（5）定时记录小鼠的呼吸频率和心率。

（6）在整个操作过程中，在不影响小鼠心率和呼吸频率的情况下，根据需要适当调整异氟醚的剂量以维持镇静。

16.3.2　超声心动图检测

超声心动图能够在活体状态下评估心脏结构和功能。相关的测量指标包括左心室壁厚度、左心室内径、左心室质量和射血分数。基线水平的评估有助于排除生物性变异。在 ISO 干预后，可再次做超声心动图评估，再次评估的频率根据需求决定。在既往研究中，我们采用 1 次／周的频率对实验小鼠进行超声心动图检测。建议采取以下步骤行超声心动图检测，以确保系列研究结果的准确比较。

（1）在胸骨旁长轴切面进行左心室 B 型超声成像。

（2）仔细调整小鼠操作台，使超声波置于左心室长轴的相同切面上。在实际操作中，我们将超声波置于主动脉瓣和左心室心尖部的相同切面上。对同一只动物进行多次超声检测中，我们将主动脉瓣及左心室心尖部作为固点的检测切面。

（3）调整小鼠操作台的倾斜角度，使左心室长轴与超声波成 90°角。

（4）将超声探头旋转 90°角，显示左心室短轴。随后微调，从而显示左心室的最大直径。

（5）于左心室中部进行 M 型超声，对左心室壁厚度及左心室内径成像［见注意事项（3）］。

16.3.3　植入 ISO 渗透性泵术前准备

在无菌环境中准备渗透泵，如生物安全实验柜。ISO 的使用剂量应根据不同品系小鼠的死亡率和对 ISO 诱导心脏重构的敏感性做调整。在大多数小鼠品系中，选择 30 mg · kg^{-1} · d^{-1} 的 ISO 剂量诱导心脏重构。渗透泵具有固定的药物释放速率。选用的 1004 型渗透泵的泵速为 0.11 μL/h，使用时间为 28 d 以及储存容积为 100 μL。准备足够的 ISO 溶液（约 120 μL），因为在充注管过程中会损失一定的体积溶液。

（1）称量并记录每只小鼠的体重，计算 ISO 使用的合适剂量（见表 16-2）。

（2）使用分析天平，根据每只小鼠计算的结果，称出适当量的 ISO。

（3）将 ISO 溶解于 0.9% NaCl 无菌溶液中。阴性对照组的实验干预药物 ISO 溶解在相同的溶液中，如 0.9% 的生理盐水。

（4）对空的渗透泵及流量调节器称重。

表 16-2　常用动物体重所需的异丙肾上腺素(ISO)剂量

ISO 30 $\mu g \cdot g^{-1} \cdot d^{-1}$				
体重(g)	每日剂量($\mu g/d$)	流速($\mu L/d$)	浓度($\mu g/\mu L$)	ISO(mg/120 μL)
20	600	2.64	227.3	27.3
21	630	2.64	238.6	28.6
22	660	2.64	250.0	30.0
23	690	2.64	261.4	31.4

(5) 用 1.0 mL 的小注射器吸取 ISO 溶液。将注射器连接上附赠的 27 口径的钝端填充管,确保注射器和填充管没有气泡。

(6) 移除流量调节器。将渗透泵保持直立位置;将填充管从泵顶端开口插入,直到填充管不能进一步插入为止。这样可以使填充管顶端进入渗透泵储存空间的底部。

(7) 缓慢推注射器活塞,以填充渗透泵。当溶液溢出渗透泵顶端开口时,停止进一步填充,并小心地取出填充管。

(8) 擦拭溢出的多余溶液,将流量调节器插入渗透泵,直到流量调节器的白色突缘完全进入渗透泵的顶部。然后,再次将泵表面溢出的溶液擦拭干净。

(9) 完成药物填充后对渗透泵称重,以确保药物填充容积超过 90% 的渗透泵最大储存容积(100 μL)。

16.3.4　手术植入 ISO 渗透性泵

ISO 渗透性泵植入手术并发症包括感染和动物死亡。因此,手术过程需使用无菌器械、缝合线,并无菌手术操作,以减少手术相关微生物感染的发生。操作者应佩戴外科口罩、帽子和穿清洁的实验工作服,在穿戴无菌手套前应完成洗手、擦干双手。有关动物年龄、性别、体型和死亡率与手术致残和致死关系的特殊说明,请见注意事项(3)～(5)。

(1) 用脱毛药品(脱毛液)在动物既定的手术切口处进行脱毛处理,以减少感染及其他与毛发相关的并发症。

(2) 于两肩胛骨之间的颈后区域注射丁丙诺啡(0.1 mg/kg,皮下注射),等待 10 min,让药物起效。

(3) 使用氯胺酮(100 $\mu g/kg$,腹腔注射)和甲苯嗪(10 g/kg,腹腔注射)行动物麻醉。

(4) 在动物双眼涂抹眼膏,以防止眼角膜干燥。

(5) 用适当的皮肤消毒剂准备手术部位,如稀释的碘伏或洗必泰。不适合以酒精作为消毒剂,酒精蒸发可能导致小动物体温过低。

(6) 用手术剪刀在腹部正中做一个 1 cm 长的皮肤切口,钝性分离皮肤及皮下结缔组织。

(7) 使用止血钳提起腹膜壁。用精细外科剪在腹部肌层和腹膜壁层剪开一个直径约 0.8 cm 的小洞,避免损伤腹膜后的肠道。

(8) 先将流量调节器一侧的渗透性泵插入腹膜腔,随后将余下的渗透泵植入腹膜腔。

（9）用 5.0 号可吸收缝线间断缝合腹部肌层和腹膜壁层。

（10）用 6.0 号不可吸收缝线缝合皮肤切口。

（11）将动物转移至温暖、干燥的场所，如专用的恒温箱。在麻醉恢复期间或夜间对其进行监测。当小鼠完全从麻醉中恢复后，才可将其放回鼠笼。

（12）为了减少动物术后的疼痛和不适，推荐使用卡诺芬（5 mg/kg，皮下注射），根据需要每 48 h 重复注射一次。

（13）口服抗生素以预防手术部位术后感染。可在动物饮用水中加入阿莫西林（0.25 mg/mL），让动物连续 5 d 饮用。

（14）对术后并发症进行定期监测［见注意事项（4）和（5）］。

（15）术后 7～10 d 拆除手术伤口不可吸收缝合线。

16.3.5　组织标本收集

在实验方案的最后阶段，使用超声心动图对动物的心脏结构和功能做终点评估。在我们的既往研究中，微型泵能够以恒定速度释放 ISO 达 28 d。选择在植入渗透性泵第 21 d 时做最后一次超声心动图测量。随后采用异氟醚吸入麻醉，以颈椎脱臼法处死动物，心脏称重，收集心脏及其他组织的标本。

16.4　注意事项

（1）在我们的研究中，共纳入 100 多种近交品系雌性小鼠。ISO 慢性作用引起广泛的心脏重构表现（见图 16-2），图 16-3 中列出了每种品系小鼠心衰模型制备成功的预期时间以及超声心动图参数的每周变化情况[9]。总体来说，在造模后 3 周，可观察到左心室舒张期内径及左心室质量增加。在造模后第 1 周，室间隔厚度及短轴缩短率可出现增加，但在随后的检测时间点则减小。值得注意的是，在最终评估中，大多数品系小鼠表现出正常的心脏收缩功能。经 ISO 持续灌注，心脏收缩功能正常往往提示动物心脏收缩储备受损。

（2）异氟醚对心脏具有负性变时和变力的作用。经验丰富的操作员可以在不使用镇静药物的情况下做超声心动图检查。

（3）胸骨可能在超声成像时产生投影。超声探头应重新调整位置，以便从不同的肋间隙进行超声成像。右心室壁可能会增加测量室间壁边界的难度。实时测量心脏的大小，采用额外的修正视角，可使成像较差的心室边界即刻获得重新评估。准确的测量值对后期数据的比较至关重要。

（4）年龄和体型。体重小于 20 g 的小鼠更容易发生手术相关的早期死亡（术后 48 h 内死亡）。让雌性小鼠周龄达到 9～10 周时，可降低早期手术相关死亡。

（5）死亡率和心肌纤维化。在设计相关实验时，必须考虑各种品系小鼠的手术死亡率以及对 ISO 刺激敏感性的差异（见表 16-3）[8]。在 HMDP 研究中，29.6%（139/470）的 ISO 干预小鼠在实验方案完成前死亡。其中大多数（$n=127$）死于 ISO 干预的 48 h 以内。

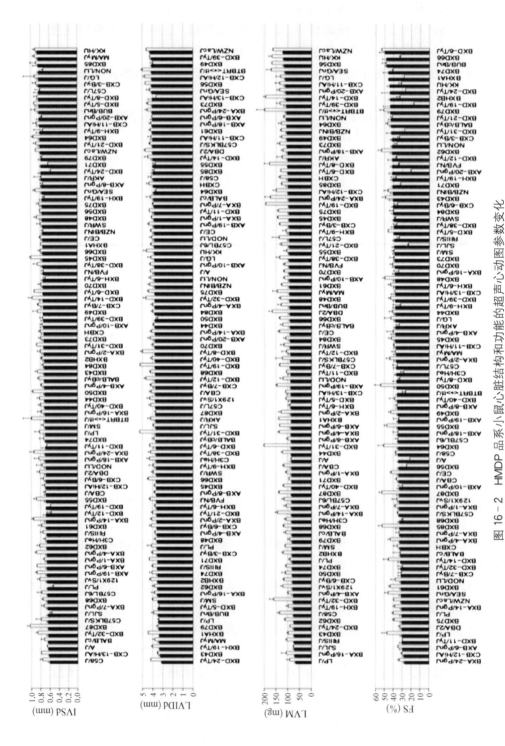

图 16 - 2　HMDP 品系小鼠心脏结构和功能的超声心动图参数变化

注　黑色柱状图表示基线条件下的测量结果。白色柱状图表示 ISO 连续泵入 3 周后的测量结果。误差条代表标准误。
LVM：左心室重量；FS：短轴缩短率；IVSd：室间隔厚度；LVIDd：左心室舒张期内径。

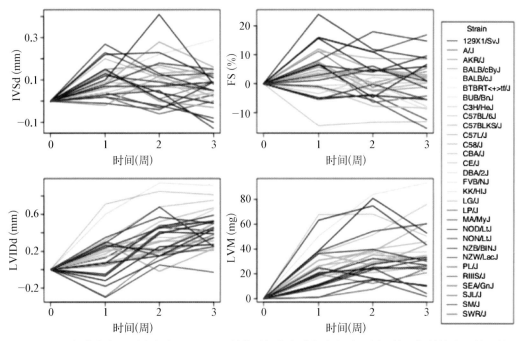

图 16 - 3　经典杂交品系小鼠中,不同 ISO 刺激时间点心脏超声心动图测量结果与基线水平的比较
　注　IVSd:室间隔厚度;FS:短轴缩短率;LVIDd:左心室舒张期内径;LVM:左心室重量。

表 16 - 3　各品系小鼠异丙肾上腺素(ISO)组造模死亡情况

小 鼠 品 系	对照组（只）	ISO 组（只）	ISO 干预 48 h 内死亡（只）
129X1/SvJ	3	8	1
A/J	3	8	3
AKR/J	2	6	0
AXB - 10/PgnJ	2	3	0
AXB - 12/PgnJ	1	2	2
AXB - 13/PgnJ	0	1	1
AXB - 18/PgnJ	4	4	1
AXB - 19/PgnJ	5	5	2
AXB - 20/PgnJ	1	4	2
AXB - 4/PgnJ	1	2	0
AXB - 6/PgnJ	1	2	1
AXB - 8/PgnJ	3	5	0
BALB/cByJ	2	4	1
BALB/cJ	6	12	7
BTBRT〈＋〉tf/J	5	14	12
BUB/BnJ	3	8	3
BXA - 1/PgnJ	2	3	1

小 鼠 品 系	对照组（只）	ISO 组（只）	ISO 干预 48 h 内死亡（只）
BXA‑11/PgnJ	1	1	0
BXA‑12/PgnJ	1	3	3
BXA‑14/PgnJ	4	5	0
BXA‑16/PgnJ	2	4	0
BXA‑2/PgnJ	3	4	1
BXA‑24/PgnJ	5	8	4
BXA‑4/PgnJ	4	4	0
BXA‑7/PgnJ	5	5	0
BXA‑8/PgnJ	1	2	1
BXD‑1/TyJ	1	0	0
BXD‑11/TyJ	2	2	1
BXD‑12/TyJ	2	2	0
BXD‑14/TyJ	1	3	0
BXD‑15/TyJ	1	2	2
BXD‑19/TyJ	0	2	1
BXD‑20/TyJ	0	1	1
BXD‑21/TyJ	6	9	2
BXD‑22/TyJ	0	1	1
BXD‑24/TyJ	2	1	0
BXD‑27/TyJ	1	3	3
BXD‑31/TyJ	1	1	0
BXD‑32/TyJ	4	5	2
BXD‑33/TyJ	1	1	1
BXD‑34/TyJ	2	5	5
BXD‑38/TyJ	4	6	4
BXD‑39/TyJ	2	3	0
BXD‑40/Ty	7	14	9
BXD43	2	5	0
BXD44	2	2	0
BXD45	3	4	2
BXD48	2	4	0
BXD49	3	3	0
BXD‑5/TyJ	1	1	0
BXD50	4	5	1
BXD55	2	5	1
BXD56	3	4	3
BXD‑6/TyJ	1	1	0
BXD61	4	7	2
BXD62	3	4	1

续　表

小 鼠 品 系	对照组（只）	ISO 组（只）	ISO 干预 48 h 内死亡（只）
BXD64	3	3	0
BXD66	3	3	0
BXD68	3	5	0
BXD69	1	0	0
BXD70	3	4	1
BXD71	1	1	0
BXD73	3	5	1
BXD74	2	2	0
BXD75	3	6	1
BXD79	3	4	0
BXD‑8/TyJ	1	2	0
BXD84	3	6	1
BXD85	1	2	0
BXD86	2	2	2
BXD87	3	3	0
BXH‑19/TyJ	1	3	0
BXH‑6/TyJ	4	5	0
BXH‑9/TyJ	1	2	0
BXHA1	0	1	0
BXHB2	4	5	0
C3H/HeJ	4	8	1
C57BL/6J	6	11	4
C57BLKS/J	3	5	3
C57L/J	2	3	0
C58/J	2	4	1
CBA/J	3	7	0
CE/J	2	3	0
CXB‑11/HiAJ	2	3	1
CXB‑12/HiAJ	4	6	2
CXB‑13/HiAJ	2	5	1
CXB‑3/ByJ	4	3	0
CXB‑6/ByJ	3	7	4
CXB‑7/ByJ	2	3	1
CXBH	2	5	1
DBA/2J	6	11	3
FVB/NJ	6	10	1
KK/HIJ	2	4	0
LG/J	4	4	1
LP/J	3	3	0

续 表

小 鼠 品 系	对照组（只）	ISO组（只）	ISO干预48 h内死亡（只）
MA/MyJ	3	4	0
NOD/LtJ	3	7	0
NON/LtJ	4	6	1
NZB/BlNJ	2	4	1
NZW/LacJ	3	6	5
PL/J	2	7	2
RIIIS/J	4	9	3
SEA/GnJ	3	9	5
SJL/J	2	7	2
SM/J	3	3	0
SWR/J	4	9	5

在整个研究过程中,一旦小鼠在初始手术后存活下来,则很少死于心衰并发症。特别需要指出,BXA-12/PgnJ 和 BXD-34/TyJ 品系小鼠的死亡率达 100%,BTBRT〈+〉tf/J 品系小鼠的死亡率为 86%,NZW/LacJ 品系小鼠的死亡率为 83%,BXD40/TyJ 品系小鼠的死亡率为 64%,BALB/cJ 品系小鼠的死亡率为 58%。ISO 慢性刺激在某些品系小鼠中可引起更为严重的心肌纤维化。例如,KKHlJ 品系小鼠在 ISO 刺激后发生显著的心肌纤维化(见图 16-4)[8]。

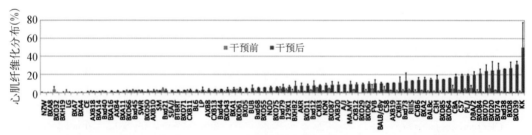

图 16-4 异丙肾上腺素(ISO)干预前后多样性模块杂交小鼠心肌纤维化分布情况

注 相关数据根据 ISO 干预后观察到的心肌纤维化程度系统化分析获得,以均数±标准差表示。

(6) 众所周知,心血管疾病中存在性别差异。因此,进行实验设计时必须考虑实验动物的性别。在心肌缺血再灌注损伤模型中,雌性小鼠被证实具有更高的缺血后收缩功能及较少的 ATP 耗竭。在 ISO 慢性刺激模型中,Klingman 等发现雄性小鼠心脏/体重比增加,而雌性小鼠并未发生以上改变[11]。腮腺及颌下腺的去甲肾上腺素总水平在雄性小鼠中出现了下降,而在雌性小鼠中并没有改变。

参考文献

[1] Balakumar P, Singh A P, Singh M. Rodent models of heart failure[J]. J Pharmacol Toxicol

Methods，2007，56(1)：1－10.

［2］ Yoshikawa T. Takotsubo cardiomyopathy，a new concept of cardiomyopathy：clinical features and pathophysiology［J］. Int J Cardiol，2015，182：297－303.

［3］ Kono T，Sabbah H N. Takotsubo cardiomyopathy［J］. Heart Fail Rev，2014，19(5)：585－593.

［4］ Shao Y，Redfors B，Stahlman M，et al. A mouse model reveals an important role for catecholamine-induced lipotoxicity in the pathogenesis of stress induced cardiomyopathy［J］. Eur J Heart Fail，2013，15(1)：9－22.

［5］ Kudej R K，Iwase M，Uechi M，et al. Effects of chronic beta adrenergic receptor stimulation in mice［J］. J Mol Cell Cardiol，1997，29(10)：2735－2746.

［6］ Zhuo X Z，Wu Y，Ni Y J，et al. Isoproterenol instigates cardiomyocyte apoptosis and heart failure via ampk inactivation-mediated endoplasmic reticulum stress［J］. Apoptosis，2013，18(7)：800－810.

［7］ El-Demerdash E，Awad A S，Taha R M，et al. Probucol attenuates oxidative stress and energy decline in isoproterenol-induced heart failure in rat［J］. Pharmacol Res，2005，51(4)：311－318.

［8］ Rau C D，Wang J，Avetisyan R，et al. Mapping genetic contributions to cardiac pathology induced by beta-adrenergic stimulation in mice［J］. Circ Cardiovasc Genet，2015，8(1)：40－49.

［9］ Wang J J，Rau C，Avetisyan R，et al. Genetic dissection of cardiac remodeling in an isoproterenol-induced heart failure mouse model［J］. PLoS Genet，2016，12(7)：e1006038.

［10］ Cross H R，Murphy E，Koch W J，et al. Male and female mice overexpressing the beta(2)-adrenergic receptor exhibit differences in ischemia/reperfusion injury：role of nitric oxide［J］. Cardiovasc Res，2002，53(3)：662－671.

［11］ Klingman G I，McKay G，Ward A，et al. Chronic isoproterenol treatment of mice：effects on catecholamines and rectal temperature［J］. J Pharm Sci，1973，62(5)：798－801.

［12］ Ma S，Yang D，Wang K，et al. Cryptotanshinone attenuates isoprenaline-induced cardiac fibrosis in mice associated with upregulation and activation of matrix metalloproteinase－2［J］. Mol Med Rep，2012，6(1)：145－150.

［13］ Berthonneche C，Peter B，Schupfer F，et al. Cardiovascular response to beta-adrenergic blockade or activation in 23 inbred mouse strains［J］. PLoS One，2009，4(8)：e6610.

［14］ Oudit G Y，Crackower M A，Eriksson U，et al. Phosphoinositide 3-kinase gamma-deficient miceare protected from isoproterenol-induced heart failure［J］. Circulation，2003，108(17)：2147－2152.

［15］ Galindo C L，Skinner M A，Errami M，et al. Transcriptional profile of isoproterenolinduced cardiomyopathy and comparison toexercise-induced cardiac hypertrophy and human cardiac failure［J］. BMC Physiol，2009，9：23.

［16］ Ren J，Yang L，Tian W，et al. Nitric oxide synthase inhibition abolishes exercise-mediated protection against isoproterenol-induced cardiac hypertrophy in female mice［J］. Cardiology，2015，130(3)：175－184.

［17］ Yang Y H，Fang H L，Zhao M，et al. Specific alpha7 nicotinic acetylcholine receptor agonist ameliorates isoproterenol-induced cardiac remodelling in mice through tgf-beta1/smad3 pathway［J］. Clin Exp Pharmacol Physiol，2017，44：1192－1200.

［18］ Faulx M D，Ernsberger P，Vatner D，et al. Strain-dependent beta-adrenergic receptor function influences myocardial responses to isoproterenol stimulation in mice［J］. Am J Physiol Heart Circ Physiol，2005，289(1)：H30－H36.

［19］ Li X，Zhang Z L，Wang H F. Fusaric acid(fa) protects heart failure induced by isoproterenol(isp) in mice through fibrosis prevention via tgf-beta1/smads and pi3k/akt signaling pathways［J］. Biomed Pharmacother，2017，93：130－145.

［20］ Vergaro G，Prud'homme M，Fazal L，et al. Inhibition of galectin－3 pathway prevents isoproterenolinduced left ventricular dysfunction and fibrosis in mice［J］. Hypertension，2016，67(3)：606－612.

第17章
心脏毒性药物诱发的大鼠心肌病模型

Takehiro Nakahara, Takashi Tanimoto, Artiom D. Petrov, Kiyotake Ishikawa,
H. William Strauss, Jagat Narula

【摘　要】抗癌药物相关的心脏毒性仍然是一个亟待解决的临床问题。为了寻找可靠的心脏毒性标志物，人们设计动物模型并以此来研究潜在的新型诊断标志物。本章介绍了一种抗癌药物诱导心肌病动物模型的构建方法，即使用雄性Sprague-Dawley(SD)大鼠，通过单次注射高剂量阿霉素(5～10 mg/kg)或多次注射(2～4次)低剂量阿霉素(2 mg/kg)联合单次注射曲妥珠单抗(10 mg/kg)诱导心肌病。通过影像学检查(超声心动图和核成像)、血清肌钙蛋白水平和组织病理学分析评估心脏毒性。

【关键词】阿霉素　曲妥珠单抗　心脏毒性　超声心动图　左心室射血分数　肌钙蛋白

17.1 引言

癌症治疗水平的提高增加了患者疾病的缓解率[1]，但抗癌药物的心脏毒性仍是亟待解决的临床问题[2-4]。抗癌药物对心肌的损害导致左心室射血分数(left ventricular ejection fraction，LVEF)降低并使患者预后恶化。为了检测抗癌药物(尤其是阿霉素和最近临床上使用的曲妥珠单抗)对心脏的毒性早期表现，多种心脏毒性动物模型(小鼠、大鼠和兔)被建立用以识别诊断标志物。这些动物模型易于建立且重复性良好；然而，如何将临床给药的剂量和间隔时间转换到动物模型的方案仍然面临挑战。

根据注射方案，这些模型可分为短期模型(约2周)和长期模型(2～12周)。在大鼠短期模型中，动物采取单剂量(10～30 mg/kg)阿霉素静脉注射或腹腔注射。其他短期模型采用每隔1天使用2～3.4 mg/kg的阿霉素，连续6次，累积剂量为12～20 mg/kg[5-14]。在大鼠长期模型中，动物通常每周接受1～5 mg/kg的阿霉素静脉注射或腹腔注射，持续2～12周，累积剂量为3～25 mg/kg[15-27]。基于联合使用曲妥珠单抗和阿霉素的临床化疗方案，曲妥珠单抗(10 mg/kg)可联合或不联合注射阿霉素[5,21,28]。在小鼠短期模型中，动物一次接受6～20 mg/kg的阿霉素静脉注射或腹腔注射，联合或不联合曲妥珠单抗10 mg/kg[29-40]。在小鼠长期模型中，动物每周接受3～9 mg/kg的阿霉素静脉注射或静脉注射，每周1次或2次，持续4～12周(累积剂量为12～40 mg/kg)[37,41-49]。另外，在一些慢性模型中将曲妥珠单抗与阿霉素联合使用。在兔子模型中,每周注射 2 mg/kg 阿霉素,连续 1～8 周[50-54]。尽管使用了不同的研究周期,且在每项研究中动物似乎都完成了研究方案,但在使用高剂量药物的研究中研究时间通常更短,这可能与动物存活时间短有关。例如,一项研究显示,10 mg/kg 阿霉素单次注射可导致动物 28 d 死亡率为 80%,而接受 2 mg/kg 阿霉素每周注射 5 次的动物则可存活约 100 d[12]。因此,大剂量短期抗癌药物注射模型更适合用于评价抗癌药物的急性心脏毒性,而小剂量长期模型则更适用于评价抗癌药物的慢性心脏毒性。本章重点介绍抗癌药物短期干预造模方法及检测抗癌药物对大鼠心脏毒性的方法[5]。

17.2　材料

某些材料可能需要相关机构委员会的批准。

(1) 动物:8 周 Sprague - Dawley 雄性大鼠[见注意事项(1)]。

(2) 大鼠正常饮食。

(3) 注射器(1 mL);测量注射器内的无效腔,确保药物剂量精确注射。

(4) 静脉导管和针头(22G/23G)。

(5) 限制器。

(6) 异氟醚。

(7) 氧气。

(8) 麻醉仪器,包括盒子和口罩。

(9) 纱布。

(10) 磷酸盐缓冲液(PBS)。

(11) 生理盐水。

(12) 带有心电图导联和高频换能器的超声心动图[见注意事项(2)]。

(13) 带有核示踪剂的显微 SPECT/CT(实验动物准直器)。

(14) 加热垫。

(15) ELISA 试剂盒。

(16) 平板阅读器。

(17) 4% 多聚甲醛。

(18) 二甲基亚砜(DMSO)。

(19) 阿霉素。

(20) 曲妥珠单抗。

17.3　方法

在我们的研究方案中,每次药物注射都使用超声心动图对动物成像。动物麻醉后进行超声心动图检查和评估。然而,当将动物固定在限制器中进行药物注射时则不需要麻醉。

17.3.1 注射

注意事项(3)描述了我们注射方案的概述。

(1) 按计算好的药物剂量准备阿霉素或曲妥珠单抗。虽然有现成的阿霉素和曲妥珠单抗溶液，但阿霉素粉末可以用 4% DMSO 溶解。注射器中还准备了 1 mL 生理盐水用于冲洗。

(2) 评估基线心功能(或在随访期间)，如下文所述(见 17.3.2 和 17.3.3)。

(3) 完成超声心动图后，将动物置入一个限制器中，将尾巴从底部拉出。

(4) 用限制器固定动物的尾巴，并将静脉导管插入尾静脉。在尾巴两侧可观察到静脉(见图 17-1)。插入静脉导管时，检查回流。若有回流，将导管倾斜并稍微向前推 1 mm，以便插入导管。将导管插入静脉，同时拔出针头。插入导管后，连接一个装满生理盐水的注射器，检查抽血是否顺畅。然后注入生理盐水[见注意事项(4)]。

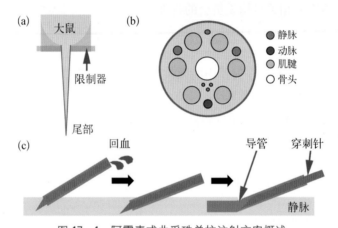

图 17-1 阿霉素或曲妥珠单抗注射方案概述

注 (a) 用抑制器固定动物，提起尾巴，在尾静脉插入静脉导管；(b) 靶静脉可以在尾侧找到；(c) 插入静脉导管时，检查回流。当观察到回流时，将导管倾斜并向前推 1 mm，以便插入导管。将外护套插入静脉，同时拔出针。

(5) 注射预先准备好的阿霉素或曲妥珠单抗。完成注射后，立即更换注射器，用生理盐水冲洗残余药物。

(6) 完成注射后，将静脉导管从静脉中拔出，用纱布压迫伤口止血(通常在 4~5 min 止血)。

(7) 动物停用异氟醚，只提供氧气，直至动物清醒。

(8) 动物放回饲养笼内进一步监测，直到它们完全从麻醉中恢复过来。

17.3.2 超声心动图

(1) 用 5% 的异氟醚麻醉动物。

(2) 剃掉动物身上的毛发，尤其是胸部的毛发，然后把动物固定在木板上。建议在操作过程中使用加热垫以保持动物的体温。

（3）将心电图导联连接到动物的四肢。用 PBS 浸过的纱布包住，用金属夹夹住纱布。将心电图导联连接到金属夹上（见图 17-2）。

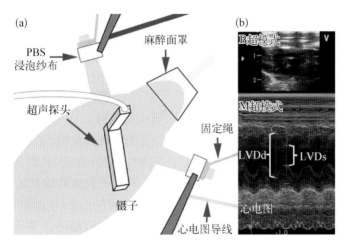

图 17-2　超声心动图成像概述

注　（a）获取回声图像。将麻醉动物置于仰卧位，固定在木板上，用绳子拉四肢以获得良好的回声。然后，用 PBS 浸泡过的纱布包裹四肢，金属夹（镊子）附在纱布上。将心电图导联连接到金属夹（镊子）上。为了获得回声图像，将探头放在胸部，用 B 模式获得胸骨旁切面（长轴/短轴）切面、剑突下切面和心尖切面。（b）胸骨旁切面（长轴）。在胸骨旁切面（长轴）获得二维图像（B 模式，上部图像），然后将光标设置在二尖瓣水平的下方。在光标之后，获得 M 模式图像（下部图像）。在 M 型上，测量左心室参数以评价左室功能。将光标置于左室壁边缘，测量左室舒张内径（LVDd）和左室收缩直径（LVDs）。左室舒张末期容积（LVEDV）、左心室收缩末期容积（LVESV）、卒中体积（SV）和 LVEF 的测量如下所示[55]：$LVEDV = 7 \times LVDd^3 / (2.4 + LVDd)$；$LVEDV = 7 \times LVDs^3 / (2.4 + LVDs)$；$SV = LVEDV \times LVESV$；$LVEF = SV/LVEDV \times 100(\%)$。

（4）将探头置于动物的胸部，用二维模式获得胸骨旁（长轴/短轴）切面、剑突下切面和心尖切面[见注意事项（6）]。

17.3.3　微型 SPECT/CT

（1）将核示踪剂注入尾静脉（见 17.3.1），等待最佳成像时机。

（2）用 2% 的异氟醚和 98% 的氧气麻醉动物[见注意事项（5）]。

（3）把动物固定在 SPECT/CT 床上。

（4）使用在推荐设置下运行的 X 线管获得显微 CT 扫描图像。

（5）在显微 CT 扫描后，利用多针孔准直器在优化的核示踪剂光峰中获得显微 SPECT 图像，对图像进行重建、传输及分析。

（6）显微 SPECT 和 CT 图像可以利用制造商的软件进行融合。

17.3.4　血样分析

用血液评估心脏毒性时，可检测心肌肌钙蛋白 Ⅰ。在处死动物之前获取血样。我们

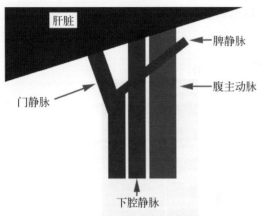

图 17-3　静脉和动脉示意图

注　为了获取血液，在麻醉动物身上很容易进入门静脉或下腔静脉。本图显示门静脉和下腔静脉的变异。

从门静脉或下腔静脉获取血液。

（1）准备带有 22G/23G 针管的注射器，用于离心和血清储存。为了获得血浆，肝素提前准备在离心管中。

（2）成像完成后，保持动物麻醉。

（3）切开腹部皮肤，打开腹部。

（4）翻动腹部器官，包括肠子和下肝，露出门静脉。

（5）将针头插入门静脉或下腔静脉，抽取 1～2 毫升血液（见图 17-3）。

（6）把血液转移到试管里。对于血浆，将试管倒置几次，使血液和肝素混合。

（7）在室温下放置大约 30 min 后，以 1 000～2 000×g 在 4 ℃条件下离心 10 min。

（8）用枪头吸出血清/血浆，并将它们放入新的试管中储存。

（9）除非血清/血浆不立即使用，否则应存放在−80 ℃冰箱。

（10）使用 ELISA 试剂盒和平板阅读器，测量采集样本中的高敏感性肌钙蛋白Ⅰ，[见注意事项（7）]。

17.3.5　组织病理学分析

病理组织学是检测抗癌药物心脏毒性的敏感方法。

（1）切下器官，分别放入冻存管中[见注意事项（8）]。

（2）将每个样品浸泡在 4% 的多聚甲醛（1～2 mL）中过夜。

（3）用 PBS 清洗样品，并在 4 ℃下储存至 6 个月。

（4）将样本包埋在石蜡中染色。免疫荧光染色，将样品包埋在冷冻切片包埋剂化合物中，并浸泡在液氮中冷冻。石蜡（室温）或切片包埋剂（冷冻）包埋后，将样品切成 5 μm 切片。将载玻片染色评估[见注意事项（9）]。

17.4　注意事项

（1）在本方案中，使用雄性大鼠。雌性动物可用于其他方案中[6,21,22,43]。

（2）传感器的频率应设置为高（7.5～30 MHz），以评估壁（心肌）运动。

（3）在我们介绍的方案中，动物采取单次（5～10 mg/kg 阿霉素）或多次（每隔一天 2.5 mg/kg 阿霉素，2～4 次）注射。两组均接受阿霉素多次注射联合单剂量曲妥珠单抗 10 mg/kg 注射。单次注射模型和阿霉素联合曲妥珠单抗注射模型在组织学上表现为 LVEF 降低和心肌损伤。阿霉素多次注射模型在组织学上存在线粒体结构改变，但 LVEF 无明显变化。血清肌钙蛋白水平没有变化[5]。

（4）在静脉导管中，针头和导管之间通常有间隙［见图 17 - 1(c)］。确认血液回流有助于正确插入导管。由于导管放置不当会导致药物漏入间质间隙，一方面造成到达心脏的药物剂量不足，另外一方面还可能造成局部损伤。

（5）在采用超声心动图检测心脏成像的麻醉期间，应监测心电图变化（特别是心率），以避免过度麻醉（近似正常心率，小鼠：480～740 次/min，大鼠：260～450 次/min，兔子：150～200 次/min）。呼吸频率也有助于判断麻醉深度（近似正常呼吸频率，小鼠：180 次/min，大鼠：90 次/min，兔子：30～60 次/min）。

（6）每次注射前和终点均行超声心动图检查。二维和 M - 模式用于评估室壁运动（损伤）。在胸骨旁（长轴/短轴）用 Teichholz 法测量左心室射血分数（LVEF）。由于抗癌药物引起的心肌损伤会导致弥漫性运动减退，Teichholz 方法[55]经常被用于其他的计算方法。例如，改进的 Simpson 法，可以更精确地测量局部损伤。虽然这取决于动物的大小和超声心动图的规格，多普勒和应变（斑点跟踪）也可以使用高规格超声心动图和专用软件进行分析。

（7）尽管文献中没有明确定义动物模型中肌钙蛋白 I 测量的临界点，但循环肌钙蛋白 I 水平超过 0.08 ng/mL[56,57]（另一项研究超过 0.03 ng/mL[58]）通常被用作临床研究中正常的临界限值。使用肌钙蛋白 I 的临界值评估是否存在心脏毒性反应。酶联免疫吸附试验（ELISA）的检测方法应遵循生产厂家的说明书。

（8）把心脏分成 4 块，然后按短轴切片。固定在 4% 的多聚甲醛溶液中，组织块应较小，如边长<1 cm。

（9）采用 HE 染色分级法进行组织病理学评价（包括炎症细胞、心肌细胞退化、凋亡细胞和坏死细胞等）[59,60]或电子显微镜分析（炎症、线粒体改变和空泡等）[60-62]。采用天狼猩红（Picro-Sirius Red）染色法检测心肌纤维化，麦胚凝集素（wheat germ agglutinin，WGA）染色法检测心肌肥大。

参考文献

［1］ Zeng C，Wen W，Morgans A K，et al. Disparities by race，age，and sex in the improvement of survival for major cancers：results from the National Cancer Institute Surveillance，Epidemiology，and End Results (SEER) program in the United States，1990 to 2010［J］. JAMA Onco，2015，11(1)：88 - 96.

［2］ Lenneman C G，Sawyer D B. Cardiooncology：an update on cardiotoxicity of cancer-related treatment［J］. Circ Res，2016，118(6)：1008 - 1020.

［3］ Bloom M W，Hamo C E，Cardinale D，et al. Cancer therapy-related cardiac dysfunction and heart failure：part 1：definitions，pathophysiology，risk factors，and imaging［J］. Circ Heart Fail，2016，9(1)：e002661.

［4］ Hamo C E，Bloom M W，Cardinale D，et al. Cancer therapy-related cardiac dysfunction and heart failure：part 2：prevention，treatment，guidelines，and future directions［J］. Circ Heart Fail，2016，9(2)：e002843.

［5］ Nakahara T，Petrov A，Tanimoto T，et al. Molecular imaging of apoptosis in cancer therapy related cardiac dysfunction before LVEF reduction［J］. JACC Cardiovasc Imaging，2018，11(8)：1203 - 1205.

［6］ Razmaraii N, Babaei H, Mohajjel Nayebi A, et al. Cardioprotective effect of phenytoin on doxorubicin-induced cardiac toxicity in a rat model［J］. J Cardiovasc Pharmacol, 2016, 67（3）: 237 - 245.

［7］ Zhang S, Meng T, Liu J, et al. Cardiac protective effects of dexrazoxane on animal cardiotoxicity model induced by anthracycline combined with trastuzumab is associated with upregulation of calpain - 2［J］. Medicine, 2015, 94（4）: e445.

［8］ Fernandez-Fernandez A, Carvajal D A, Lei T, et al. Chemotherapy-induced changes in cardiac capillary permeability measured by fluorescent multiple indicator dilution［J］. Ann Biomed Eng, 2014, 42（12）: 2405 - 2415.

［9］ Salouege I, Ben Ali R, Ben Said D, et al. Means of evaluation and protection from doxorubicin-induced cardiotoxicity and hepatotoxicity in rats［J］. J Cancer Res Ther, 2014, 10（2）: 274 - 278.

［10］ Hydock D S, Lien C, Hayward R. Anandamide preserves cardiac function and geometry in an acute doxorubicin cardiotoxicity rat model［J］. J Cardiovasc Pharmacol Ther, 2009, 14（1）: 59 - 67.

［11］ Hydock D S, Lien C Y, Schneider C M, et al. Exercise preconditioning protects against doxorubicin-induced cardiac dysfunction［J］. Med Sci Sports Exerc, 2008, 40（5）: 808 - 817.

［12］ Hayward R, Hydock D S. Doxorubicin cardiotoxicity in the rat: an in vivo characterization［J］. J Am Assoc Lab Anim Sci, 2007, 46（4）: 20 - 32.

［13］ Panjrath G S, Patel V, Valdiviezo C I, et al. Potentiation of Doxorubicin cardiotoxicity by iron loading in a rodent model［J］. J Am Coll Cardiol, 2007, 49（25）: 2457 - 2464.

［14］ Yurekli Y, Unak P, Ertay T, et al. Radiopharmaceutical model using ^{99m}Tc-MIBI to evaluate amifostine protection against doxorubicin cardiotoxicity in rats［J］. Ann Nucl Med, 2005, 19（3）: 197 - 200.

［15］ Lim S C. Interrelation between expression of ADAM 10 and MMP 9 and synthesis of peroxynitrite in doxorubicin induced cardiomyopathy［J］. Biomol Ther, 2013, 21（5）: 371 - 380.

［16］ Oliveira M S, Melo M B, Carvalho J L, et al. Doxorubicin cardiotoxicity and cardiac function improvement after stem cell therapy diagnosed by strain echocardiography［J］. J Cancer Sci Ther, 2013, 5（2）: 52 - 57.

［17］ Hiona A, Lee A S, Nagendran J, et al. Pretreatment with angiotensin-converting enzyme inhibitor improves doxorubicin-induced cardiomyopathy via preservation of mitochondrial function［J］. J Thorac Cardiovasc Surg, 2011, 142（2）: 396 - 403. e393.

［18］ Lightfoot J C, D'Agostino R B Jr, Hamilton C A, et al. Novel approach to early detection of doxorubicin cardiotoxicity by gadolinium-enhanced cardiovascular magnetic resonance imaging in an experimental model［J］. Circ Cardiovasc Imaging, 2010, 3（5）: 550 - 558.

［19］ Kenk M, Thackeray J T, Thorn S L, et al. Alterations of pre- and postsynaptic noradrenergic signaling in a rat model of adriamycin-induced cardiotoxicity［J］. J Nucl Cardiol, 2010, 17（2）: 254 - 263.

［20］ Emanuelov A K, Shainberg A, Chepurko Y, et al. Adenosine A3 receptormediated cardioprotection against doxorubicin-induced mitochondrial damage［J］. Biochem Pharmacol, 2010, 79（2）: 180 - 187.

［21］ Tatlidede E, Sehirli O, Velioglu-Ogunc A, et al. Resveratrol treatment protects against doxorubicininduced cardiotoxicity by alleviating oxidative damage［J］. Free Radic Res, 2009, 43（3）: 195 - 205.

［22］ Karagoz B, Suleymanoglu S, Uzun G, et al. Hyperbaric oxygen therapy does not potentiate doxorubicin-induced cardiotoxicity in rats［J］. Basic Clin Pharmacol Toxicol, 2008, 102（3）: 287 - 292.

［23］ Anjos Ferreira A L, Russell R M, Rocha N, et al. Effect of lycopene on doxorubicininduced cardiotoxicity: an echocardiographic, histological and morphometrical assessment［J］. Basic Clin Pharmacol Toxicol, 2007, 101（1）: 16 - 24.

［24］ Bennink R J, van den Hoff M J, van Hemert F J, et al. Annexin V imaging of acute doxorubicin cardiotoxicity (apoptosis) in rats[J]. J Nucl Med, 2004, 45(5): 842 - 848.

[25] Koh E, Nakamura T, Takahashi H. Troponin-T and brain natriuretic peptide as predictors for adriamycin-induced cardiomyopathy in rats[J]. Circ J, 2004, 68(2): 163 - 167.

[26] Bertinchant J P, Polge A, Juan J M, et al. Evaluation of cardiac troponin Ⅰ and T levels as markers of myocardial damage in doxorubicin-induced cardiomyopathy rats, and their relationship with echocardiographic and histological findings[J]. Clin Chim Acta, 2003, 329(1 - 2): 39 - 51.

[27] Koh E, Ueda Y, Nakamura T, et al. Apoptosis in young rats with adriamycin-induced cardiomyopathy — comparison with pirarubicin, a new anthracycline derivative[J]. Pediatr Res, 2002, 51(2): 256 - 259.

[28] Kim Y H, Park S M, Kim M, et al. Cardioprotective effects of rosuvastatin and carvedilol on delayed cardiotoxicity of doxorubicin in rats[J]. Toxicol Mech Methods, 2012, 22(6): 488 - 498.

[29] Guenancia C, Li N, Hachet O, et al. Paradoxically, iron overload does not potentiate doxorubicin-induced cardiotoxicity in vitro in cardiomyocytes and in vivo in mice[J]. Toxicol Appl Pharmacol, 2015, 284(2): 152 - 162.

[30] Sturgeon K, Schadler K, Muthukumaran G, et al. Concomitant low-dose doxorubicin treatment and exercise[J]. Am J Physiol Regul Integr Comp Physiol, 2014, 307(6): R685 - R692.

[31] Milano G, Raucci A, Scopece A, et al. Doxorubicin and trastuzumab regimen induces biventricular failure in mice[J]. J Am Soc Echocardiogr, 2014, 27(5): 568 - 579.

[32] Walker J R, Sharma A, Lytwyn M, et al. The cardioprotective role of probucol against anthracycline and trastuzumab-mediated cardiotoxicity. J Am Soc Echocardiogr, 2011, 24(6): 699 - 705.

[33] Miyata S, Takemura G, Kosai K, et al. Anti-Fas gene therapy prevents doxorubicin-induced acute cardiotoxicity through mechanisms independent of apoptosis[J]. Am J Pathol, 2010, 176(2): 687 - 698.

[34] Jassal D S, Han S Y, Hans C, et al. Utility of tissue Doppler and strain rate imaging in the early detection of trastuzumab and anthracycline mediated cardiomyopathy[J]. J Am Soc Echocardiogr, 2009, 22(4): 418 - 424.

[35] Daosukho C, Chen Y, Noel T, et al. Phenylbutyrate, a histone deacetylase inhibitor, protects against Adriamycin-induced cardiac injury[J]. Free Radic Biol Med, 2007, 42(12): 1818 - 1825.

[36] Li K, Sung R Y, Huang W Z, et al. Thrombopoietin protects against in vitro and in vivo cardiotoxicity induced by doxorubicin[J]. Circulation, 2006, 113(18): 2211 - 2220.

[37] Yi X, Bekeredjian R, DeFilippis N J, et al. Transcriptional analysis of doxorubicininduced cardiotoxicity[J]. Am J Physiol Heart Circ Physiol, 2006, 290(3): H1098 - H1102.

[38] Shizukuda Y, Matoba S, Mian O Y, et al. Targeted disruption of p53 attenuates doxorubicin-induced cardiac toxicity in mice[J]. Mol Cell Biochem, 2005, 273(1 - 2): 25 - 32.

[39] Liu F F, Stone J R, Schuldt A J, et al. Heterozygous knockout of neuregulin - 1 gene in mice exacerbates doxorubicin-induced heart failure[J]. Am J Physiol Heart Circ Physiol, 2005, 289(2): H660 - H666.

[40] Weinstein D M, Mihm M J, Bauer J A. Cardiac peroxynitrite formation and left ventricular dysfunction following doxorubicin treatment in mice[J]. J Pharmacol Exp Ther, 2000, 294(1): 396 - 401.

[41] Akolkar G, Bhullar N, Bews H, et al. The role of renin angiotensin system antagonists in the prevention of doxorubicin and trastuzumab induced cardiotoxicity[J]. Cardiovasc Ultrasound, 2015, 13: 18.

[42] Su H, Gorodny N, Gomez L F, et al. Noninvasive molecular imaging of apoptosis in a mouse model of anthracyclineinduced cardiotoxicity[J]. Circ Cardiovasc Imaging, 2015, 8(2): e001952.

[43] Dolinsky V W, Rogan K J, Sung M M, et al. Both aerobic exercise and resveratrol supplementation attenuate doxorubicin-induced cardiac injury in mice[J]. Am J Physiol Endocrinol Metab, 2013, 305(2): E243 - E253.

[44] Pramanik D, Campbell N R, Das S, et al. A composite polymer nanoparticle overcomes multidrug resistance and ameliorates doxorubicin-associated cardiomyopathy[J]. Oncotarget, 2012, 3(6): 640 – 650.

[45] Krishnamurthy K, Kanagasabai R, Druhan L J, et al. Heat shock protein 25-enriched plasma transfusion preconditions the heart against doxorubicin-induced dilated cardiomyopathy in mice[J]. J Pharmacol Exp Ther, 2012, 341(3): 829 – 839.

[46] Maslov M Y, Chacko V P, Hirsch G A, et al. Reduced in vivo high-energy phosphates precede adriamycin-induced cardiac dysfunction[J]. Am J Physiol Heart Circ Physiol, 2010, 299(2): H332 – H337.

[47] Deng S, Kruger A, Schmidt A, et al. Differential roles of nitric oxide synthase isozymes in cardiotoxicity and mortality following chronic doxorubicin treatment in mice [J]. Naunyn Schmiedebergs Arch Pharmacol, 2009, 380(1): 25 – 34.

[48] Niu J, Azfer A, Wang K, et al. Cardiac-targeted expression of soluble fas attenuates doxorubicin-induced cardiotoxicity in mice[J]. J Pharmacol Exp Ther, 2009, 328(3): 740 – 748.

[49] Zhu W, Shou W, Payne R M, et al. A mouse model for juvenile doxorubicin-induced cardiac dysfunction[J]. Pediatr Res, 2008, 64(5): 488 – 494.

[50] Lopez-Olmos V, Carreon-Torres E, Luna- Luna M, et al. Increased HDL size and enhanced Apo A-I catabolic rates are associated with doxorubicin-induced proteinuria in New Zealand white rabbits [J]. Lipids, 2016, 51(3): 311 – 320.

[51] Lai R, Long Y, Li Q, et al. Oxidative stress markers may not be early markers of doxorubicin-induced cardiotoxicity in rabbits[J]. Exp Ther Med, 2011, 2(5): 947 – 950.

[52] Lai R C, Wang X D, Zhang X, et al. Heart fatty acid-binding protein may not be an early biomarker for anthracycline-induced cardiotoxicity in rabbits [J]. Med Oncol, 2012, 29(3): 2303 – 2308.

[53] Barcin C, Kursaklioglu H, Safali M, et sl. Effect of octreotide in the prevention of doxorubicin cardiotoxicity[J]. Anadolu Kardiyol Derg, 2005, 5(1): 18 – 23.

[54] Gambliel H A, Burke B E, Cusack B J, et al. Doxorubicin and C – 13 deoxydoxorubicin effects on ryanodine receptor gene expression[J]. Biochem Biophys Res Commun, 2002, 291(3): 433 – 438.

[55] Teichholz L E, Kreulen T, Herman M V, et al. Problems in echocardiographic volume determinations: echocardiographicangiographic correlations in the presence of absence of asynergy [J]. Am J Cardiol, 1976, 37(1): 7 – 11.

[56] Cardinale D, Colombo A, Torrisi R, et al. Trastuzumab-induced cardiotoxicity: clinical and prognostic implications of troponin I evaluation[J]. J Clin Oncol Off J Am Soc Clin Oncol, 2010, 28(25): 3910 – 3916.

[57] Cardinale D, Sandri M T, Colombo A, et al. Prognostic value of troponin I in cardiac risk stratification of cancer patients undergoing high-dose chemotherapy [J]. Circulation, 2004, 109(22): 2749 – 2754.

[58] Sawaya H, Sebag I A, Plana J C, et al. Assessment of echocardiography and biomarkers for the extended prediction of cardiotoxicity in patients treated with anthracyclines, taxanes, and trastuzumab[J]. Circ Cardiovasc Imaging, 2012, 5(5): 596 – 603.

[59] Billingham M E, Mason J W, Bristow M R, et al. Anthracycline cardiomyopathy monitored by morphologic changes[J]. Cancer Treat Rep, 1978, 62(6): 865 – 872.

[60] Cove-Smith L, Woodhouse N, Hargreaves A, et al. An integrated characterization of serological, pathological, and functional events in doxorubicininduced cardiotoxicity[J]. Toxicol Sci, 2014, 140(1): 3 – 15.

[61] Friedman M A, Bozdech M J, Billingham M E, et al. Doxorubicin cardiotoxicity. Serial endomyocardial biopsies and systolic time intervals[J]. JAMA, 1978, 240(15): 1603 – 1606.

[62] Mackay B, Ewer M S, Carrasco C H, et al. Assessment of anthracycline cardiomyopathy by endomyocardial biopsy[J]. Ultrastruct Pathol, 1994, 18(1 – 2): 203 – 211.

第18章
野百合碱诱导的大鼠肺动脉高压模型

Carlos Bueno-Beti, Yassine Sassi, Roger J. Hajjar, Lahouaria Hadri

【摘　要】肺动脉高压(PAH)是一组以肺血管重塑和收缩导致肺血管阻力增加,右心室压力超负荷,并最终引起右心衰竭和过早死亡为特征的临床综合征。动物模型是理解肺动脉高压病理生理过程及发现和发展新治疗方法的重要工具。

野百合碱(MCT)诱导的大鼠肺动脉高压可导致动物右心室压力显著增加和肺血管重塑,同时伴随右心室肥大。MCT 诱导的大鼠肺动脉高压模型是最经典且使用最广泛的在体肺动脉高压模型。本章将介绍使用 MCT 制备大鼠肺动脉高压模型及模型评价的具体方法。采用本章介绍的实验方法,MCT 单次给药 4 周后,大鼠平均肺动脉压力可升高至约 40 mmHg,该方法制备的大鼠 肺动脉高压模型具有可靠的重复性。

【关键词】肺动脉高压　野百合碱　实验模型　右心室肥厚　右心室衰竭　肺血管重塑

18.1　引言

肺动脉高压以不同程度肺动脉血管重构引起平均肺动脉压和肺血管阻力增加、右心室后负荷超载和右心室肥大,并最终导致右心室衰竭为特点。阐明肺动脉高压的病理生理学机制对发展肺动脉高压新的有效治疗策略至关重要,而合适的肺动脉高压动物模型是实现这一目标的必备条件。

在野百合碱(MCT)诱导的肺动脉高压大鼠模型上进行相关的研究已帮助科学界深入理解肺血管重构的过程及其病理生理学机制[1]。MCT 诱导的肺动脉高压模型具有造模方法简单、可重复性好及花费少的优势。

MCT 是一种从猪屎豆植物中提取的吡咯里西啶类生物碱,MCT 单次皮下注射被用于诱导大鼠肺动脉高压。MCT 在肝脏被活化为活性吡咯代谢物脱氢野百合碱(MCTP),该活化反应高度依赖细胞色素 P450[2,3]。给予大鼠注射 MCT 可模拟多种人肺动脉高压的特征,包括注射后 4 天内出现的内皮细胞凋亡[4]。MCT 诱导内皮细胞损伤的机制包括中断细胞内膜转运[5],破坏内皮型一氧化氮合酶导致的一氧化氮信号通路失调控,导致肺血管改变[6],骨形态发生蛋白Ⅱ受体(bone morphogenetic protein receptor II,BMPRII)及其下游 Smad 信号调控异常[7]以及氧化应激反应和凋亡[8]。MCT 还可引起肺动脉平滑肌细胞(PASMCs)增殖及 PASMCs 凋亡抵抗,从而导致肺动脉中膜肥厚和阻塞性肺血管重塑,具体表现为肺动脉管腔狭窄或闭塞[9,10]。值得注意的是,MCT 单次注射诱导肺动脉高压存在延迟动力学效应:典型的肺动脉高压形成于 MCT 注射后的 3～4 周,但是 MCT 和 MCTP 将很快被代谢并从循环中清除[11]。相对于红细胞中积聚的 MCT 直接损伤肺组织产生的持续效应,肺动脉高压表型的形成还可能来源于内皮损伤的延迟效应。

本章介绍了 MCT 单次注射诱导大鼠肺动脉高压的详细方法以及该肺动脉高压模型的功能学和组织形态学特征。

18.2 材料

18.2.1 动物
(1) 200～250 g 雄性 Sprague‐Dawley 大鼠。
(2) 大鼠食物。
(3) 鼠笼。
(4) 垫料。

18.2.2 制备肺动脉高压
(1) 1 mL 无菌注射器。
(2) 25G×5″/8″针。
(3) 野百合碱(MCT)(Sigma‐Aldrich)。
(4) 1N HCl 溶液。
(5) pH 值计。
(6) 10 mol/L NaOH 溶液
(7) Dulbecco 的磷酸盐缓冲液(DPBS,pH 值 7.4),无菌过滤。
(8) 分析天平。

18.2.3 肺动脉高压功能学特征
(1) 带盖的有机玻璃感应室。
(2) 通风系统和氧气罐。
(3) 异氟醚。
(4) 加热垫。
(5) 胶带。
(6) 双鹅颈式光纤照明器。
(7) 16G 导管。
(8) 手术用丝。
(9) 棉签。
(10) 25G×5″/8″针。

(11) 纱布($2''\times 2''$)。

(12) 手术工具：小血管烧灼器、梅奥剪刀、钝嘴拇指钳、Jansen 牵开器。

(13) 压力-体积控制单元。

(14) 光伏数据采集和分析软件。

(15) 大鼠 1.9F 压力-容量(PV)导管。

18.2.4　肺动脉高压的组织学特征

(1) 50%冷冻切片包埋剂：冷冻切片包埋剂化合物与 PBS 溶液按 1∶1 混合。

(2) 一次性包埋模具。

(3) 干冰。

(4) 低温恒温器。

(5) 玻璃显微镜载玻片。

(6) 苏木精。

(7) 伊红。

(8) 乙醇。

(9) 二甲苯。

(10) 山羊血清。

(11) 一抗。

(12) 二抗-荧光染料结合物。

(13) 4,6-二脒基-2-苯基吲哚(4,6-diamidino-2-phenylindole)、二盐酸(DAPI)。

(14) 封片剂。

(15) 盖玻片。

(16) 光学显微镜和共聚焦显微镜。

18.3　方法

18.3.1　动物

(1) 动物购回后,让动物适应新的环境至少 24 h。将动物存放在 18～20 ℃温度和 40%～50%湿度下,每 12 h 明暗交替[见注意事项(1)]。

(2) 将动物随机分为对照组和 MCT 干预组(MCT 组),并从药物干预开始后每周记录动物的体重。

18.3.2　制备肺动脉高压模型

(1) 以 60 mg/kg 剂量计算 MCT 的注射用量。将 MCT 盐完全溶解在 1～3 mL 的 1 mol/L HCl 溶液中。用 10 mol/L NaOH 溶液将 pH 值调节至 7.4。加入过滤后的无菌 PBS 溶液制备 20 mg/mL MCT 溶液[见注意事项(2)]。

(2) 在大鼠的胸腹部皮下注射 MCT(60 mg/kg),如图 18-1 和注意事项(3)所示。

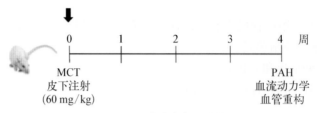

图 18-1 肺动脉高压造模

（3）保持动物在温度为 18~20 ℃、湿度 40%~50% 和每 12 h 明暗交替的环境中持续生活 4 周，每周称重一次用于评估疾病的进展[见注意事项（4）]。

18.3.3 功能性肺动脉高压检测

（1）将 1.9F PV 导管的尖端放在盐溶液中 30 min。打开压力-容量控制单元并运行数据采集软件。

（2）在有盖的有机玻璃感应室中采用 3%~4% 的异氟醚与氧气混合对动物进行麻醉（0.5 L/min）。

（3）用退毛器除去动物胸部和颈部皮肤上的毛，为手术做好准备。把动物放在加热垫上。

（4）把动物放在固定板上，颈部紧贴固定板的边缘。用缝合线牵拉动物的上门牙并用胶带固定，使动物的头和颈部呈一直线。用胶带将动物固定在平台上呈仰卧位，然后用酒精消毒手术部位。

（5）在颈部正中区域行 2 cm 切口，钝性分离暴露气管。于气管下方放置外科手术线，在气管上切开一个小口，如图 18-2（a）所示。

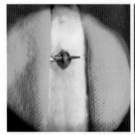 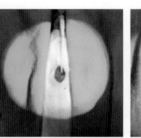 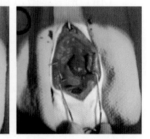

(a) 气管插管　　　　　　　　(b) 胸廓切口　　　　　　　　(c) 放置开胸器

图 18-2　开胸手术过程中的图像

注　（a）为大鼠插管，用 16G 套管插管并连接到机械呼吸机；（b）胸腔切口为纵向切口，露出肋骨；（c）胸骨切开术和牵开器的位置。开胸方法是通过内侧胸骨切开术。牵开器用于保持胸部开放。

（6）将 16G 导管插入气管，在插管术中用缝合线固定住套管，请参见注（5）。

（7）将呼吸机系统的呼吸频率设置为每秒钟 73 个循环，潮气量为 1.84 mL，并通过改良的 Y 形连接器一头连接呼吸机，另一头连接插管。保证整个手术操作过程中以 100% 氧气和 2% 异氟醚混合气体向大鼠供气。

(8) 在正常体温下用盐溶液校准 PV 导管[见注意事项(6)]。

(9) 开胸。在剑突以上整个胸骨的部位做切口,将皮肤与皮下组织分离[见图18-2(b)]。

(10) 切开胸骨(胸骨切开术)并完全暴露胸腔。放置 Jansen 开胸器以保持胸部开放[见图 18-2(c)和注意事项(7)]。

(11) 用25G 5″/8″针刺入右心室顶点区域,然后通过小孔插入1.9F PV 导管至 PV 导管近端,直至最近端电极 PV 导管完全包围的心脏组织[见注意事项(8)]。

(12) 平均肺动脉压(mPAP)测量。将插入的 PV 导管经右心室向上移动至肺动脉直到压力波形改变。将导管在新位置稳定3 min,然后停止呼吸机并开始分别记录肺动脉的舒张压和收缩压[分别为 PADP 和 PASP,见注意事项(9)]。

(13) 使用数据采集软件分别收集各参数,包括右心室收缩压(RVSP)、肺动脉舒张压(PADP)和肺动脉收缩压(PASP),每个参数记录3~6 个值,如图 18-3(b)和(c)所示。

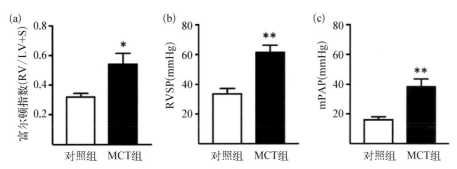

图 18-3　两组实验动物肺动脉高压功能学特点(t 检验,$n=5$)

注　注射 MCT 4 周后,MCT 组与对照组的富尔顿指数(a)、右心室收缩压(RVSP)(b)和平均肺动脉压(mPAP)(c)比较: $^*P<0.01$, $^{**}P<0.001$。

18.3.4　组织学 PHA 特点

(1) 去除动物右心房,经左心室灌注10 mL PBS,清除动物循环血液;然后去除左心房,经右心室灌注10 mL PBS,将残留的血液从肺组织中清除。

(2) 从动物体内取下肺和心脏组织,将右心室与左心室和室间隔分离。对组织进行称重,并计算富尔顿指数,用以评价心脏肥厚。计算公式如下:右心室重量/(左心室重量+室间隔重量)[见图 18-3(a)]。

(3) 将50%冷冻切片包埋剂注入肺组织[见注意事项(10)]。

(4) 使用冷冻切片包埋剂填充一次性包埋模具,并快速在干冰上冻结。将样品保存在-80 ℃条件下。

(5) 在低温恒温器中将组织切成厚度为8~10 μm 的切片,将切片平铺在多聚-L-赖氨酸预处理过的载玻片上[见注意事项(11)]。

(6) 用4%多聚甲醛固定载玻片10 min。

(7) 采用 HE 染色对肺切片进行形态学分析,评估血管中膜的厚度[见图 18-4(a)]。

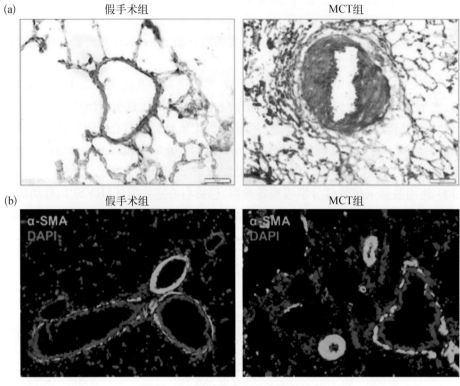

图 18-4　肺动脉高压的病理学特点

注　(a) 苏木精-伊红(HE)染色。对肺组织切片行 HE 染色以确定血管中膜厚度。与假手术组相比，MCT 组小动脉中膜显著增厚。(b) 免疫组织化学染色。将肺组织切片与 α-平滑肌肌动蛋白(α-SMA；呈绿色)抗体孵育，并用 DAPI(蓝色)共染色。免疫荧光结果显示：MCT 组的血管增厚，以平滑肌细胞增生为主的新生内膜形成有关。

(8) 免疫组织化学法：固定切片后，用 10％山羊血清(DAKO 抗体稀释液稀释)封闭 1 h。

(9) 用 PBS 洗涤 2 次，每次 5 min。

(10) 用 1.5％的山羊血清(DAKO 抗体稀释液稀释)制备一抗。切片在 4 ℃条件下孵育过夜。

(11) 用 PBS 清洗切片 2 次，每次 5 min。

(12) 用 1.5％的山羊血清(DAKO 抗体稀释液稀释)制备二抗-荧光染料耦联物。切片在 37 ℃条件下孵育 1 h。

(13) 用 PBS 清洗切片 2 次，每次 5 min。

(14) 用 DAPI 对切片进行复染细胞核。

(15) 用 PBS 清洗切片 1 次。

(16) 用封片剂和盖玻片封片。

(17) 用共聚焦显微镜拍照［见图 18-4(b)］。

18.4　注意事项

（1）动物干预和手术操作已获得西奈山研究所伊坎医学院动物护理和使用委员会批准，并按照美国国立卫生研究院实验动物护理和使用指南进行相关操作。

（2）MCT 盐的完全溶解对诱导肺动脉高压及减少局部组织的细胞毒性至关重要。确保 MCT 完全溶解于 1 mol/L HCl 溶液中，且在调整 pH 值或 PBS 稀释过程中无沉淀形成。

（3）选取体重为 250～300 g 的大鼠，每只动物给予 1 mL 浓度为 20 mg/mL 的 MCT 进行皮下注射。强烈建议至少选取 3 个部位进行皮下注射，以减轻 MCT 对局部注射部位的细胞毒性。

（4）在诱导肺动脉高压期间，每天检查动物是否有竖毛和呼吸困难等不适症状。体重减轻是疾病进展的指标，一般来说动物注射 MCT3 周后开始出现体重减轻。

（5）正确的气管插管是动物麻醉及维持动物正常呼吸所必须的。进行肺通气后观查胸部体积是否增加。如果插管位置不正确，且没有观察到胸部体积增加，则需重新插管。另外，可使用 16 G 导管经口腔直接插管代替经气管切开插管。

（6）PV 导管尖端刚浸入盐水溶液表面时导管压力数值为零。随着导管浸入盐水溶液深度增加，压力值也随之增加。导管每深入溶液 1 cm，压力应增加 0.75 mmHg。

（7）胸骨切开术是一种侵入性手术，可能会导致大出血。胸骨切开术须贯穿胸骨内侧以防止血管损伤。如果在胸骨切开术过程中有任何血管受损，可以通过电凝该区域来止血。注意任何大量的失血都可能会干扰肺动脉高压血流动力学评价过程中参数的测量。

（8）PV 导管放置于合适的位置及导管的稳定性对获取高质量的压力数据非常重要。将 PV 导管插入血管后，使其稳定 5 min。如果 PV 导管信号紊乱，则将其移动到更靠近右心室中央的位置，直至获得稳定的信号。记录数据过程中，停止呼吸机通气几秒钟。

（9）另外，如果通过颈部血管穿刺无法实现肺动脉导管插入，可以在右心室中央区域接近肺动脉的位置插入。由以下公式计算得出 mPAP：2/3 PADP＋1/3 PASP。mPAP 高于静息状态下 25 mmHg 定义为临床肺动脉高压。

（10）用 50% 冷冻切片包埋剂（PBS 稀释液）灌注肺组织，以保存肺的形态和结构进行后续组织学研究。使用 1 mL 注射器和 27 G 针头将 50% 冷冻切片包埋剂均匀地分布在所有肺组织中，此时可观察到肺组织体积增加。

（11）将组织切片后放在室温下干燥 30 min，组织切片可在 −80 ℃ 下保存数月。

参考文献

[1] Stenmark K R, Meyrick B, Galie N, et al. Animal models of pulmonary arterial hypertension: the hope for etiological discovery and pharmacological cure[J]. Am J Physiol Lung Cell Mol Physiol, 2009, 297(6): L1013 - L1032.

［2］ Reid M J，Lamé M W，Morin D，et al. Involvement of cytochrome P450 3A in the metabolism and covalent binding of 14C-monocrotaline in rat liver microsomes［J］. J Biochem Mol Toxicol，1998，12(3)：157 - 166.

［3］ Wilson D W，Segall H J，Pan L C，et al. Mechanisms and pathology of monocrotaline pulmonary toxicity［J］. Crit Rev Toxicol，1992，22：307 - 325.

［4］ Thomas H C，Lamé M W，Dunston S K，et al. Monocrotaline pyrrole induces apoptosis in pulmonary artery endothelial cells［J］. Toxicol Appl Pharmacol，1998，151：236 - 244.

［5］ Sehgal P B，Mukhopadhyay S. Dysfunctional intracellular trafficking in the pathobiology of pulmonary arterial hypertension［J］. Am J Respir Cell Mol Biol，2007，37：31 - 37.

［6］ Huang J，Wolk J H，Gewitz M H，et al. Progressive endothelial cell damage in an inflammatory model of pulmonary hypertension［J］. Exp Lung Res，2010，36：57 - 66.

［7］ Ramos M，Lamé M W，Segall H J，et al. Monocrotaline pyrrole induces Smad nuclear accumulation and altered signaling expression in human pulmonary arterial endothelial cells［J］. Vasc Pharmacol，2007，46：439 - 448.

［8］ NakayamaWong L S，Lamé M W，Jones A D，et al. Differential cellular responses to protein adducts of naphthoquinone and monocrotaline pyrrole［J］. Chem Res Toxicol，2010，23：1504 - 1513.

［9］ Kolettis T，Vlahos A P，Louka M，et al. Characterisation of a rat model of pulmonary arterial hypertension［J］. Hellenic J Cardiol，2007，48：206 - 210.

［10］ Chesney C F，Allen J R. Animal model：pulmonary hypertension，cor pulmonale and endocardial fibroelastosis in monocrotalineintoxicated nonhuman primates［J］. Am J Pathol，1973，70：489 - 492.

［11］ Estep J E，Lamé M W，Morin D，et al. ［14C］ monocrotaline kinetics and metabolism in the rat［J］. Drug Metab Dispos，1991，19：135 - 139.

第 *19* 章
Sugen5416/缺氧肺动脉高压小鼠模型的构建

Carlos Bueno-Beti, Lahouaria Hadri, Roger J. Hajjar, Yassine Sassi

【摘　要】 肺动脉高压是一种进展迅速且严重威胁生命的疾病。虽然近年来肺动脉高压治疗领域取得了很多新的进展，但是目前仍然没有药物可以治愈该病，亟需更多新的治疗方法。肺动脉高压的病理学特点为肺动脉进行性重构导致肺动脉压力和右心室压力进行性升高。寻求和发展肺动脉高压新的治疗方法则需要动物模型能良好地模拟人类肺动脉高压及其相关血管重构特征的动物模型。

本章详细地描述了 Sugen 5416/缺氧肺动脉高压小鼠的造模方法，可以广泛用于探寻肺动脉高压新的治疗方法。通过运用本文描述的造模方法，小鼠可以在 1 个月后出现严重的肺动脉高压。本文还提供了评估模型成功与否的侵入性测量方法和组织学方法。

【关键词】 Sugen 5416　缺氧　肺动脉高压模型　肺血管重构　右心室肥大

19.1　引言

肺动脉高压是指通过右心室导管测得静息平均肺动脉压力大于 25 mmHg[1]。肺动脉高压作为一种心肺功能紊乱性疾病，以远端肺动脉进行性重构诱导肺动脉压力增高及右心室超负荷，并最终引起致死相关的右心衰为特点[2-4]。肺动脉高压相关的血管重构是肺动脉内皮功能不全、肺动脉平滑肌细胞病理性增殖和迁移、血管炎症及血栓形成等多种机制作用的结果[5-8]。

当前针对肺动脉高压发病机制的靶向治疗方法改善了肺动脉高压患者的生活质量和临床结局[7]。然而，至今仍没有一种可以治愈肺动脉高压的方法。研究人员正在积极探索逆转肺动脉高压相关的肺动脉重构的新方法。为了评估新的肺动脉高压治疗方法的有效性，需要构建囊括人类肺动脉高压关键病理生理特点的临床前动物模型。肺动脉高压患者的肺血管重构特征包括新生内膜增生、小动脉内膜和外膜增厚、复杂丛状病变形成及毛细血管阻塞等[9-11]。

与人肺动脉高压相比，啮齿类动物肺动脉高压模型，如野百合碱诱导的肺动脉高压大鼠模型中缺少丛状病变形成和血管重构等人肺动脉高压相关的发病机制[12-14]。本章将介绍一种新的小鼠肺动脉高压模型构建方法，虽然这一模型不能完全复制人重度肺动脉高压的病理生理过程,但多数人肺动脉高压的病理学特点在这一模型中得以体现[15-17]。使用 Sugen 5416(一种血管内皮生长因子抑制剂)联合慢性缺氧被证实可引起伴随有血管闭塞性改变的严重肺动脉高压,这种改变与人肺动脉高压血管丛状改变相似[18,19]。

本章将介绍慢性缺氧联合每周注射制备小鼠肺动脉高压模型的方法、模型血流动力学参数测量及肺动脉高压模型组织病理学特点。使用本章造模方法,可在 1 个月左右构建严重的肺动脉高压小鼠模型。

19.2 材料

19.2.1 动物
(1) 雄性 C57BL/6 小鼠。
(2) 鼠粮。
(3) 小鼠饮用水瓶。
(4) 鼠笼。
(5) 垫料。

19.2.2 肺动脉高压的诱导
(1) 半封闭的缺氧箱(BioSpherix)。
(2) N_2 储存瓶。
(3) O_2 控制器 ProOx 360(BioSpherix)。
(4) 分析天平。
(5) Sugen 5416(SU，Cayman Chemical)。
(6) 二甲基亚砜(DMSO)。
(7) 磷酸盐缓冲液(PBS)。
(8) 1 mL 无菌注射器。
(9) 25G×5″/8″针头。

19.2.3 肺动脉高压的功能表型
(1) 带盖麻醉罐。
(2) 异氟醚。
(3) 加热垫。
(4) 胶带。
(5) 无菌缝合包。
(6) 22G 聚乙烯导管。
(7) 机械呼吸机和氧气瓶。
(8) 棉签。
(9) 25G×5″/8″针头。

(10) 手术工具：小血管烧灼器、钝头剪刀、钝鼻拇指钳、弹性拉钩。

(11) 压力-容积(P‑V)控制元件。

(12) 压力-容积数据采集和分析软件。

(13) 小鼠 1.2F PV 导管。

19.2.4　肺动脉高压组织学特征评价

(1) 50%冷冻切片包埋剂/PBS：冷冻切片包埋剂 PBS 缓冲液。

(2) 一次性包埋工具。

(3) 干冰。

(4) 低温恒温器。

(5) 经聚‑L‑赖氨酸处理玻璃显微镜载玻片。

(6) 4%多聚甲醛溶液。

(7) 苏木精。

(8) 苏红。

(9) 山羊血清。

(10) 一抗。

(11) 二抗-荧光染料结合物。

(12) 4,6‑二脒基‑2‑苯基吲哚(DAPI)。

(13) 固封剂。

(14) 盖玻片。

(15) 强光共聚焦显微镜。

19.3　方法

19.3.1　动物

(1) 购回小鼠后放在通风的笼子中饲养(每笼五只为一组)，并提供适量的垫料，以及啮齿动物的食物和水[见注意事项(1)]。让它们适应新环境(温度 18～20 ℃，湿度 40%～50%，光照/黑暗时间为 12 h/12 h)至少 3 d。

(2) 动物称重，随机分组：常氧(normoxia, Nox)组、低氧(hypoxia, Hy)组或低氧＋Sugen 5416(HySU)组。每隔一天监测一次体重、食物和水的消耗。

19.3.2　肺动脉高压的诱导

(1) 动物称重并准备 SU 以备注射用：将结晶 SU 溶解在 DMSO 中，浓度为 20 mg/mL；然后用 PBS 按 1∶3 体积(DMSO∶PBS)稀释 SU 溶液，调节 pH 值至 7.2，如注意事项(2)所示。

(2) 用带 25G×5″/8″针头的 1 mL 注射器在 HySU 组鼠腹部皮下注射 SU(20 mg/kg)，每周 1 次，连续 3 周。Nox 组和 Hy 组小鼠仅皮下注射等体积 DMSO(见图 19‑1)。

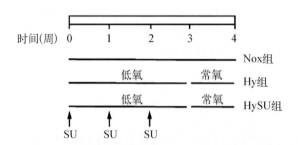

图 19-1 实验设计处理的示意图和 PH 诱导期间各组氧气水平暴露情况

（3）图 19-2（a）和（b）所示为设置半密封式缺氧室，氧气控制器 ProOx 360 和 N_2 罐。在 ProOx 360 中 O_2 设定为 10%，并使系统达到稳态［见注意事项（3）］。

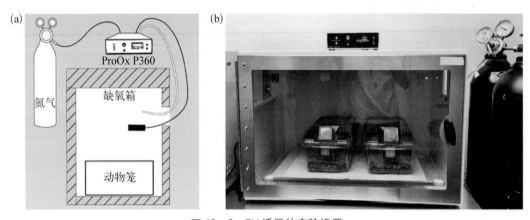

图 19-2 PH 诱导的实验设置

注 （a）缺氧系统示意图。设备由 BioSpherix Research Tools 公司提供。ProOx P360 可以检测 O_2 浓度的变化，并通过控制输气管注入气体来调节矫正 O_2 浓度。（b）BioSpherix 系统的实例图片。该系统的每个缺氧室中 1 次最多可容纳 6 个笼子。

（4）将 Hy 和 HySU 组的动物置于正常气压但低氧浓度（10% O_2）中 3 周。缺氧 3 周后，将 Hy 和 HySU 组动物置于常氧浓度（21% O_2）环境下再维持 1 周［见注意事项（4）］。缺氧箱可每 3 天打开 30 min，以清洁笼子并补充食物和水。

（5）将 Nox 组动物放在常氧浓度半密闭的饲养箱中内 4 周。

（6）在低氧暴露时间内，每天检查动物观察是否有异常表现，如竖毛、体重减轻和呼吸困难［见注意事项（5）］。如果动物不能进食或走动，且无法自行好转、症状无法改善，则实施安乐死。

19.3.3 功能性肺动脉高压评估

（1）麻醉前记录每只小鼠的体重和健康状况。

（2）在麻醉罐中用 3%～4% 的异氟醚（每升气体中含有 0.20 mL 异氟醚）对小鼠进行麻醉。通过施加有害刺激（如捏尾巴）来判断麻醉深度。用剃毛器将动物胸部和颈部的毛发剃干净。

（3）用缝合线固定小鼠的上门牙,将小鼠的颈部笔直向上放置,然后将小鼠固定在加热垫上。用胶带将小鼠的上下肢固定,使其呈仰卧位。

（4）用酒精消毒小鼠的颈部和胸部。

（5）将小鼠头部朝向操作者,在颈部内侧做一 1 cm 的切口,分离甲状腺腺叶以暴露气管。

（6）小心地用无创伤镊子拉出小鼠的舌头,然后向上移动舌头。经口用 22 号聚乙烯导管气管插管。通过颈部切口,检查导管是否正确地放置在气管内［见注意事项（6）］。

（7）通过改良的 Y 形连接器将导管连接至机械呼吸机,并在外科手术过程中保持异氟醚浓度为 2%。呼吸机参数设置为呼吸频率 148 次/min,潮气量 0.12 mL。

（8）在开始手术之前,将 1.2F PV 导管的尖端放在 PBS 溶液中浸泡 30 min。打开压力-容积控制元件并启动数据采集软件。

（9）在正常体温下用 PBS 校准 PV 导管［见注意事项（7）］。

（10）在小鼠的下胸部区域切开皮肤。将皮肤与胸壁分离,并打开胸骨旁的腹壁［见注意事项（8）］。使用肋骨撑开器将肋骨保持架固定到位。

（11）分离隔膜,露出心脏。用棉签清洁该区域并打开心包。

（12）用连接在棉签上的 25G×5″/8″针尖刺右心室。从右心室上取下针头,并用钝头拇指钳将 1.2F PV 导管插入穿刺孔,朝肺动脉方向插入。确保导管的远端电极被心室肌完全包围［见注意事项（9）］。

（13）记录所有的数据,并至少记录每只小鼠右心室收缩压（RVSP）的 5 个值,取平均值［见图 19-3（a）］。小心地将 PV 导管从右心室中取出,并将其放入 PBS 溶液中［见注意事项（10）］。

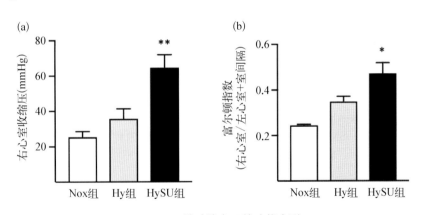

图 19-3　肺动脉高压的功能表型

注　暴露于慢性 Hy 或 HySU 3 周后,再在常氧中暴露 1 周后,测定右心室收缩压 RVSP（a）和右心室肥厚富尔顿指数（b）,并与暴露于常氧 4 周的对照动物做比较。使用单因素 ANOVA 和 Bonferroni 事后检验,与 Hy 组,$^*P<0.05$ 和 $^{**}P<0.01$;每组 $n=5$。

（14）开始记录压力后,5 mL PBS 灌注左心室,以清除体循环中的血液［见注意事项（11）］。

(15) 分离心脏并去除两个心房。分别剪下右心室、左心室和室间隔并称重。右心室肥厚程度使用富尔顿指数[见图 19-3(b)]评估。图 19-3 所示为血管内皮生长因子受体(vascular endothelial growth factor receptor inhibitors，VEGFR)抑制剂加剧了慢性低氧引起右心室收缩压增高和右心室肥大。

19.3.4　肺动脉高压的组织学特征

(1) 将肺与其他器官和组织分离。

(2) 配制 50%O.C.T. PBS 溶液，将其注入肺部[见注意事项(12)]。

(3) 将肺放在预先填充了冰冻切片包埋剂的一次性包埋模具上，放在干冰上快速冷冻，冷冻后放置于−80 ℃环境中保存。

(4) 在冰冻恒温器中将肺切成 8 μm 的切片[见注意事项(13)]，固定于经多聚 L-赖氨酸处理的玻片上。将切片放置于室温下 30 min 使其风干。

(5) 用 4%的多聚甲醛固定载玻片 10 min。

(6) 用苏木素和伊红染色(见图 19-4)，采用形态计量学分析和评价肺的中层厚度。

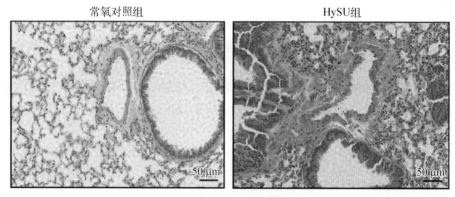

图 19-4　PH 组织学特征

注　干预组典型肺切片用 HE 染色。肺切片染色后用于形态计量分析和评估肺动脉中膜厚度。

(7) 进行免疫组织化学分析，切片固定后用 10%山羊血清 DAKO 溶液浸泡 1 h。α-平滑肌肌动蛋白(α-SMA)抗体标记的平滑肌细胞可作为评价肺动脉中膜肥厚的参考指标。

(8) 切片在 PBS 中冲洗 3 次，每次 5 min。

(9) 将一抗置于 1.5%山羊血清的 Dako 溶液中稀释，在温度为 4 ℃的湿室中培养一晚。

(10) 切片在 PBS 中冲洗 3 次，每次 5 min。

(11) 将二抗-荧光素结合物加入 1%山羊血清的 DAKO 溶液中，在 37 ℃温箱中培养 45~60 min。

(12) 切片在 PBS 中冲洗 3 次，每次 5 min。

(13) 将切片置于 DAPI 溶液中培养 5 min。

（14）切片在 PBS 中冲洗 1 次。

（15）使用滴剂固定切片，用树脂油密封盖子。

（16）用共聚焦显微镜观察已经固定好的切片。

（17）将切片置于 4 ℃的黑暗环境中长期保存。

19.4　注意事项

（1）雄性 C57BL/6 小鼠（8～10 周龄），购自美国农业部许可的商业供应商 Charles River 实验室。实验所有使用动物的方案都是依照美国国家实验动物护理和使用机构卫生指南执行，并得到了西奈山 Icahn 医学院机构动物护理和使用委员会批准。

（2）使用的 SU 为结晶固体形式，不溶于水溶液。然而，与羧甲基纤维素相比，100% 的 DMSO 等有机溶剂可以使小体积的 SU 完全溶解。

（3）O_2 控制器 ProOx P360 用于检测半封闭缺氧室内 O_2 浓度的变化，并通过气体输注管注入含氧或缺氧控制气体（N_2）来纠正该变化。通过风扇保持空气流动，气室两侧的开孔控制气室的通风，以便更换陈旧的空气。舱内和舱外的压力保持不变（常压条件）。N_2 的消耗将取决于氧气设定点和缺氧舱的大小。

（4）为诱导中重度肺动脉高压（HySU 组），给小鼠皮下注射 SU（20 mg/kg），每周 1 次，并置于慢性常压低氧（10% O_2）环境中 3 周，然后置于常氧（21% O_2）环境中 1 周。轻、中度肺动脉高压（Hy 组）动物先于慢性常压低氧环境放置 3 周，再置于常氧环境中 1 周，造成轻、中度肺动脉高压（Hy 组）。

（5）在第 1 周即可观察到缺氧小鼠体重开始下降，体重下降 10% 是疾病发展的可靠指标。

（6）经由导管将空气手动注入肺部，并仔细检查插管程序是否正确进行。应该观察到胸腔容积的增加。

（7）使用在 37 ℃条件下装满 PBS 的 15 mL 试管。如果压力为零，将导管放在 PBS 液面下数毫米处。然后，肺动脉高压 251 的缺氧小鼠模型将导管浸入给定的深度并检查压力；液面下每浸入 1 cm，压力相应增加 0.75 mmHg。

（8）术中避免出血非常重要，因为大量失血会影响血流动力学参数的测量。如果在手术过程中血管受损，使用小血管烧灼器止血。

（9）此步很关键，1.2F PV 导管的所有电极都必须埋入右心室腔内。在开始记录压力数据之前，让 PV 导管在右心室内稳定 5 min。如果 PV 导管位置不准确，信号可能会失真。将 PV 导管位置调整到右心室内更中心的位置，并检查信号是否稳定。当在数据记录前几秒和数据记录期间关闭通风机时，实现最佳数据记录。

（10）正确护理 PV 导管，请将其放入装有 PBS 的 15 mL 试管中。在实验结束后对其清洁和消毒。

（11）为了更好地暴露心脏，经过肋骨做两个侧面切口，直到锁骨，然后抬起胸骨。在右心房做一切口，使血液离开循环系统。

（12）为了妥善地保存肺生理结构，在肺组织速冻前需注入溶解有 50％冷冻切片包埋剂的 PBS。如果所有的肺都用于组织学研究，可通过气管进行肺充气。如果不是，可使用 1 mL注射器和 27G 针头将 50％的冷冻切片包埋剂注入肺部。

（13）将低温恒温器温度设置为－20 ℃，开始切片前，让冷冻切片包埋剂与肺标本一起回温。如果太冷，标本就会卷曲；如果太热，就会粘在刀上。未固定的切片可放置于 －80 ℃下储存几个月。

参考文献

［1］ Galiè N，Humbert M，Vachiery J，et al. 2015 ESC/ERS Guidelines for the diagnosis and treatment of pulmonary hypertension：The Joint Task Force for the Diagnosis and Treatment of Pulmonary Hypertension of the European Society of Cardiology (ESC) and the European Respiratory Society (ERS)：Endorsed by：Association for European Paediatric and Congenital Cardiology (AEPC)，International Society for Heart and Lung Transplantation (ISHLT)［J］. Eur Heart J，2016，37(1)：67 - 119.

［2］ Humbert M，Sitbon O，Simonneau G. Treatment of pulmonary arterial hypertension［J］. N Engl J Med，2004，351(14)：1425 - 1436.

［3］ Wilcox S R，Kabrhel C，Channick R N. Pulmonary hypertension and right ventricular failure in emergency medicine［J］. Ann Emerg Med，2015，66(6)：619 - 628.

［4］ Simon M A，Pinsky M R. Right ventricular dysfunction and failure in chronic pressure overload［J］. Cardiol Res Pract，2011，2011：568095.

［5］ Dorfmüller P. Pulmonary hypertension：pathology［J］. Handb Exp Pharmacol，2013，218：59 - 75.

［6］ Guignabert C，Dorfmüller P. Pathology and Pathobiology of Pulmonary Hypertension［J］. Semin Respir Criti Care Med，2017，38(5)：571 - 584.

［7］ Huertas A，Perros F，Tu L，et al. Immune dysregulation and endothelial dysfunction in pulmonary arterial hypertension：a complex interplay［J］. Circulation，2014，129(12)：1332 - 1340.

［8］ Herve P，Humbert M，Sitbon O，et al. Pathobiology of pulmonary hypertension. The role of platelets and thrombosis［J］. Clin Chest Med，2001，22(3)：451 - 458.

［9］ Jonigk D，Golpon H，Bockmeyer C L，et al. Plexiform lesions in pulmonary arterial hypertension composition，architecture，and microenvironment［J］. Am J Pathol，2011，179(1)：167 - 179.

［10］ Pietra G G，Edwards W D，Kay J M，et al. Histopathology of primary pulmonary hypertension. A qualitative and quantitative study of pulmonary blood vessels from 58 patients in the National Heart，Lung，and Blood Institute，Primary Pulmonary Hypertension Registry［J］. Circulation，1989，80(5)：1198 - 1206.

［11］ Rubin L J. Primary pulmonary hypertension［J］. N Engl J Med，1997，336(2)：111 - 117.

［12］ Voelkel N F，Tuder R M. Hypoxia-induced pulmonary vascular remodeling：a model for what human disease［J］. J Clin Invest，2000，106(6)：733 - 738.

［13］ Stenmark K R，Meyrick B，Galie N，et al. Animal models of pulmonary arterial hypertension：the hope for etiological discovery and pharmacological cure［J］. Am J Physiol Lung Cell Mol Physiol，2009，297(6)：L1013 - L1032.

［14］ Bauer N R，Moore T M，McMurtry I F. Rodent models of PAH：are we there yet［Z］. 2007：293，L580 - L582.

［15］ Taraseviciene-Stewart L，Kasahara Y，Alger L，et al. Inhibition of the VEGF receptor 2 combined with chronic hypoxia causes cell death-dependent pulmonary endothelial cell proliferation and severe pulmonary hypertension［J］. FASEB J，2001，15(2)：427 - 438.

［16］ Abe K，Toba M，Alzoubi A，et al. Formation of plexiform lesions in experimental severe pulmonary arterial hypertension［J］. Circulation，2010，121(25)：2747 - 2754.

［17］Ciuclan L，Bonneau O，Hussey M，et al. A novel murine model of severe pulmonary arterial hypertension［J］. Am J Respir Crit Care Med，2011，184(10)：1171 - 1182.

［18］Vitali S H，Hansmann G，Rose C，et al. The Sugen 5416/hypoxia mouse model of pulmonary hypertension revisited：long-term follow-up［J］. Pulm Circ，2014，4(4)：619 - 629.

［19］Sakao S，Tatsumi K. The effects of antiangiogenic compound SU5416 in a rat model of pulmonary arterial hypertension［J］. Respiration，2011，81(3)：253 - 261.

第20章
导丝损伤诱导的小鼠血管重塑模型

Aya Nomura-Kitabayashi, Jason C. Kovacic

【摘　要】本章介绍了一种由导丝损伤引起血管重塑的小鼠模型，以探讨心血管疾病的分子和细胞学机制。使用该模型，重点研究成年血管系统最外层外膜细胞群作为血管祖细胞的生态学定位。首先，使用标准的导丝损伤方法，将导丝留在动脉中 1 min；然后通过扭曲回缩导丝使动脉扩张，并剥脱外周动脉和股动脉的内皮细胞。这种方法导致外膜谱系细胞在内外膜边界上堆积，但不影响新的内膜增生。由于小鼠和人类进展性动脉粥样硬化斑块中均存在内膜弹性层的破裂，因此有猜测认为外膜谱系细胞是促成内皮层和中间层机械损伤诱导急性新生内膜形成的关键。为了造成这种严重的损害，我们使用直径较大的无亲水涂层导丝，在股动脉中放置 1 min 后，将导丝重复插入和回缩 10 次。导丝经 10 次剧烈的运动会导致弹性板破裂以及外膜谱系细胞所致的内膜增生。下面我们将介绍这两种不同的导丝损伤方法，使用两种直径不同的导丝损伤后肢动脉、外周动脉和股动脉的两个独立位置，以制作血管重塑模型，并研究外膜谱系细胞对增生性新生内膜的诱导作用。

【关键词】小鼠　血管成形术　股动脉　外周动脉　导丝损伤　内皮细胞剥脱　内膜增生　外膜系细胞

20.1　引言

血管新生内膜增殖形成于血管移植（静脉至动脉）[1,2]以及冠状动脉和外周动脉粥样硬化闭塞的导管介入治疗[3,4]引起的受损血管系统中。为了防止血管成形术后再狭窄，既往研究在小鼠等动物模型中深入研究了新生内膜增殖问题（本书第一部分血管成形术后再狭窄模型[5]的相关内容）。10 多年前，Sata 研究小组建立了股动脉导丝损伤引起内膜增生的小鼠模型[6]。既往研究使用这种外科技术结合小鼠遗传学在血管重塑研究中已经取得许多重要进展，主要包括干细胞、炎症、内膜平滑肌细胞表型转换和细胞外基质沉积等研究领域[7-13]。本章将重点介绍了两种动脉损伤方法，可以将它们视为"温和的"和"严重的"导丝损伤，其中严重型导丝损伤模型主要用于研究外膜系细胞在新生内膜增生中的作用。在图 20 - 4 中分别展示了具有和不具有外膜系细胞的典型新生内膜。本部分的实验步骤更加详细，也是传统导丝损伤方法的修改版[6,14-16]。注意事项中带下划线的内容是改良的造模步骤。当所有步骤顺利进行时，完成导丝损伤手术所需的时间不超过 30 min，而且该手术的动物存活率很高，既往报道术后存活率超过 99%。血管新生内膜增殖在导丝损伤动脉后 3～4 周达到最高峰，可以通过标准组织学染色进行评估[6,14-16]。

20.2　材料

20.2.1　麻醉剂
300 μL 氯胺酮(浓度 100 mg/mL)、200 μL 甲苯噻嗪(浓度 20 mg/mL)和 4 mL PBS 缓冲液。

20.2.2　手术器材
Dumont♯5 镊子 2 把[见图 20 - 1(a)]、Dumont♯5/45 镊子 2 把[见图 20 - 1(b)]、Graefe 超细镊子 1 把[见图 20 - 1(c)]、特细显微解剖剪刀 1 把[见图 20 - 1(d)]、Moria 弹簧剪刀 1 把[见图 20 - 1(e)]、Halsey 微型针固定器 2 把[见图 20 - 1(f)]、微型弹簧镊 1 把为 Finescience♯18055 - 02[见图 20 - 1(g)]。

20.2.3　缝合线
Ethicon 6 - 0[见图 20 - 1(h)]和 5 - 0[见图 20 - 1(i)]黑色缝合丝线。

20.2.4　导丝
(1) Confianza Pro Asahi 指引导丝：♯20629 - 01，尖端直径 0.23 mm/0.009 in[见图 20 - 1(j)]或类似导丝。

(2) CooK 固定芯导丝，♯C - SF - 15 - 15，尖端直径 0.38 mm/0.015 in[见图 20 - 1(k)]。

20.2.5　其他材料
(1) 手术显微镜。

(2) 鹅颈式光纤照明灯[见注意事项(1)]。

(3) 加热手术垫：25 cm×15 cm，复苏鼠笼垫：50 cm×30 cm[见注意事项(2)]。

(4) 直径约 12 cm 的塑料盘/板[见注意事项(3)]。

(5) 手术胶带[见注意事项(4)]。

(6) 二甲苯卡因(利多卡因- HCl，浓度 10 mg/mL)(浸润和神经阻滞)，置于 1 mL 注射器中。

(7) PBS 溶液，置于 1 mL 注射器和培养皿中。

(8) 手术消毒剂和 70% 浓度的乙醇。

(9) 脱毛乳液。

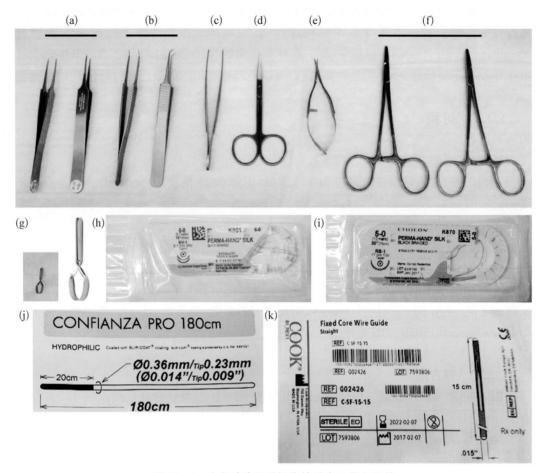

图 20 - 1 小鼠动脉导丝损伤的手术工具和导丝

注　(a) Dumont♯5 镊子；(b) Dumont♯5/45 镊子；(c) Graefe 超细镊子；(d) 特细显微解剖剪刀；(e) Moria 弹簧剪刀；(f) Halsey 微型针头固定器；(g) 微型弹簧镊；(h) Ethicon 6 - 0 黑色缝合丝线；(i) Ethicon 5 - 0 黑色缝合丝线；(j) Abbot Confianza Pro Asahi 导丝：亲水涂层，♯20629 - 01，尖端直径 0.23 mm/0.009 in；(k) Cook 固定芯线导管：♯C - SF - 15 - 15，尖端直径 0.38 mm/0.015 in。

（10）无菌棉签。

（11）2 in×2 in 无菌纱布。

20.2.6　导丝损伤动脉的取材和免疫染色

（1）固定溶液：每只小鼠 20 mL，包括 1.5％多聚甲醛和 0.1％戊二醛的 PBS 溶液。

（2）含 15％蔗糖的 PBS。

（3）冷冻切片包埋剂化合物。

（4）冰冻切片包埋模具（15 mm×15 mm×5 mm）。

（5）抗- SMA 抗体（SIGMA 公司，♯113200，稀释 100 倍）。

（6）抗- PECAM 抗体（BD 公司，♯550274，稀释 10 倍）。

（7）DAPI 封片剂。

（8）Alexa Fluor 649 抗小鼠 IgG2a（稀释 500 倍）。

（9）Alexa Fluor 488 抗大鼠 IgG（稀释 500 倍）。

（10）共聚焦显微镜。

20.3　方法学

所有实验和手术程序符合美国西奈山伊坎医学院比较医学和外科中心（Center for Comparative Medicine and Surgery，CCMS）动物护理和使用委员会（Institutional Animal Care and Use Committee，IACUC）的规定，并均已获得批准。在所有手术步骤中，使用利多卡因以确保开放的组织区域间歇性地湿润。

20.3.1　外周动脉导丝损伤模型

20.3.1.1　准备手术工具

（1）用钢丝钳从导丝尖端将 Abbot Confianza Pro Asahi 导丝或类似导丝切成 8 cm 长，然后将其浸入装有 PBS 的直径 10 cm 的器皿中。

（2）浸泡消毒手术工具［见注意事项（5）］，然后剪切 6 - 0 丝线（约 1.5 cm，每只小鼠 2 根）和 5 - 0 丝线（约 0.4 cm，每只小鼠 1 根）放入装有 PBS 的直径 10 cm 或 6 cm 塑料盘子中。

20.3.1.2　准备手术小鼠

（1）测量小鼠的体重。

（2）以 10 mL/kg 麻醉剂（如每 25 g 小鼠注射 250 μL 麻醉剂）行腹膜内注射。小鼠麻醉后，检查后肢的踏板反射以确保麻醉深度适当。所有手术过程应该在小鼠复苏前 30 分钟内完成。如果在手术结束前小鼠开始显示出任何苏醒迹象，应补加小剂量的麻醉剂。

（3）用除毛器从远端到近端（脚跟至大腿）剃除左腿的毛发，并用 PBS 湿纸巾擦拭皮肤，然后用 70% 乙醇重复擦拭皮肤。

（4）将小鼠仰卧在塑料盘/板上，用手术胶带将左后肢伸直并稍外展［见图 20 - 2(a) 和注意事项(3)(4)(6)］。在手术过程中，将小鼠放在铺有吸水垫的加热垫上［见注意事项(2)］。

（5）将折叠的擦拭纸放在小鼠的腿下形成工作区域。用 PBS 润湿小鼠的腿和纸床，并用消毒剂和 70% 乙醇擦拭其左腿。

20.3.1.3　分离外周动脉

（1）在显微镜下，通过皮肤清晰可见内侧和外侧大隐动脉（saphenous artery，SA）的分叉［见图 20 - 2(a) 和(b) 中的蓝色箭头处］[17]。在内侧和外侧隐动脉分叉远端 5 mm 处，制作纵向约 7 mm 长的皮肤切口，从裸露区域周围的皮肤与肌肉分离，以便最后的皮肤缝合。用少量利多卡因湿润开放区域。

（2）使用 ♯5/45 镊子小心地将内侧隐动脉与静脉分开。

（3）在分叉远端约 4 mm 的位置，用 1.5 cm 预浸 6 - 0 缝合线结扎分离一端的内侧隐

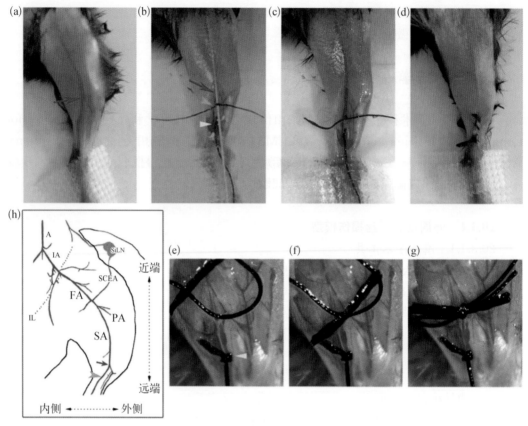

图 20 - 2　外周动脉导丝损伤

注　(a) 通过皮肤清晰可见内侧和外侧大隐动脉(SA)的分叉,如蓝色箭头所示。(b) 导丝通过内侧隐动脉插入股动脉近端(FA)。通过向远侧拉动结扎的动脉(黄色箭头)以施加轻微的张力,这有助于将导丝深深地插入到隐动脉分叉以上的近端动脉中(蓝色箭头)。暂时将预先放置的 6 - 0 缝合线绑在靠近动脉切口的插入的导丝上(浅蓝色箭头)。(c) 显示移除导丝后肿胀的股动脉和隐动脉,并且在动脉切口附近 1～2 cm 的损伤血管没有出血。(d) 以 5 - 0 丝线缝合皮肤。(e)～(g) 显示动脉切开前在导丝插入点附近打单个滑结的过程。(f) 显示了一根长约 0.4 cm 的预浸 5 - 0 缝合线放置在 6 - 0 缝合线和动脉上方,并用预先放置的 6 - 0 缝合线在 5 - 0 线和动脉上方打一个蝴蝶结,而没有取出循环边沿(g)。(h) 绘制了小鼠后肢动脉[17]。

图中 A 为主动脉,IA 为髂动脉;IL 为腹股沟韧带,FA 为股动脉;SCEA 为腹壁浅动脉;SiLN 为髂下淋巴结;PA 为腘动脉;SA 为隐动脉。(a)(b)和(h)中的蓝色箭头为内侧和外侧隐动脉的分叉标志。(b)(g)和(h)中的浅蓝色箭头显示了内侧隐动脉的动脉切开点。(b)和(e)中的黄色箭头为用远端结扎线向远端拉动脉。

动脉[见图 20 - 2(b)和(e)中的黄色箭头处],并用缝合线拉另一端以保持轻柔的张力,然后将其绑在腿上[见注意事项(7)]。

(4) 在近端动脉下放置另一根 1.5 cm 的预浸 6 - 0 缝合线[见图 20 - 2(e)],并在动脉上放置一根 0.4 cm 的预浸 5 - 0 缝合线[见图 20 - 2(f)],把 5 - 0 缝合线和 6 - 0 缝合线打单结[见图 20 - 2(g)],以暂时止血[见注意事项(8)]。

(5) 用镊子在近端和远端缝合线之间捏数次,以使动脉肿胀。该动作有助于把导丝插入动脉。

(6) 在手术区域上用少量的利多卡因,以保持在整个操作中动脉湿润。

20.3.1.4　制作外周动脉导丝损伤

（1）使用弹簧微型剪刀［见图 20 - 1(e)］在靠近远端结扎处［见图 20 - 2(g)的浅蓝色箭头处］，呈 45°角切开内侧隐动脉［动脉切开术，见注意事项(9)］。

（2）用♯5/45 镊子提起切开的动脉皮瓣，然后用另一个♯5/45 镊子从顶部轻轻地握住导丝，将预先润湿的 Abbot（或类似的）导丝插入孔中［见注意事项(10)］。

（3）导丝推进动脉 2～3 mm 后，拉一根缝线以松开近端的外科结。在这些步骤中，请保持导丝稳固，以免滑出动脉。取下 5 - 0 短线，并松开动脉上的 6 - 0 缝线，使导丝进一步插入近端动脉中［见注意事项(11)］。

（4）滴数滴利多卡因以保持导丝和动脉的湿润。用 Graefe 钳轻轻推动肌肉以调整隐动脉/股动脉的弯曲方向，从而在皮肤上引导导丝向动脉近端插入 1.4～2.0 cm［见注意事项(12)］。

（5）在动脉中留置导丝 1 min，以扩张和破坏动脉内皮层，并滴几滴利多卡因。如需记录导丝的插入长度，请在等待的同时从皮肤上测量。将预先放置的 6 - 0 缝合线绑在动脉切口附近的插入导丝上，如图 20 - 2(b)中的浅蓝色箭头所示。

（6）用镊子夹住结扎线的边缘，然后用手指重复旋转以缓慢地缩回导丝［见注意事项(13)］。

（7）在完全拉出导丝之前，将动脉上结扎线的位置重新调整至动脉切口近端 1～2 mm。

（8）撤下导丝后，立即扎紧预置的缝合线。用 PBS 冲洗血液，然后确保结扎处没有渗血，并再次结扎［见图 20 - 2(c)］，剪掉并清理多余的线头。

（9）从血管中取出导丝后，立即放入 PBS 中，并用纱布轻轻擦拭，防止组织碎屑粘在其上，并浸泡在 PBS 中以备下次使用［见注意事项(5)］。

20.3.1.5　缝合皮肤和复苏

（1）用预先浸泡的 5 - 0 丝线缝合皮肤，如图 20 - 2(d)所示。

（2）将小鼠放回到干净、预热的鼠笼中。

（3）小鼠恢复后，在鼠笼内放些食物，然后将鼠笼放回动物室。

（4）第 2 天，检查小鼠术肢和全身状况。

20.3.2　股动脉导丝损伤

严重的股动脉（femoral artery，FA)损伤导致外膜系细胞促成内膜增生。

20.3.2.1　手术工具和小鼠准备

（1）用剪线钳将 Cook 固定芯导丝切成 1.5 cm［见注意事项(14)］，然后浸在装有 PBS 直径为 6 cm 的盘中。将 3 根约 15.0 cm 和 2 根 1.5 cm 长的 6 - 0 缝线以及消毒了的手术工具预先浸泡在 PBS 中。

（2）麻醉小鼠后，去除大腿周围的毛发［见图 20 - 3(a)］，并重复 20.3.1.2 中的步骤。

20.3.2.2　分离股动脉和分支

（1）从膝盖到大腿内侧纵向划一个～0.5 cm 的皮肤切口。皮下有白色脂肪的神经血

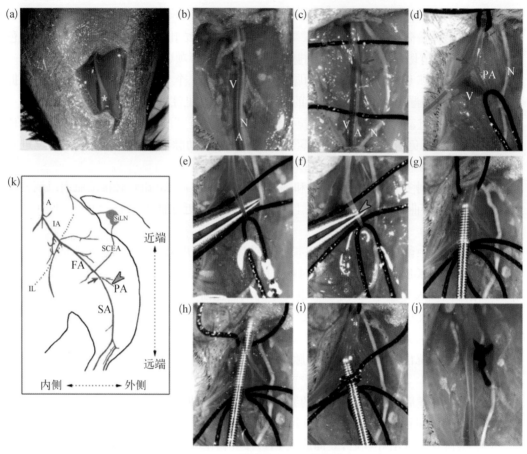

图 20 - 3 股动脉(FA)导线损伤

注 (a) 左后肢从膝盖到大腿内侧切开皮肤。黄色星号表示具有标志性的皮下白色脂肪。(b) 去除脂肪后，神经血管束清晰可见，但股动脉(FA)和胭动脉(PA)的分叉仍在脂肪和肌肉下。(c) 显示了远离血管的孤立神经(N)，同时在静脉(V)和动脉(A)血管束的近端和远端放置 2 根 6 - 0 缝合线。蓝色箭头所示股静脉和胭静脉的分叉。(d) 显示通过在近端和远端(框外)拉动环形缝线，从而在近端和远端血管束之间形成暂时固定的止血装置。通过另一根 6 - 0 缝合线环形固定分离的胭动脉，并在外侧施加轻微的张力。蓝色箭头指示为股动脉和胭动脉的分叉。(e) 在胭动脉下放置另外 2 根 1.5 cm 长的 6 - 0 缝线。将闭合的镊子尖端放在远端缝线附近的胭动脉下，有助于清晰地观察胭动脉并指导动脉切开术。(f) 淡蓝色箭头指示动脉切口，使血液从已止血的动脉中流出。(g) 将 Cook 导丝从胭动脉分支处插入股动脉 2～3 mm。(h) 在松弛的近端缝合线上将导丝进一步插入近端股动脉约 1 cm。(i) 造成严重的导丝损伤后，将撤出的导丝用预先放置的 6 - 0 缝合线暂时束缚在止血钳下，固定在动脉上，然后再将其从胭动脉上拔下。(j) 显示在动脉切口近端和远端边缘处牢固绑扎的隐动脉，没有任何渗血，并且在去除所有多余的缝线后，血液从股动脉完全流回隐动脉。(k) 显示小鼠后肢动脉的解剖关系[17]。

本图缩写请参见图 20 - 2。(c)(d)和(k)中的蓝色箭头表示股动脉和胭动脉的分支；(f)和(k)中的浅蓝色箭头表示胭动脉中的动脉切开术/导线插入点。

管束[见图 20 - 3(a)中的 *]为一个标志，它覆盖了股动脉和胭动脉(popliteal artery, PA)的分叉，位于腹壁浅动脉[SCEA，见图 20 - 3(k)]的远端[17][见注意事项(15)]。

(2) 去除神经血管束周围的膜性股鞘和皮下脂肪组织，如图 20 - 3(b)所示。

(3) 将分离的神经推向一侧避免刺激，使用♯5/45 镊子从周围的肌肉和组织中分离出血管束(无须分开静脉和动脉)。在血管束的近端和远端部位下面环行 2 根预湿的 15 cm 长的 6 - 0 缝合线[见图 20 - 3(c)]。股动脉和胭动脉的分叉仍然看不清，但是从股静脉分支出来的腘静脉通常可见,如图 20 - 3(c)中蓝色箭头所示。用一滴利多卡因润湿开放区域。

(4) 用持针器固定环行的 6 - 0 缝合线[见图 20 - 1(f)],向内拉近端束,向远端拉动远端束[见注意事项(16)]。

(5) 这些张力有助于暴露和分离延伸在右侧肌肉下方深处的腘动脉分支。

(6) 仔细地将腘动脉从股动脉和腘动脉下方的静脉中分离出来,在腘动脉下环形放置预浸的长 15 cm 6 - 0 缝线,用微型夹固定并用轻微的张力将其粘到侧面[见图 20 - 3(d)]。根据需要润湿组织。

20.3.2.3　制作股动脉导丝损伤

(1) 在腘动脉下再放置两根 1.5 cm 长的 6 - 0 缝线[见图 20 - 3(e)]。在确保止血后,在远离股动脉分叉的位置,使用弹簧微剪刀呈 45°角切开腘动脉[图 20 - 3(f)中淡蓝色箭头处,注意事项(18)]。用一滴利多卡因润湿创面。

(2) 用♯5/45 镊子轻轻地提起腘动脉的皮瓣。将预湿的 Cook 导丝插入股动脉。

(3) 将导丝牢固地插入股动脉约 3 mm 后,释放近端缝合线的张力,将导丝进一步向上插入股动脉[见图 20 - 3(h)]。使用 Graefe[见图 20 - 1(c)]或用♯5/45 镊子固定导丝,并将导丝推进大约 1 cm(导丝长度为 1.5 cm),足以覆盖近端股动脉。抽出导丝 1 min 以使动脉扩张和破坏内皮层。若要损伤中间层,需重复插入并回缩导丝 10 次。

(4) 造成严重损伤后,轻轻地回缩(但不要移开)导丝,并向近侧拉近端缝合线以再次固定止血。

(5) 将预先放置的 1.5 cm 6 - 0 缝合线重新放置在腘动脉切开点的近端,并在导丝上预先绑扎[见图 20 - 3(i)]。从腘动脉上完全取下导丝,立即绑紧预先结扎的缝合线,并再一次牢固地结扎[见注意事项(21)]。导丝从动脉中取出后,浸入 PBS 中以防止组织碎片黏附在其上。

(6) 用 PBS 洗净手术区域的血液,放松近端环行缝合线以恢复远端动脉的血液供应,并确保结扎的腘动脉切开区域没有渗血。

(7) 放松远端环行缝合线,以完全恢复股动脉至隐动脉的血流。重新检查是否有漏血[见注意事项(22)]。绑好腘动脉的远端边缘后,移除所有临时止血的缝合线。

(8) 重复 20.3.1.5 的步骤行皮肤缝合和复苏。

20.3.3　清洁和维护导丝

用新纱布轻柔但彻底地清洁 PBS 浸泡的导丝[见注意事项(23)]。将导丝放入原先的导线固定器或盘子中。

20.3.4　收集导丝损伤的动脉和免疫染色

收集、冷冻切片和免疫染色的关键步骤如下所述。

(1) 在 PBS 冲洗血液循环后灌注固定液,并将剪下的导线损伤的动脉置于含有 15％ 蔗糖的 PBS 中,在 4 ℃下过夜。

（2）用冷冻切片包埋剂化合物将动脉嵌入冰冻切片包埋模具中，并切成 6 μm 的横截面。

（3）用标准方案对冷冻切片染色，并使用共聚焦显微镜获取图像。有关用于免疫染色的常用抗体，请参见 20.2.6。

（4）图 20-4 中展示的是具有和不具有外膜系细胞的代表性增生新生内膜［见注意事项(24)和(25)］。

20.4　注意事项

（1）对于股动脉导丝损伤，因手术区域较深，渗液会积聚在手术区域。来自显微镜上方的光源会在这些液体上产生反射。如果显微镜光源不能为手术提供清晰的视野，关闭上方显微镜光源，使用鹅颈式光纤提供侧方光源［见注意事项(17)］。

（2）在手术过程中使用加热垫保持小鼠的体温，将小鼠放回笼子后继续使用加热垫，有助于小鼠的苏醒。

（3）在手术过程中将小鼠放在塑料盘/板上，可以灵活地调整合适的角度和位置，以方便导丝和工具的使用［见注意事项(10)］。

（4）Transpore 外科手术胶带易切成小块，黏性适中，并可以粘在略湿的表面上。

（5）手术器械不使用时应浸泡在 PBS 中，以清除器械表面的组织碎屑和血液。

（6）对外周动脉的导丝损伤，将隐静脉内侧对准股骨近端有助于导丝的插入。牵拉腿部使膝盖伸直，然后在膝盖下方稍微向外侧固定小腿。

（7）保持动脉张力有助于将导丝插入切口孔中。用 3～6 mm Transpore 胶带将缝合线另一侧固定在足部近端动脉，然后牵拉胶带下伸出的缝合线以调节张力。注意不能拉得太紧。

（8）只需拉动缝合线一个末端即可轻松地解开单个临时线结。将线结置于动脉切口的近端，以防止不必要的失血，且有利于导丝插入。确保隐动脉的近端和远端外科结之间有足够的距离，并在靠近远端外科结的位置行动脉切开术［见图 20-2(g)浅蓝色箭头处］，以防止在随后操作中插入的导丝滑出。图 20-2(e)～(g)展示了使用单个软线结制备临时止血装置的步骤。使用短的 5-0 缝合线轻轻地按压动脉的垫子［见图 20-2(f)］。不要在绑扎过程中取出环行缝线的边缘，而是继续沿着相反的方向拉动环的中部和缝线的另一边缘，以形成单个领结［见图 20-2(g)］。要解开领结，只需拉开 6-0 缝合线的一端即可。

（9）整洁且大小合适的动脉切口（动脉切开术）是导丝顺利插入的重点之一。将钳子放置在目标动脉下进行良好的参照对比，有助于确定动脉切口的深度［见图 20-3(e)］。动脉切开术应在动脉中达到约 40％的深度，如切口太深插入导丝时动脉易发生撕裂。

（10）在插入导丝之前，将小鼠/盘子向左调整 45°角，使导丝插入更加容易。将预湿的缝合线放在动脉旁以备使用，然后用 ♯5/45 镊子轻轻地提起切开的动脉瓣。切勿翻转或拉起皮瓣太多，否则会撕裂。只需固定翻盖以保持孔打开。用 ♯5/45 血管钳从顶部固定导丝,并使导丝角度与动脉平行,然后轻轻地插入切口孔中。

(11) 解开动脉近端线结时,请固定导丝避免从动脉中滑出。将钳子改为侧面钳夹导丝有助于后续导丝操作。当导丝进入动脉后,血液将被导丝封堵住,在解开动脉上的结扎线结后,仍需将 6 - 0 缝合线留在动脉下,以便后续操作时使用。

(12) 使用甲苯噻嗪和 PBS 进行腿部皮肤备皮,保持导丝和动脉湿润。用 Graefe 镊子轻轻地将肌肉推到皮肤上,将弯曲的隐动脉/股动脉拉直,以便顺滑地将导丝插入近端动脉。

(13) 撤回导丝时,使用左手镊子夹住导丝插入位点处缝合线,然后用手指抓握住导丝。保持局部区域湿润。在回撤导丝时,使用拇指和食指/中指来扭旋/旋转导丝,轻柔缓慢地左右旋转导丝,重复上述动作几次,直至导丝末端退至切口为止。此动作可确保外周动脉内皮被 Abbot 导丝彻底剥脱。

(14) Cook 导丝两端为圆形边缘,均适用于制作导丝损伤模型。

(15) 熟知动物后肢解剖学标志有助于寻找股动脉导丝损伤的靶血管[17]。与肢体远端相比,肢体中部和近端区域具有更多的动脉分支,如图 20 - 3(k)所示。首先找到与髂下淋巴结(subiliac lymph node,SiLN)毗邻的尾侧上腹部浅动脉(superficial caudal epigastric artery,SCEA)。细长游离的 SCEA 极易分离寻找,其由股动脉分出。股动脉和腘动脉分叉位于 SCEA 远端。股动脉和腘动脉分叉另一个定位标志是伴随神经血管束的典型皮下脂肪团[见图 20 - 3(a)中的黄色星号],股动脉和腘动脉分叉在该脂肪和肌肉下。一旦熟知了这些标志,则无须解剖 SCEA,只需在目标区域上做一个小的皮肤切口即可。

(16) 用持针器牵拉 2 根环形缝合线可在近端和远端血管束上产生张力,同时还可固定止血器。使用足够长的缝合线(约 15 cm)以便灵活地调节血管束(附着在一起的动脉和静脉)的张力和角度。使用缝合线牵拉血管的力度应该适当,过度牵拉会损伤血管束。使用持针器牵拉缝合线增加了操作的灵活性和可使用的操作空间。

(17) 股静脉和腘静脉比隐静脉粗,但更容易断裂。如果静脉受损,请用棉签按压该部位止血。用可吸收 PBS 的干燥棉签清理血液。制备股动脉导丝损伤模型最难的步骤是从静脉中分离出腘动脉并在腘动脉下方放置一根缝合线。耐心地使用闭合的♯5/45血管钳尖端在腘动脉下方分离出一条通路,以便 6 - 0 缝合线穿过,这样可以避免损伤静脉。如果因湿的组织产生反射光导致难以识别腘动脉,则关闭视线上方的光源改用侧方光源[见注意事项(1)]。

(18) 在腘动脉远端处行动脉切开术,以便在完成动脉损伤和拔除导丝后,有足够的安全间隙行腘动脉结扎。Cook 导丝直径比腘动脉直径约大 2 倍,导丝重复送入和回撤 10 次会使切口变宽,且会缩短从动脉切口处到股动脉和腘动脉分叉点间腘动脉的长度。

(19) 将 Cook 导丝从切口送入时,除了推送导丝,还应尝试将腘动脉切口边缘的皮瓣轻柔地覆盖在 Cook 导丝上。

(20) 尝试了多种不同方法来诱导外膜谱系细胞促进新生内膜增殖,只有使用 Cook 导丝在股动脉中重复 10 次插送和回撤造成额外严重的导丝损伤,才会导致股动脉中膜损伤和诱发外膜谱系细胞促进新生内膜增殖。没有剧烈地重复插送和回撤导丝，就不会引起外膜细胞促进新生内膜增殖。使用 Abbot 导丝在股动脉中重复插送和回撤 10 次后在股动脉中停留 1 min，并没有诱导外膜细胞促进新生内膜增殖。使用 Cook 导丝损伤外周动脉时，无法实现超 2～3 mm 的插入深度。选择合适的导丝损伤方法取决于实验目的和设计。选择如下：① 使用 Abbot 导丝进行外周动脉损伤比 Cook 导丝股动脉损伤操作较少，但制备的模型中外膜系细胞并不参与新生内膜增殖。② 使用 Cook 导丝损伤股动脉，采用插送和回撤 10 次导丝的方法，可诱导外膜系细胞参与的新生内膜增生（见图 20 - 4）。

（21）严重的导丝损伤会引起血管缩短，这将导致腘动脉处的切口更接近腘动脉和股动脉分叉点。因此，在移除导丝之前，将 6 - 0 缝合线小心地重新放置，并将其预先系在插入的导丝上，尽可能地远离血管切口。确保腘动脉切口边缘从结扎位置向远端伸出。打第二个线结时，应避免松开第一个线结。

（22）如果松开止血器后仍有渗血，则使用第 2 根预先放置的 1.5 cm 缝合线止血，然后重新评估。

（23）造模导丝可重复用于制备小鼠导丝损伤模型。Abbot 导丝头端具有亲水涂层，多次使用后显微镜下导丝表面可能会观察到一些膜状碎屑，不能剥离这些膜状碎屑。Abbot 导丝在插入过程中产生异常的黏性阻力，则需更换新的导丝了。将导丝浸泡在 PBS 中，用干净的纱布轻轻擦拭以清洁导丝。将清洗后的导丝保存在干净的弯盘或导丝鞘管中。

（24）外膜系细胞参与和未参与的血管新生内膜增殖典型图例如图 20 - 4 所示。该图总结了导丝损伤 3 周后外周动脉和股动脉的免疫组化染色结果。图中最上面一行列举了外周动脉损伤后新生内膜增殖的 2 个例子[见图 20 - 4(a)和(b)]：在增殖的新生内膜(neoin)(SMA 阳性，绿色)中未检测到外膜谱系细胞(tdTomato 阳性，红色)[见注意事项(25)]。未受损的正常股动脉[见图 20 - 4(c)和(d)]有完整的 PECAM 阳性内膜层(intima layer, In)[见图 20 - 4(c)中蓝色部分或(d)中绿色部分]。内膜层排列在组织良好的完整中膜层的内侧(medial layer, Md)，中膜层具有细长的 DAPI 信号[在图 20 - 4(d)中为蓝色]，或 SMA 阳性的细胞[在图 20 - 4(c)中为绿色/红色外膜层(Ad)包绕着内膜层和中膜层。但是，在导丝损伤的股动脉样本中[见图 20 - 4(e)和(f)，最下面一行]，增殖的新生内膜[在图 20 - 4(e)中为绿色]内可检测到许多外膜系细胞(红色)：一些外膜系细胞表达 SMA(黄色标记的双阳性细胞)。外膜系细胞在新生内膜边界周围聚集，并且一些红色/黄色细胞跨越外膜进入新生内膜(e 图中更高放大倍数的插入图)。这些数据表明，Cook 导丝严重损伤股动脉(停留在动脉中 1 min，同时重复导丝插送和回撤 10 次)可引起血管中膜层损伤，并引起外膜谱系细胞迁移，进而促进新生内膜增生。此外，Abbot 导丝损伤外周动脉仅导致管腔内皮细胞脱落，并未损伤中膜层，外膜谱系细胞仍保留在新生内膜之外，而不参与新生内膜增生[见注意事(23)]。

（25）图 20 - 4 中使用 tdTomato 阳性小鼠追踪外膜谱系细胞，该品系小鼠是具有可诱导 Cre 和 Rosa 26 - tdTomato(JAX 007914)的双转基因小鼠基础上剪切 floxe 终止子获得。

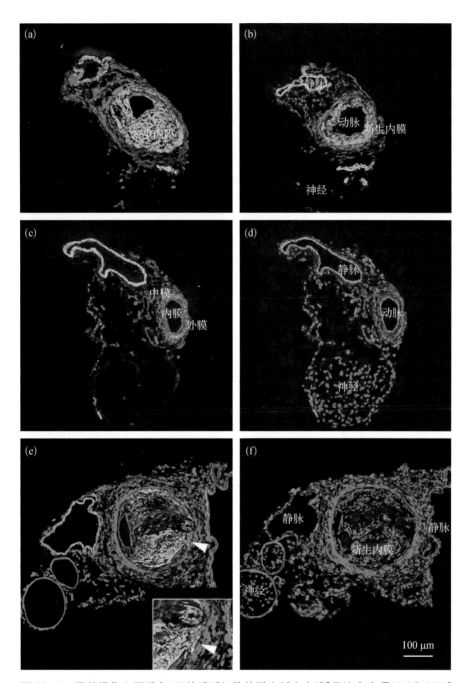

图 20-4　导丝损伤 3 周后有/无外膜系细胞的增生新生内膜[见注意事项(24)和(25)]

注　用抗 SMA、抗 PECAM 抗体和 DAPI 对导丝损伤的外周动脉(a)和(b),未受伤的股动脉(c)和(d)和导丝损伤的股动脉,(e)和(f)冷冻的切片进行染色,并检测出内含 Rosa26-tdTomato 的固有 tdTomato。tdTomato 红色信号代表外膜系细胞(a)~(f)。图(a)~(c)和(e)中的绿色和蓝色染色信号分别表示新生内膜和中膜层中的 SMA 阳性细胞,内膜层和新生上皮内膜的 PECAM 阳性细胞层。在图(d)和(f)中,蓝色信号是 DAPI 阳性细胞核,而 PECAM 阳性内膜层则显示为绿色(d)。(f)代表使用(e)中相邻组织切片进行正常小鼠 IgG2a 和大鼠 IgG 对照染色。股动脉导丝损伤样本(e)显示外膜系细胞(红色)促成新生内膜增生(绿色)。在绿色细胞中检测到许多红色或黄色的细胞,白色箭头指示红色和黄色的细胞从外膜层进入新生内膜:以较高放大倍数显示的插入物。然而在外周动脉导丝损伤的新生内膜增生样品中未检测到外膜谱系细胞(a)和(b)。

参考文献

［1］ Collins M J, Li X, Lv W, et al. Therapeutic strategies to combat neointimal hyperplasia in vascular grafts[J]. Expert Rev Cardiovasc Ther, 2012, 10: 635 - 647.

［2］ de Vries M R, Simons K H, Jukema J W, et al. Vein graft failure: from pathophysiology to clinical outcomes[J]. Nat Rev Cardiol, 2016, 13: 451 - 470.

［3］ Komiyama H, Takano M, Hata N, et al. Neoatherosclerosis: coronary stents seal atherosclerotic lesions but result in making a new problem of atherosclerosis[J]. World J Cardiol, 2015, 7: 776 - 783.

［4］ Yahagi K, Kolodgie F D, Otsuka F, et al. Pathophysiology of native coronary, vein graft, and in-stent atherosclerosis[J]. Nat Rev Cardiol, 2016, 13: 79 - 98.

［5］ Sata M. Mouse Models of Vascular Diseases[M]. Tokyo: Springer, 2016.

［6］ Sata M, Maejima Y, Adachi F, et al. A mouse model of vascular injury that induces rapid onset of medial cell apoptosis followed by reproducible neointimal hyperplasia[J]. J Mol Cell Cardiol, 2000, 32: 2097 - 2104.

［7］ Sata M, Saiura A, Kunisato A, et al. Hematopoietic stem cells differentiate into vascular cells that participate in the pathogenesis of atherosclerosis[J]. Nat Med, 2002, 8: 403 - 409.

［8］ Passman J N, Dong X R, Wu S P, et al. A sonic hedgehog signaling domain in the arterial adventitia supports resident Sca1$^+$ smooth muscle progenitor cells[J]. Proc Natl Acad Sci U S A, 2008, 105: 9349 - 9354.

［9］ Kramann R, Schneider R K, DiRocco D P, et al. Perivascular Gli1$^+$ progenitors are key contributors to injury-induced organ fibrosis[J]. Cell Stem Cell, 2015, 16: 51 - 66.

［10］ Kramann R, Goettsch C, Wongboonsin J, et al. Adventitial MSC-like cells are progenitors of vascular smooth muscle cells and drive vascular calcification in chronic kidney disease[J]. Cell Stem Cell, 2016, 19: 628 - 642.

［11］ Li C, Zhen G, Chai Y, et al. RhoA determines lineage fate of mesenchymal stem cells by modulating CTGF-VEGF complex in extracellular matrix[J]. Nat Commun, 2016, 7: 11455.

［12］ Yu B, Wong M M, Potter C M, et al. Vascular stem/progenitor cell migration induced by smooth muscle cell-derived chemokine (C-C Motif) ligand 2 and chemokine (C-X-C motif) ligand 1 contributes to neointima formation[J]. Stem Cells, 2016, 34: 2368 - 2380.

［13］ Zhu Y, Takayama T, Wang B, et al. Restenosis inhibition and re-differentiation of TGFbeta/Smad3-activated smooth muscle cells by resveratrol[J]. Sci Rep, 2017, 7: 41916.

［14］ Le V, Johnson C G, Lee J D, et al. Murine model of femoral artery wire injury with implantation of a perivascular drug delivery patch[J]. J Vis Exp, 2015(96): e52403.

［15］ Takayama T, Shi X, Wang B, et al. A murine model of arterial restenosis: technical aspects of femoral wire injury[J]. J Vis Exp, 2015(97): e52561.

［16］ Duckers H J, Boehm M, True A L, et al. Heme oxygenase - 1 protects against vascular constriction and proliferation[J]. Nat Med, 2001, 7(6): 693 - 698.

［17］ Kochi T, Imai Y, Takeda A, et al. Characterization of the arterial anatomy of the murine hindlimb: functional role in the design and understanding of ischemia models[J]. PLoS One, 2013, 8(12): e84047.

第 21 章
小鼠主动脉瘘模型

Toshihiko Isaji, Alan Dardik

【摘 要】动静脉瘘(AVF)是目前血液透析最常用的血管通路,但许多患者的长期结局仍然很差。了解瘘管环境中静脉重塑的基本机制对理解 AVF 成形至关重要。在本章中,描述了一种可用于腔内药物输送的小鼠主动脉瘘的制作方法。该模型可稳定地复制人类 AVF 的发展过程,因此是研究静脉重构的可靠模型。

【关键词】动静脉瘘　主动脉瓣瘘　血液透析通路　动物模型　瘘管成形　腔内给药

21.1　引言

随着肾脏替代疗法的应用,依赖血液透析的终末期肾脏病患者人数持续增加[1]。与人工血管和导管相比,动静脉瘘(arteriovenous fistula, AVF)的感染和血栓发生率较低,因此 AVF 仍然是血液透析最常用的通道。但是,AVF 的一年通畅率只有 60% 左右[2]。了解瘘管环境中静脉重塑的基本机制对促进我们理解 AVF 的形成至关重要[3]。与静脉移植适应动脉环境相比,静脉可能通过不同的方式适应瘘管环境,因为瘘管具有更高的血流速度和紊乱的流动模式,更低的压力和流出血管床阻力,以及暴露于动静脉混合血的低氧环境中[4,5]。

为了研究 AVF 背景下的静脉重塑,我们建立了小鼠主动脉瘘模型。该模型具有以下几个优点:首先,不同于大型动物的 AVF 模型,该模型可以利用小鼠遗传学特性来研究人类疾病。其次,该模型使用压迫止血,而不是使用缝合止血。因为缝合止血可能会导致瘘管阻塞和血管狭窄,并最终影响分子机制的分析。再次,该模型还可在造瘘的同时,便捷地将药物经血管腔输送至瘘管内皮[6]。最后,相较于使用经口吻合套的鼠颈动脉与颈静脉 AVF,该模型制作方法简单,易于掌握[7]。

该模型潜在的局限性在于 AVF 是在主动脉和下腔静脉之间进行的。它们是大的中央血管,与较小的外周血管(如桡动脉和头静脉)不同,后者通常为人体血管通路。该模型概括了人类 AVF 成形的临床过程,比如有大约 1/3 的病例出现早期内膜增生[8]。在本章中,我们描述了一种可用于腔内药物输送的小鼠主动脉瘘的制作方法。

21.2　材料

21.2.1　麻醉装置
（1）动物麻醉机，包括异氟醚汽化器。
（2）麻醉诱导箱。
（3）吸入面罩和软管。

21.2.2　手术工具
（1）立体显微镜。
（2）带齿的微型钳。
（3）手术剪刀。
（4）牵引器。
（5）细尖镊子。
（6）微型夹子。
（7）带锁的弯曲细针持针器。
（8）25 号针［见注意事项（1）］。
（9）1 mL 注射器。
（10）无菌棉签。
（11）纱布。
（12）6-0 不可吸收缝合线。
（13）盐水。

21.3　方法学

21.3.1　制作小鼠主动脉瘘
（1）将 8～10 周龄的 C57BL/6 小鼠置于含有汽化 2.5% 异氟醚和 0.8 L/min 氧气的麻醉诱导箱中诱导麻醉。

（2）从麻醉诱导箱中取出无反应的小鼠，掐其脚趾无反应表示已充分麻醉。将小鼠仰卧在手术台上，通过硅胶面罩持续吸入 2.5% 的异氟醚。

（3）使用脱毛器剃除小鼠颈部至小腹的毛，参见注意事项（2）。

（4）沿着小鼠的肝下缘水平至耻骨正上方的腹部中线切开。

（5）插入牵引器［见图 21-1(a)］。将所有肠道从腹腔中拉出至右侧，并用浸有盐水的纱布包裹。将雄性小鼠的膀胱和精囊拉到尾侧［见图 21-1(b)和注意事项（3）］。解剖直肠和腹膜后的肠系膜以完全暴露主动脉和下腔静脉［见图 21-1(c)］。

（6）从周围的腹膜后组织上分离肾下主动脉和下腔静脉，将它们夹在一起［见图 21-1(d)和注意事项（4）和（5）］。

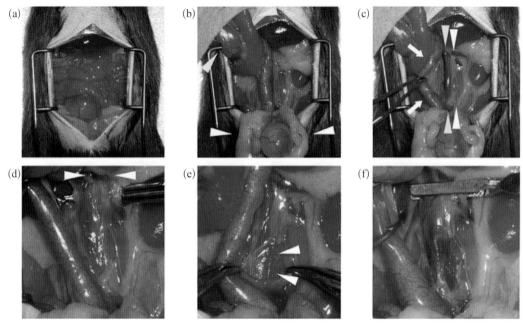

图 21-1 制作小鼠 AVF 的图片

注 (a) 在切开腹部后插入牵引器;(b) 将肠道拉出至右侧(黄色箭头),并用浸有盐水的纱布包裹。将膀胱和精囊拉出至尾侧(白色箭头);(c) 解剖直肠系膜(白色箭头)以完全暴露主动脉(白色箭头)和下腔静脉(黄色箭头);(d) 解剖左肾静脉正下方的主动脉和下腔静脉(白色箭头);(e) 解剖周围组织,露出主动脉的穿刺部位(白色箭头);(f) 夹住肾下主动脉和下腔静脉。

　　(7) 在左肾静脉到主动脉分叉处约 3/4 的距离处分离周围组织,露出主动脉的穿刺部位[见图 21-1(e)和注意事项(6)～(8)]。

　　(8) 在距针尖 4 mm 处,将 25 号针折弯至 45°～60°角[见图 21-2(a)]。用弯曲的持针器夹住针头[见图 21-2(b)和注意事项(9)]。

　　(9) 用显微外科手术夹将肾下主动脉和下腔静脉整体钳住[见图 21-1(f),请参见注意事项(10)]。

　　(10) 夹住与分叉相邻的结缔组织,向内和向尾旋转主动脉,以使主动脉表面暴露并稍微向腹侧伸展,以进行动脉穿刺[见注意事项(7)]。

　　(11) 将主动脉保持在旋转位置,并使用 25 号针穿过主动脉进入下腔静脉[见图 21-3(a)和注意事项(11)]。

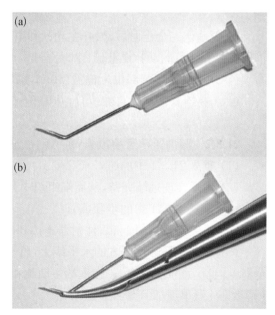

图 21-2 (a) 在距针尖约 4 mm 的位置,将 25 号针弯曲至 45°～60°角;(b) 用弯曲的持针器夹住针头

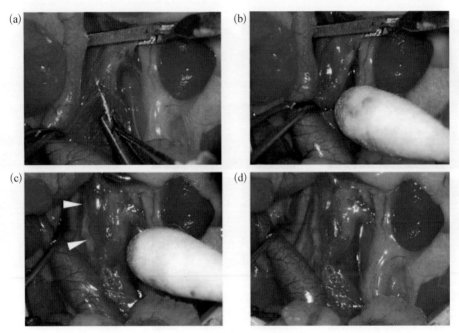

图 21 - 3　制作小鼠 AVF 的图片

注　(a) 使用 25 号针从主动脉穿入下腔静脉；(b) 从主动脉的左侧拉起周围的组织以覆盖穿刺部位，然后用棉签轻轻按压以止血；(c) 松开主动脉和下腔静脉。可以观察到下腔静脉血流颜色的变化以及扩张的下腔静脉(白色箭头)；(d) 确认止血。

(12) 将主动脉从旋转处归位，并从主动脉的左侧拉起周围的组织以覆盖穿刺部位。拔下针头，然后用棉签轻轻按压穿刺部位以止血[见图 21 - 3(b)，注意事项(12)和(13)]。

(13) 确认完全止血后，松开主动脉和下腔静脉。造瘘成功的标志为放松后看到下腔静脉扩张和浅色的动脉血液流向下腔静脉，而不是深色的静脉血液[见图 21 - 3(c)和注意事项(14)]。保持穿刺部位再覆盖 1 min，以确保止血[见图 21 - 3(d)]。

(14) 将器官恢复到自然位置，并用 6 - 0 缝合线关闭腹部[见注意事项(15)～(18)]。

21.3.2　腔内给药至小鼠 AVF

(1) 重复 21.3.1 中的(1)～(7)步。

(2) 为了实现远端夹持，从周围组织中分离出主动脉分叉下方的主动脉和下腔静脉。

(3) 重复 21.3.1 中的步骤(8)。

(4) 将装有药物的 1 mL 注射器连接到 25 号针头上。

(5) 在左肾静脉正下方的水平线上，将显微外科手术夹夹在近端主动脉和近端下腔静脉上[见注意事项(19)]。在远端主动脉和远端下腔静脉上放置第 2 个显微外科手术夹[请参见注意事项(20)]。

(6) 重复 21.3.1 中的步骤(10)和(11)。

(7) 继续用右手握住持针器，并用左手注入药液(100～200 μL)。保持该姿势静止不动 15 min。

（8）仅松开远端主动脉和下腔静脉。

（9）重复 21.3.1 中的步骤（12）～（14）。

21.4　注意事项

（1）25 号针头非常适合制作瘘管。先前我们曾报道使用 22 号针头会增加因出血或急性心衰导致的术后死亡率，而使用 28 号针头会降低术后通畅性[9]。

（2）最好使用脱毛器，因为用剃须刀留下的毛发可能会干扰术后超声检查。

（3）棉签可用于防止腹部器官受伤并避免出血。

（4）近端夹紧足以降低血压。不需要进行远端夹紧，以免干扰穿刺。

（5）注意在切开近端主动脉和下腔静脉时不要损伤小静脉分支，如腰静脉。如果钳夹靠近主动脉的左侧，则可能夹住左肾静脉的尾部分支。

（6）不要在近端穿刺主动脉，否则瘘管不会完全建立。肾下主动脉的近端部分未与下腔静脉紧密连接，因为两者之间有大量的结缔组织。

（7）主动脉需要旋转以获得穿刺部位的正视图，因为直接将主动脉穿刺到下腔静脉中可使瘘管迅速成形并保持其通畅。主动脉位于下腔静脉后面约 45°角；因此，主动脉的左侧必须向后充分分离，以保证下腔静脉背侧旋转和暴露。

（8）该模型的关键点是不要在主动脉和下腔静脉之间分离组织。

（9）用弯曲的持针器握住 25 号针头，在穿刺期间保持针的最佳方向。

（10）整体夹住近端主动脉和下腔静脉，但不要解剖两者间的结缔组织，以避免出血和延长手术时间。另外，由于近端钳夹，下腔静脉扩张有助于准确地穿刺进入下腔静脉。

（11）注意不要穿透下腔静脉的后壁，因为其在穿刺时很容易塌陷。在成功穿刺的情况下，可以从薄的下腔静脉血管壁看到针头。

（12）不使用缝合线缝合动脉。在此模型中，施加适度的压力止血，使其更具可重复性。仅按压穿刺部位以保持周围组织紧密附着，但不要将瘘管压在下腔静脉上，因为它可能导致瘘管闭塞。压力的合适程度需通过不断学习来掌握。

（13）在压紧穿刺部位的同时取下针头可以减少出血。

（14）造瘘成功后，可以看到持续浅色的动脉血流或搏动性血流以及交替的动脉和静脉血流。

（15）手术总时间平均约 20 min。

（16）麻醉终止后，小鼠通常能够在 15 min 内移动。术后给予小鼠镇痛药，并且每日监测一般状态，包括观察伤口愈合情况和活动度。

（17）术后进行多普勒超声检查以评估 AVF 的通畅性和形态、主动脉和下腔静脉中的血流。靠近 AVF 的腹主动脉的血流波形是 AVF 是否通畅的指标。通畅的 AVF 表现出持续的高舒张期血流［见图 21-4(a)］，而被闭塞的 AVF 表现出正常的三相动脉波形，如图 21-4(b)所示。

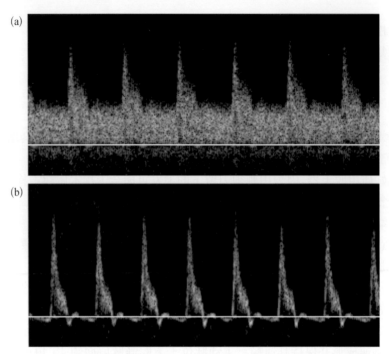

图21-4 腹主动脉近端的多普勒分析显示通畅的 AVF 表现为持续的高
舒张血流(a)，而闭塞的 AVF 则显示正常的三相动脉波形(b)

（18）术后大出血或急性心衰可能导致术后 24 h 内早期死亡，而肺栓塞或伴血栓形成的肢体缺血可能导致小鼠于术后第 1 d 死亡。术后第 7 d 的存活率约为 90％。AVF 的技术性成功可在术后第 3 d 得到确认，因为术后第 3 d AVF 的通畅就可以预测 AVF 通畅持续到第 21 d 左右。第 3 d 的 AVF 技术成功率约为 70％[4]。

（19）可以改变主动脉和下腔静脉的近端夹紧位置，使其恰好位于由肾下下腔静脉上部产生的大腰静脉的远端。排除这些腰静脉将最大限度减少由于逆行血流导致药物稀释，并防止药物流失，从而提高给药的有效性。

（20）从右侧插入微型夹子，在主动脉分叉下方夹持远端主动脉和下腔静脉，因此不会干扰穿刺针。

参考文献

[1] Pisoni R L, Zepel L, Port F K, et al. Trends in US vascular access use, patient preferences, and related practices: an update from the US DOPPS practice monitor with international comparisons [J]. Am J Kidney Dis, 2015, 65(6): 905 - 915.

[2] Gibson K D, Gillen D L, Caps M T, et al. Vascular access survival and incidence of revisions: a comparison of prosthetic grafts, simple autoge- nous fistulas, and venous transposition fistulas from the United States Renal Data System Dialysis Morbidity and Mortality Study[J]. J VascSurg, 2001, 34(4): 694 - 700.

[3] Hu H, Patel S, Hanisch J, et al. Future research directions to improve fistula maturation and reduce access failure[J]. SeminVascSurg, 2016, 29(4): 153 - 171.

［4］　Yamamoto K，Li X，Shu C，et al. Technical aspects of the mouse aortocaval fistula［J］. J Vis Exp，2013(77)：e50449.

［5］　Lu D Y，Chen E Y，Wong D J，et al. Vein graft adaptation and fistula maturation in the arterial environment［J］. J Surg Res，2014，188(1)：162－173.

［6］　Hashimoto T，Yamamoto K，Foster T，et al. Intraluminal drug delivery to the mouse arteriovenous fistula endothelium［J］. J Vis Exp，2016(109)：e53905.

［7］　Castier Y，Lehoux S，Hu Y，et al. Characterization of neointima lesions associated with arteriovenous fistulas in a mouse model［J］. Kidney Int，2006，70(2)：315－320.

［8］　Yamamoto K，Protack C D，Tsuneki M，et al. The mouse aortocaval fistula recapitulates human arteriovenous fistula maturation［J］. Am J Physiol Heart CircPhysiol，2013，305(12)：H1718－H1725.

［9］　Yamamoto K，Protack C D，Kuwahara G，et al. Disturbed shear stress reduces Klf2 expression in arterial-venous fistulae in vivo［J］. Phys Rep，2015，3(3)：e12348.

第 6 篇

大动物模型

第22章
基于导管介入方法的猪心肌梗死模型

Olympia Bikou, Shin Watanabe, Roger J. Hajjar, Kiyotake Ishikawa

【摘 要】美国心脏协会最近统计的数据表明,尽管在治疗心肌梗死和后续的心衰方面付出了巨大的努力,但仍有改进的空间。为了开发新的疗法并将其转化为临床应用是非常重要的。本章描述了建立猪的非开胸心肌梗死模型的详细方案,该模型具有存活率高(缺血再灌注后存活率＞90％)、心肌梗死面积根据冠状动脉闭塞部位可调、心功能障碍可逆、侵袭性相对较低等优点。并且介绍了缺血再灌注损伤的冠状动脉临时闭塞方法和永久性闭塞方法,包括血栓注射或栓塞弹簧圈植入。此外,对于理解、实施和分析猪心脏血管造影和超声心动图所需的关键步骤也做了详细描述。

【关键词】猪心肌梗死　心衰模型　缺血-再灌注　栓子　永久性冠状动脉闭塞　血栓
猪心血管造影术　猪超声心动图　大动物

22.1 引言

心力衰竭(简称心衰)是一种由多种原因引起的临床综合征[1]。根据美国心脏协会最新的统计数据显示,受心衰影响的美国成年人从2009—2012年的570万人增加到2011—2014年的650万人。预计到2030年心衰患者的数量将进一步上升[2]。心衰患病率的不断增加,一方面归因于人口的老龄化,另一方面原因主要是急性缺血性心脏病临床结局的改善。目前随着针对急性心肌梗死的治疗方法不断地进步,也导致了心肌梗死后较高的存活率和慢性期发生心衰的风险增加[3]。

因此,缺血性心脏病仍然是临床心衰最常见的原因之一。目前临床上可用的治疗方法可减缓心衰的进展,但仍迫切需要新的治疗方法来保护或修复心肌缺血引起心脏渐进性损害[4]。动物模型对于实现这一目标至关重要,心衰的动物模型使我们能够确定新的机制和新的潜在治疗靶点。一旦确定了有希望的治疗方法,在将其转化至临床应用之前,使用心衰的大型动物模型进行实验是非常必要的。此外,心衰的大型动物模型对于临床成像方式和临床设备的测试也能提供较大的帮助。

在本章中,描述了基于导管的方法建立猪心肌梗死模型的详细方案。这种非开胸的心肌梗死模型的优点是存活率高(缺血再灌注后存活率＞90％)、心肌梗死大小可根据冠状动脉闭塞部位调整、心功能不全可重复性较高以及创伤相对较低。避免开胸手术，并防止与手术相关的粘连和炎症[5]。本章也描述了理解、实施和分析猪心血管造影和干预措施以及超声心动图所需的关键步骤。对于任何临床的干预，研究人员都应该熟悉所使用的设备、心脏和相关结构的解剖以及潜在的围术期并发症及处理。

22.2　材料

22.2.1　设备

（1）实验用猪[见注意事项（1）]。

（2）适用于大型动物的兽用麻醉呼吸机。

（3）持续输液及麻醉剂的注射器泵。

（4）生命监测仪：心电图、心电电极、导电胶、脉搏血氧饱和度、二氧化碳监测、压力传感器。

（5）心脏除颤器。

（6）标准导管介入包：注射器、针头、纱布、碗。

（7）6Fr 或更大的鞘。

（8）6Fr 或更大的导尿管[见注意事项（2）]。

（9）0.035 in 导丝。

（10）0.014 in 导丝。

（11）冠状动脉球囊导管[见注意事项（3）]。

（12）造影剂。

（13）注射歧管（多通注射器）。

（14）Y 形连接器。

（15）栓塞弹簧圈。

（16）消毒剂。

（17）加热垫。

（18）保温毯。

（19）C 形臂。

（20）超声心动图仪。

22.2.2　药物

（1）特拉唑（替利他明/唑拉西泮）。

（2）丁丙诺啡。

（3）异丙酚。

（4）抗生素：头孢唑啉。

（5）阿托品。

（6）胺碘酮。

（7）呋塞米（速尿）。

（8）硝酸甘油。

（9）肝素。

（10）鱼精蛋白。

（11）利多卡因。

（12）镁剂（注射用）。

（13）在制作心肌梗死模型前输液：0.9％氯化钠溶液 1 000 mL，胺碘酮 3 mg/kg，醋酸钾 20 mEq，阿托品 0.1 mg/kg［见注意事项（4）］。

（14）在制作心肌梗死模型后输液：0.9％氯化钠溶液 500 mL，胺碘酮 3 mg/kg，醋酸钾 20 mmol/L。

22.3　方法

22.3.1　术前准备和麻醉

（1）动物夜间禁食但可自由进水。

（2）肌内注射替来他明/唑拉西泮 6.0 mg/kg 诱导麻醉。应用止痛药，如丁丙诺啡 0.03 mg/kg。大剂量丁丙诺啡可持续作用 8～12 h。

（3）将动物转移到准备区并提供氧气。

（4）持续监测外周血氧饱和度和心率（脉搏）。

（5）插管，建立外周静脉通路。

（6）将气管导管连接到呼吸机上。将动物四肢近端毛发剃净，以便放置心电图电极。在电极上涂上凝胶后贴在动物腿上，可帮助减少对监护的干扰，这对冠状动脉球囊闭塞期间的心律失常监测非常重要。

（7）肌内注射预防性抗生素（如头孢唑啉 25 mg/kg）。

（8）将动物转移到手术室并连接呼吸机，持续气管内压不超过 20 mmHg 以防止肺损伤。建议测量呼气末 CO_2 浓度，以调整潮气量和通气量。

（9）使用异丙酚维持麻醉［见注意事项（5）］。在手术过程中，应将加热垫放在动物的下方，以保持体温。

（10）脉搏血氧饱和度、心电图、心率和血压监测应在整个过程中持续进行。

（11）静脉输注生理盐水［体重（kg）×（5～10）mL］，以纠正隔夜禁食造成的脱水，见注意事项（6）。

22.3.2　超声心动图对心脏的基线评估

在制作心肌梗死模型前应做超声心动图检查，以筛查心脏是否异常并评估心肌梗死的影响。为了获得最佳的超声心动图图像，了解猪心的解剖结构是必不可少的。与人类相比，猪的胸腔在前后方向上更呈"椭圆形"，这主要是因为站姿不同。此外与人类相比，猪心尖部位于更中间的位置。通过动物禁食以及避免过多的潮气量以获得良好的心脏图像非常重要。

（1）将动物置于右侧卧位（左侧朝上），将足够量的超声波凝胶涂抹在胸部［见注意事项（7）和（8）］。

（2）对于心尖切面，将超声探头放置在胸骨下可以显示心尖四腔切面，如图 22-1 所示。对于心尖三腔切面，则将超声探头旋转约 90°角并略微侧倾。获取并保存图像以供做进一步的脱机分析。使用彩色多普勒检查二尖瓣和主动脉瓣反流情况。

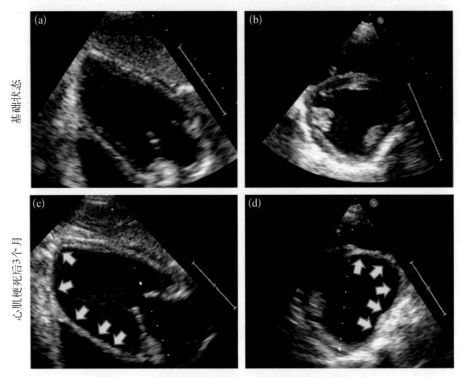

图 22-1　心肌梗死发生前和 3 个月后的超声心动图图像

注　（a）和（b）为心肌梗死前；（c）和（d）心肌梗死后 3 个月。注意左心室重构（心室扩张和室壁变薄，见箭头）以及左心房增大。这些都与收缩功能下降有关。（a）和（c）心尖纵切面；（b）和（d）胸骨旁短轴切面。标尺为 5 cm。

（3）使用脉冲（pulsed wave，PW）多普勒于二尖瓣尖端位置评价左心室的舒张功能。左心室舒张期（窦性心律下）可测量以下血流速度参数：E 波，代表心室早期被动充盈；A 波，出现在舒张晚期，代表心房收缩。

（4）室壁运动速度减慢可通过组织多普勒成像（tissus Doppler imaging，TDI）来评价。将 PW-TDI 取样容积窗置于二尖瓣环侧壁，可以显示 1 个收缩波和 2 个舒张波（E′：被动心室充盈；A′：心房收缩）。此时需注意在随访期间室间隔发生的心肌梗死。使用这些参数可以估计左心室舒张末压。

（5）主动脉和二尖瓣的彩色多普勒、主动脉和二尖瓣的 PW 和连续波（continuous wave，CV）多普勒可以检测瓣膜的血流和功能。可通过描绘 PW 多普勒轮廓计算速度时间积分（velocity time integral，VTI）来评估跨瓣血流。

（6）胸骨旁切面时，将猪转向左侧卧位，右侧朝上。将超声探头放在第 3 至第 4 肋间空隙。胸骨旁切面可获得以下测量结果：左心室流出道的内径、左心房内径、标准 M 型左心室测量值和短轴图像。

（7）为了获得胸骨旁短轴视图，从纵向视图顺时针旋转超声探头 90°角并向上倾斜。如果图像不理想，可以尝试另一个肋间间隙，获取心尖、乳头肌和基底水平的左心室图像（见图 22 - 1）。

22.3.3　诱发心肌梗死

（1）完成超声心动图检查后，开始诱导心肌梗死前输液（300 mL/h），静脉注射以下药物：胺碘酮 1～3 mg/kg，阿托品 0.1 mg/kg。

（2）将猪置于仰卧位，把腿宽松地固定在桌子上。穿刺前将后腿拉向尾侧，以拉伸血管便于穿刺。

（3）清洁和消毒腹股沟区域，涂抹超声波凝胶，并将血管超声探头放在计划穿刺部位近端的皮肤上［见注意事项（9）和（10）］。

（4）在超声引导下进针，根据超声图像校正针头位置。用改良的 Seldinger's 技术穿刺动脉，以 45°角刺入皮肤，在针头回撤时保持倾斜。在进导丝之前确保喷血血流良好。

（5）送入 J 形导丝［见注意事项（11）］。

（6）将穿刺针换成动脉血管鞘。在置入鞘之前做一皮肤切口，使鞘容易穿过皮肤层［见注意事项（12）］。

（7）必要时抽血做进一步分析或血栓注射［见 22.3.3，步骤（20）①］。静脉注射肝素（200～300 IU/kg）。活化凝血时间应大于 250 s。

（8）将鞘缝合固定在适当的位置，以防止鞘管在冠状动脉球囊闭塞期间发生心律失常需要除颤时移位脱落。

（9）松开紧拉后腿的绳索。

（10）右冠状动脉造影：用 0.035 英寸导丝将 4Fr 或 5Fr 冠状动脉导管插入升主动脉［见注意事项（13）］。将导管内的导丝拉回 5～10 cm，逆时针旋转导管使其与右冠状动脉接合［见注意事项（14）］。

（11）当导管送至冠状动脉开口附近，撤出导丝并连接连通板。排出导管内空气并检查压力［见注意事项（15）和（16）］。先缓慢地注射造影剂经 X 射线对冠状动脉进行预显影，然后在不同的投照体位下行血管造影以获得右冠状动脉的清晰图像［见注意事项（17）］。

（12）左冠状动脉造影：撤出右冠状动脉造影导管换成左冠状动脉造影导管。Hockey stick 导管和部分 JR 导管都可以用于右冠状动脉和左冠状动脉造影。用 0.035 英寸导丝将导管导引推进到升主动脉，然后撤出导丝。将导管连接到连通板，检查压力波。如果压力波不正常，调整导管位置［见注意事项（15）］。顺时针旋转将导管插入左冠状动脉开口。在不同的视角下进行血管造影，以获得清晰的左冠状动脉图像［见注意事项（18）和图 22 - 2］。

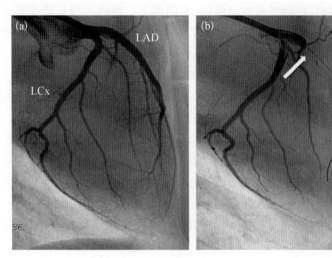

图 22-2　球囊闭塞心肌梗死前和心肌梗死期间的血管造影图像

注　(a) 左冠状动脉造影显示球囊闭塞前的 LAD 和 LCx；(b) 球囊闭塞时的
左前降支(LAD)和左回旋支(LCx)。箭头指示球囊位置。

（13）参考血管造影后，评估目标冠状动脉的大小，并准备冠状动脉球囊进行封堵。球囊的合适大小为靶冠状动脉段直径的 1.2～1.5 倍[见注意事项(19)和图 22-2]。

（14）将导管置换为 6Fr 或 7Fr 导引导管以构造心肌梗死模型。用 0.035 英寸导丝导引下更换导管。重复 22.3.3 中步骤(12)。

（15）一旦导管勾挂于左冠状动脉，沿 0.014 英寸导丝送入球囊。将球囊推进到导管开口后，先推进 0.014 英寸导丝，然后在手握固定导丝的同时推进球囊[见注意事项(20)]。

（16）造影以确认球囊的位置。球囊充气后纵向扩张可能堵塞邻近侧支，因此球囊应置于分支远端至少一个标记点距离[见注意事项(21)]。

（17）在目标位置以 3～6 atm 使球囊充气，然后做血管造影以确认靶血管完全闭塞。在心肌梗死期间，后撤引导导管以使其从左冠状动脉开口脱离，同时轻推球囊导管以防止其被拉出[见注意事项(22)]。冲洗导管以进行压力监测。

（18）持续监测心电图和血压。同时可以适当减少异丙酚用量[见注意事项(23)]。球囊充气后随时准备使用体外除颤器，并在出现恶性心律失常时立即予以除颤，见注意事项(24)和(25)。

（19）缺血-再灌注损伤：在达到预设时间后将球囊放气会出现再灌注损伤[见注意事项(26)]。

（20）永久性闭塞：既可经球囊腔内注入血栓，也可在再灌注后植入栓塞圈。

① 注射血栓时，应在注射肝素前抽取血液样本，并保存在玻璃管内。取 1 cm³ 血栓与 3 mL 造影剂混合。用三通接头，通过在注射器之间来回推挤混合物，将血栓粉碎成小颗粒。在再灌注前将该混合物 1 mL 注入冠状动脉导丝管腔[见注意事项(27)]。3 min 后将球囊慢慢放气再检查冠状动脉血流。

② 如植入栓塞弹簧圈，先收回球囊系统。使用 4Fr 冠状动脉导管，按 22.3.3 步骤

(12)所述送入左冠状动脉。将一根 0.014 英寸的经导管送入之前阻塞的血管。导丝深插入靶血管后,在握住导丝的同时,轻轻旋转并推入 4Fr 冠状动脉导管。将导管推进到球囊闭塞部位的远端后撤出导丝,将栓塞弹簧圈插入导管。用 0.035 英寸的导丝将弹簧圈导入冠状动脉。弹簧圈植入后立即拔除导管,必要时进行血管造影[见注意事项(28)]。

(21)在血流动力学状态稳定后移除鞘管[见注意事项(29)]。

(22)在持续监测下复苏动物。使用保温毯保持体温,应用速尿 2.5 mg/kg 和硝酸甘油 0.2 mg/kg 预防急性充血性心衰。术后应用镇痛剂(如丁丙诺啡 0.03 mg/kg)。并使动物保持良好的氧合[见注意事项(30)]。

(23)猪拔管后静脉输液 20 mL/h,持续 8 h。

(24)每天检查动物的健康状况。大多数死亡发生在心肌梗死后 24 h 内。在这种缺血再灌注模型中,心肌梗死后 48 h 的死亡率非常低,存活率超过 90%。在永久性闭塞模型中,与心律失常相关的死亡率较高。心肌梗死后会发生室性心动过速,因此如果猪出现任何与心律失常相关的症状应行心电图检查[见注意事项(31)]。

22.4　注意事项

(1)通过插入 6Fr 鞘并使用 5Fr 或 6Fr 输送系统,能够对 9 kg 以上的动物进行插管。但在心肌梗死诱导后,太年轻的猪存活率往往较低。关于猪的品种,Hare 等有报道显示与约克猪相比,小型猪对心肌梗死的耐受性较差。因此,在小型猪中往往诱导较小面积的心肌梗死[6]。虽然原作者在其他动物上没有经验,但该技术可以应用于绵羊。众所周知,犬的冠状动脉之间存在固有侧支,因此通过该方法诱导的心肌梗死模型具有一定的难度。

(2)冠状动脉球囊可以通过 4~5Fr 导管插入,但当球囊导管与指引导管接触紧密时,很难持续监测导管内的压力。最佳的导管形状取决于动物的大小、进入部位、心脏解剖结构和操作者的习惯。在 20~30 kg 的猪经股动脉入路时使用 Hockey stick 导管较为合适。对于具有特殊冠状动脉解剖结构的猪,应准备不同类型的导管。

(3)冠状动脉球囊的大小取决于冠状动脉的大小和闭塞部位,应根据需要选择。推荐使用 3.5~4.0 mm 的短球囊(8 mm)堵塞左前降支(LAD)和左回旋支(LCx)的近端,3.0~3.5 mm 的短球囊用于 LAD 中段的堵塞。由于闭塞期间球囊压力较低(3~6 atm),推荐常规使用非顺应性球囊以防止除颤期间的球囊滑动。

(4)预防心肌梗死期间和心肌梗死后低钾对减少心律失常非常重要。

(5)丙泊酚 10 mg/(kg·h)对于镇静幼年约克郡猪是必要的。但对于患病的动物应该减少剂量。

(6)心肌梗死时低血容量状态会导致低血压。因此,在诱导心肌梗死之前静脉补充足量的液体很重要。

(7)麻醉后等待生命体征稳定。为了获得有效和可重复性的结果,应避免发生心动过速。

(8)猪的胸廓呈椭圆形,难以获取清晰的超声图像。而体位对于获得清晰图像至关重要：通过将四肢和头部绑在一起，使猪的脊椎更"弯曲"，然后使用短暂屏气时间（<5 s）优化图像采集。

（9）股动脉在腹股沟管内走行，腹股沟管位于缝匠肌和股薄肌之间。腹股沟管内有神经、静脉和动脉，从内侧到外侧依次为静脉、动脉和神经，该解剖关系很容易记住[7]。因为在猪身上很难触诊到股动脉搏动，所以解剖标志对定位很重要。可通过超声评价股动脉穿刺的最佳位置。与"盲穿"技术相比，经超声引导穿刺的并发症较少。

（10）根据静脉位置的不同，可在动脉的内侧或下方找到。动脉相较于静脉其管壁较厚，当用血管超声探头施压时，静脉很容易变平。应用彩色多普勒也有助于区分动静脉血管。

（11）遇到阻力时不要推送导丝或鞘管。如果在推送导丝时遇到阻力，请同时拔出穿刺针和导丝以防止大血管夹层，并手动按压止血。导丝可以很轻易地导致动脉夹层并引起血管闭塞。

（12）猪股动脉穿刺的相关并发症包括：① 股动脉夹层：如果鞘管已经置入，则将其保留到手术结束时，以防止球囊堵塞期间出血。即使在拔除鞘管止血后，肝素仍会导致再次出血。大多数猪在股动脉夹层后并没有症状，但仍有一些会出现症状，因此手术后需每天检查猪的情况，并相应调整用药。② 血栓性闭塞：动脉穿刺多次失败可导致血栓形成引起血管完全闭塞。该情况可能会随着时间而逐步缓解，但对另一侧的穿刺术应该由经验丰富的术者进行，或者需切开以确保动脉穿刺成功。

（13）为了预防血管并发症，导丝应该始终行走于导管之前。诊断性冠状动脉造影可以省略，但获得左右冠状动脉基线造影图像将大大提高对梗死面积估计的准确性。

（14）经股动脉入路，逆时针旋转 JR 或 Hockey stick 导管可以很容易地对准右冠状动脉。推荐将 0.035 导丝保留在导管内作为内芯便于导管操作。猪右冠状动脉的开口比人类略高（位于心脏的远端）。

（15）退出导丝后试推注是在更换导管后应必备的操作。在注射之前，通过目测检查确保空气已从系统中排出。如果压力波不正常，不要注射任何液体。在这种情况下，先要找出问题所在，在大多数情况下原因可能是：① 导管楔入小分支；② 导管扭结；③ 导管内有空气或血栓；④ 管路/导管/连通板连接松动。

（16）右冠状动脉导管可插入冠状动脉过深并楔入窦房结支，在该情况下可慢慢地顺时针方向稍微回撤导管。注入气体会导致栓塞性脑梗死，在该情况下可在冠状动脉内多次快速注射生理盐水以尽可能多地溶解气体。

（17）猪的右冠状动脉通常很细小，头位影像提供的信息较少。右前斜位（right anterior oblique，RAO）90°和左斜前位（LAO）30°或前后位（anteroposterior projection，AP）可提供足够的信息。

（18）根据预计堵塞位置的不同，最佳投照的角度也不同。RAO 90°可以将左冠状动脉近端和回旋支很清晰地分开，即左主干分叉（LAD近端和LCx近端）。相反，LAO 30°比较利于观察 LAD 的中段到远段部分。应该从不同的角度进行检查，直到术者了解整个冠状动脉循环，尤其是靶血管。推荐在体重为 20～40 kg 的猪中使用 Hockey stick 导管，但也可以使用其他导管。使用 Amplatz 型导管的冠状动脉夹层发生率较高,因此 Amplatz 型导管中应该选择头端柔软的管型。

(19) 球囊过大会导致冠状动脉夹层和慢性完全闭塞。相比之下,小球囊可能不会使冠状动脉完全闭塞,也可以缩小心肌梗死的面积。

(20) 对于 LAD 需顺时针旋转导管,而 LCx 可稍微逆时针旋转,但旋转导管太多会使导管脱离,同时应始终监控压力。导丝需在冠状动脉内输送得足够远,以便于球囊输送以及在心肌梗死期间保持输送系统位置保持稳定。

(21) 在充气前准确放置球囊对于获得可复制的梗死面积至关重要。反复充放气可使心脏预适应,并使梗死面积缩小。

(22) 这将防止非闭塞冠状动脉的血流受限。

(23) 当心功能下降时,药物代谢将显著降低。因此,连续 10 mg/kg/h 的丙泊酚可能会导致麻醉恢复延迟。

(24) 严重的低血压会导致更多的心律失常事件,应尽量保持主动脉收缩压＞60 mmHg。推荐小剂量去氧肾上腺素输注,肾上腺素通常会导致心律失常增多。

(25) 即刻复律是模型诱导成功的关键,应重复除颤直到转复成功。在除颤器充电过程中,应进行胸部按压以维持全身(包括心脏)灌注。压力监测有助于评价胸部按压的效果,猪的心外按压应同时挤压胸廓的两侧来完成。如果心律失常无法控制,可以考虑应用胺碘酮、利多卡因和镁剂。在这些情况下,应该检查球囊位置,以确定是否有脱位。

约克猪的心律失常事件有 2 个高峰:球囊扩张后 5～10 min 和 25～35 min。即使初始心律失常发生非常频繁,在大多数情况下 35 min 后节律就会稳定。球囊过早放气会导致梗死面积显著缩小,应该持续进行心肺复苏,直到心律失常高峰消失。可以给予 β-受体阻滞剂来减少心律失常发生,但在这种情况下最终梗死面积也可能因此缩小。

(26) 根据我们的经验,至少需要闭塞 90 min 方能达到可重复性的心肌梗死。而缩短闭塞时间,会出现局限且非透壁的梗死,也会出现半透壁的大面积梗死。因此,延长闭塞时间会增加梗死的透壁性。然而再灌注后,通常会在心内膜和心外膜中发现一层薄薄的存活心肌,即使闭塞 120 min 也是如此(见图 22-3)。

(27) 该方法允许在冠状动脉血流未完全闭塞情况下缓慢诱导透壁梗死(见图 22-3)。注射需要通过球囊腔进行,以防止血栓回流到非靶分支或体循环。

(28) 只要弹簧圈正确放置在冠状动脉内,残余血流就会因血栓形成而减少。确保线圈放置在闭塞部位的远端。如将弹簧圈放置在球囊闭塞部位的近端会导致其他心肌的梗死,同时也可能导致恢复期间和恢复后的心律失常事件。出于同样的原因,不建议在没有球囊闭塞的情况下植入栓塞弹簧圈,因为心律失常可能在没有充分监测的情况下发生。

(29) 使用鱼精蛋白止血。当猪出现频繁的心律失常时,不要撤出鞘管。

(30) 缺氧会增加心律失常的发生率。

(31) 心肌梗死后的愈合时间为 4～6 周。当放置栓塞线圈时,愈合需要更长的时间。

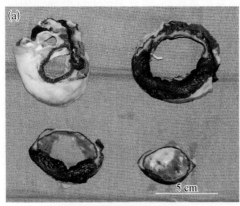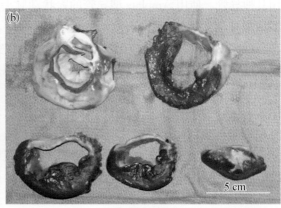

缺血-再灌注(120 min)　　　　　　　完全闭塞(血栓)

图 22‑3　心肌梗死后左心室横断面。心脏被氯化三苯基四氮唑染色显示梗死范围(本图所示心脏与图 22‑1 为同一头猪)

注　(a)缺血再灌注心肌梗死后的左心室切片(暂时阻断 120 min)；(b)永久闭塞后 2 个月行左心室切片可见到更多的透壁瘢痕。

参考文献

［1］Jessup M，Brozena S. Heart failure[J]. N Engl J Med，2003，348(20)：2007‑2018.

［2］Benjamin E J，Blaha M J，Chiuve S E，et al. Heart disease and stroke statistics‑2017 update：a report from the American Heart Association[J]. Circulation，2017，135(10)：e146‑e603.

［3］Houser S R，Margulies K B，Murphy A M，et al. Animal models of heart failure：a scientifific statement from the American Heart Association[J]. Circ Res，2012，111(1)：131‑150.

［4］Lecour S，Botker H E，Condorelli G，et al. ESC working group cellular biology of the heart：position paper：improving the preclinical assessment of novel cardioprotective therapies [J]. Cardiovasc Res，2014，104(3)：399‑411.

［5］Galvez-Monton C，Prat-Vidal C，Diaz-Guemes I，et al. Comparison of two preclinical myocardial infarct models：coronary coil deployment versus surgical ligation[J]. J Transl Med，2014，12：137.

［6］Mc Call F C，Telukuntla K S，Karantalis V，et al. Myocardial infarction and intramyocardial injection models in swine[J]. Nat Protoc，2012，7(8)：1479‑1496.

［7］Bangalore S，Bhatt D L. Femoral arterial access and closure[J]. Circulation，2011，124(5)：e147‑e156.

第23章
羊缺血性二尖瓣反流模型

Dae-Hee Kim, Brittan Morris, J. Luis Guerrero, Suzanne M. Sullivan, Judy Hung, Robert A. Levine

【摘　要】缺血性二尖瓣反流(ischemic mitral regurgitation，IMR)是缺血性心脏疾病的常见并发症。二尖瓣反流使心肌梗死后病死率翻倍，也是心衰的主要驱动因素。在正常情况下，乳头肌牵拉二尖瓣瓣叶而控制其闭合。心肌梗死后左心室重构导致乳头肌移位，继而引起 IMR。即使经过外科手术治疗，IMR 仍存在较高的复发率。IMR 复发意味着无法延缓甚至促进左心室重构，并增加心衰发生率及相关的再入院率。

　　了解 IMR 的血流动力学和分子机制在很大程度上得益于大型动物模型的发展。针对主要病因的最新干预措施也可以在这些模型中试验。目前，羊是 IMR 最合适的模型动物之一，本章将介绍通过结扎绵羊心脏钝缘支制作 IMR 的步骤。该模型通过构建羊的急性后壁心肌梗死可以累及后组乳头肌，在术后 2 个月左右将会出现明显的二尖瓣反流。

【关键词】二尖瓣反流　心肌梗死　羊　超声心动图　牵拉　乳头肌

23.1　引言

　　缺血性二尖瓣反流(IMR)是缺血性心肌病常见的并发症，可导致心肌梗死病死率加倍，同时也是心肌梗死后心衰最主要的病因[1,2]。美国每年约有 500 000 例患者发生中度及以上 IMR，其中 20％为新发心肌梗死患者，50％合并收缩性左心室功能衰竭[3-5]。基础和临床研究揭示了与 IMR 相关的多种因素，包括二尖瓣环扩张[6,7]、瓣叶牵拉[8,9]、左心室形态改变[10]，以及瓣膜顺应性降低[11,12]。导致 IMR 的主要原因是缺血引起的左心室形态改变：心肌缺血导致左心室下壁膨出使乳头肌(papillary muscle，PM)移位[8-10,13-24]，从而将瓣叶拉向左心室而限制其关闭[25,26]。IMR 反映了由于左心室扩张导致的二尖瓣功能异常[12]。手术治疗 IMR 仍然具有挑战性，标准手术方式主要为瓣成形术，通过修复瓣环改善瓣叶对位。IMR 手术死亡率高于器质性二尖瓣反流，长期预后较后者更差。由美国国立心脏、肺和血液研究所赞助的心胸外科手术试验网络(Cardiothoracic Surgical Trials Network，CTSN)表明，IMR 的瓣环成形术复发率较高：持续的二尖瓣瓣叶牵拉导致第 1 年 IMR 复发率达 33％[27-32]，第 2 年复发率达 59％[33-36]。修复失败主要与左心室重构未被抑制甚至加重有关，并可进一步导致心衰和再入院率增加[34,37]。

对 IMR 的机械和分子机制的研究主要得益于与人体相近的大型动物模型的发展。针对人群主要病因的最新疗法可以在这些模型中进行测试。羊和猪的冠状动脉解剖与人更接近，而犬的冠状动脉侧支供应比人更丰富且心率更快[38]。羊和猪的体形、冠状动脉解剖和血管舒缩反应均与人相似，使它们适用于相关诊断和治疗策略的研究。最经典的慢性 IMR 模型为结扎羊或猪的钝缘支（obtuse marginal branche，OM），引起后侧壁心肌梗死，累及乳头肌而导致中度或更严重的 IMR。该模型可重复性较高，但需要开胸结扎靶血管[21]。尽管已经发展出经皮血管技术，开胸模型仍是首选，因为它们可以提供更全面的超声视野和更好的分辨率。

23.1.1 羊模型的优势

羊是最适合心血管疾病研究的模型之一，羊模型已被公认是二尖瓣置换术和主动脉瓣置换术的"金标准"，其心脏、胸腔及血管的解剖结构大小与人类相似。在细胞和分子水平，羊心脏的主要肌球蛋白重链同工型（占 100%）也与人类相似（占 95%）。并且静息心率（60～120 次/min），收缩压（90～115 mmHg）和舒张压（约 100 mmHg）以及血流动力学反应均与人类似。但羊的心脏收缩舒张动力学比人类稍快[39]。与犬不同，羊的冠状动脉侧枝网络并不丰富，冠状动脉系统为左冠状动脉优势型，且左右冠状动脉之间仅有少量的交通[40]。因此，单支冠状动脉阻塞可导致明显的缺血性损伤，且相对应的损伤范围也比较明确。

23.1.2 羊的二尖瓣解剖

羊有 4 个心脏瓣膜，基本结构和位置与人相似。同时附着于瓣叶的腱索和乳头肌的总体形态与人相似，平均每个瓣叶有 12 条腱索[41]。但羊二尖瓣环的前后径显著小于人类[（25.8±6.3）mm *vs.*（32.5±5.6）mm]，而交界处直径与人相似。值得注意的是，两个纤维三角形之间的纤维连接，即室间隔膜部，在羊是缺失的[42]。

23.1.3 超声心动图

非开胸模型中的超声心动图具有挑战性。龙骨形胸廓以及狭窄的肋间隙导致超声探头较难放置并且声窗受限。此外，网状胃中的气体会阻碍剑突下及心尖部切面（显示）[43]。超声探头首选频率最高为 5.0 MHz 探头。在全麻下，羊取右侧卧位，经左侧开胸。该位置很难获得心尖切面，包括心尖四腔、三腔和两腔的切面，仅胸骨旁短轴和长轴视图可用，因此获取的数据有限。将探头放在左侧第 4 肋间隙，朝向头背部并以 0°～20°角旋转可得到左胸骨旁长轴切面以显示左心室流出道；将探头垂直于长轴旋转，自心尖向心底扫描，可获得短轴切面；将探头放在第 4 或第 5 肋间，向背部和右侧能够获得左侧胸骨旁四腔心或五腔心切面[44]。即使在开胸手术后分辨率和图像质量有所提高（见图 23-1），仍建议制作心包提篮来悬挂心脏[11,45,46]以获得更好的心尖切面[见注意事项（1）]。

所有参数可根据身体表面积（body surface area，BSA）索引使用以下公式：

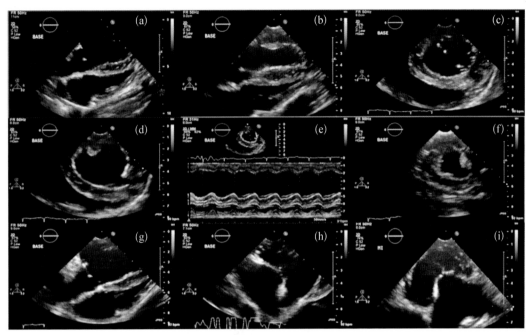

图 23-1　无须创建心包提篮即可获得的典型的超声心动图图像[(a)～(g)胸骨旁常规切面,(h)～(i)低位胸骨旁切面]

注　(a) 右室切面;(b) 左室切面;(c) 左室胸骨旁短轴切面二尖瓣水平;(d) 左室胸骨旁短轴切面乳头肌水平;(e) M 型超声左心室短轴心腔正中切面;(f) 左室胸骨旁短轴切面乳头肌水平(近心尖水平);(g) 低位胸骨旁二尖瓣切面;(h) 胸骨旁三腔心切面;(i) 低位胸骨旁五腔心切面。

$$BSA(m^2) = 0.84 \times 体重(kg)^{0.66}$$

一些研究提出了健康绵羊超声心动图的参考值[44,47-49]。但是,应注意合理采用结果,因为使用镇静剂或麻醉剂会影响参数值。

23.1.4　IMR 的最佳阻塞位置

下壁心肌梗死较前壁心肌梗死更容易出现二尖瓣反流[50]。乳头肌梗死和瓣环扩张是 IMR 的发生的主要机制。既往研究表明,阻塞 OM1、OM2 及 OM3 引起心肌梗死面积占左心室面积的 32%～35%并累及后乳头肌梗死,在急性期出现中度二尖瓣反流[16,51],数周后可发展为重度二尖瓣反流。阻塞 OM2、OM3 及动脉导管未闭导致的心肌梗死面积约占左心室的 40%并累及后组乳头肌梗死,即刻出现重度二尖瓣反流[21]。考虑到大面积心肌梗死患者的长期生存率会受影响,目前更倾向于选择性阻塞两个分支(通常为 OM2 和 OM3)。在一项研究中,结扎 OM2 和 OM3 后心肌梗死面积约为 21.4%±4.0%(中等面积梗死)、后组乳头肌完全梗死,且在心肌梗死 6 周后均出现了中度二尖瓣反流(11/11)。值得注意的是,只有 1 例在阻塞 OM2 和 OM3 后即刻出现二尖瓣反流[21](见图 23-2)。在原作者的实验室里,成功诱导中等面积后壁心肌梗死后(阻塞 OM2 和 OM3),2 个月的生存率为 92%,6 个月的生存率为 83%。

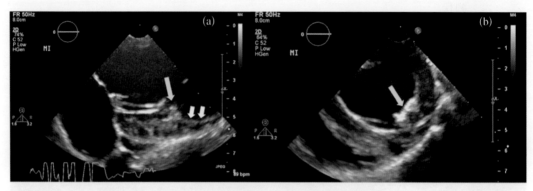

图 23-2　心肌梗死后二尖瓣反流的发展过程

注　（a）：调整后的胸骨旁长轴切面，显示乳头肌和附着的腱索；（b）：短轴切面。梗死和未收缩的心肌见白色箭头，功能不全的乳头肌见黄色箭头。

23.2　材料

（1）成年多尔杂交绵羊（42～46 kg）［见注意事项（2）］。

（2）可加热手术台以保持绵羊的体温。

（3）大型动物的机械呼吸机和呼吸软管。

（4）带有异氟醚汽化器的麻醉机。

（5）监护仪，包括脉搏血氧仪、血压监护仪、二氧化碳分析仪、直肠温度监测器和心电图监测器。

（6）便携式保温灯。

（7）带体内除颤的除颤器。

（8）离心机。

（9）−80 ℃的冰箱。

（10）液氮。

（11）真空采血管和冻存管。

（12）麻醉剂诱导，静脉注射异丙酚。

（13）酒精棉签。

（14）气管导管（7.5～8.0 mm）。

（15）喉镜。

（16）麻醉：异氟醚气体吸入剂。

（17）人工泪液用于防止眼睛干燥。

（18）管型纱布。

（19）负压吸引罐，吸管和吸头。

（20）无菌注射器，针头等。

（21）70％异丙醇。

（22）碘伏。

（23）过氧化氢。

（24）电推剪（Oster 标准，40 mm）。

（25）用于静脉通路的 18G 血管导管。

（26）用于固定静脉埋针的胶带。

（27）用于静脉输液的溶液（氯化钠和乳酸林格氏液）。

（28）胺碘酮（50 mg/mL）。

（29）镇痛药：丁丙诺啡（0.3 mg/mL）。

（30）抗生素：头孢唑林（1 g/小瓶）。

（31）甘罗溴铵（0.2～0.4 mg）。

（32）标准急救药物。

（33）接地板。

（34）电刀。

（35）15 号手术刀片。

（36）装有无菌洞巾的基本手术包。

（37）无菌巾。

（38）无菌手术器械和胸部牵开器。

（39）0.7％碘伏溶液。

（40）心超机。

（41）无菌超声探头罩。

（42）5Fr 高保真导管，用于采集压力-体积曲线。

（43）用于测量压力-容积曲线的控制单元和笔记本电脑。

（44）缝线：丝线和聚丙烯、聚乙烯缝线。

（45）11 号刀片。

（46）18Fr 胸管。

（47）0.5％丁哌卡因（5 mg/mL）。

（48）利多卡因（20 mg/mL）。

（49）肝素钠（1 000 IU/mL）。

（50）速尿（10 mg/mL）。

（51）氟尼辛葡甲胺（50 mg/mL）。

（52）三联抗生素软膏。

23.3　方法

缺血性二尖瓣反流制作

（1）术前每天一次胺碘酮 200 mg 口服，连续 2～3 d，防止术中心律不齐。

（2）术前一夜禁食。

（3）异丙酚 0.5～1.5 mg/kg 静脉注射诱导后，左颈静脉部位备皮并用碘伏和 70％异丙醇消毒。

（4）18G 血管导管穿刺左颈静脉。

（5）根据动物大小选择 7.5～8.0 mm 气管导管在喉镜下插管。

（6）用纱布固定气管导管。

（7）将动物右侧朝下放置于加热的手术台上并固定四肢。

（8）呼吸机辅助通气，潮气量 15 mL/kg，氧流量 3～4 L/min，异氟醚浓度 2％～4％。

（9）连接生命体征监护仪，开始监视和记录异氟醚水平和生命体征，包括呼吸频率、心率、SpO_2、呼吸末二氧化碳（end-tidal CO_2，$ETCO_2$）、血压、肌肉张力和体温。

（10）在动物眼睛上滴人造眼泪以防止干燥。

（11）左大隐静脉区域剃毛并用 70％异丙醇和碘伏消毒。

（12）18G 血管导管穿刺左大隐静脉建立静脉通路。

（13）开始静脉输液：乳酸林格氏液和含有胺碘酮（50 mg）的生理盐水，以预防心律失常。

（14）在切开胸壁前至少 15 min，给予镇痛药丁丙诺啡 0.008～0.01 mg/kg 和格隆溴铵 0.4 mg，以减少围手术期气管和支气管的分泌物；用抗生素头孢唑啉 1 g 静脉注射。

（15）严格无菌操作：手术区域剃毛，并用 70％异丙醇和碘伏清洗。

（16）用无菌洞巾盖动物。

（17）用 0.7％碘伏溶液涂抹清洁手术部位确保皮肤无菌。

（18）用无菌 15 号刀片，于第四和第五肋骨平行做一长为 13 cm 切口，如图 23-3（a）所示。

（19）分开肋间肌肉并电凝止血。

（20）用 0.5％丁哌卡因以 0.5～1.0 mg/kg 肌内注射用于肋间神经阻滞。

（21）放置胸部牵开器并轻轻地分开肋骨，注意避免损伤肋骨。

（22）打开心包，进行冠状动脉介入和成像。从心尖到基底部打开心包后，制作心包提篮［心包提篮的制作详见注意事项（1）］。

（23）在心梗形成之前，使用带无菌套的超声探头［见注意事项（3）］获取基线二维和三维超声图像。并使用经心尖方法放置 5F 高保真导管于左心室，用于记录基线血流动力学参数（压力-容量环采集）。使用 4-0 聚丙烯线以荷包缝合法缝合穿刺点。

（24）使用 4-0 聚丙烯线缝合线，在其起源处永久性结扎左旋支冠状动脉的 OM2 和 OM3，以形成心肌梗死［见图 23-3 和注意事项（4）］。

（25）重复超声心动图和血流动力学数据采集［见注意事项（5）］。

（26）完成数据收集并确认生命体征是否稳定且无室性心律失常后，移开胸部牵开器。

（27）用 11 号刀片在第五和第六肋间隙之间做一小切口（长为 6～7 mm），并插入 18Fr 胸管。

（28）使用 Vicryl 缝线将肋骨拉近，开始关闭胸部。

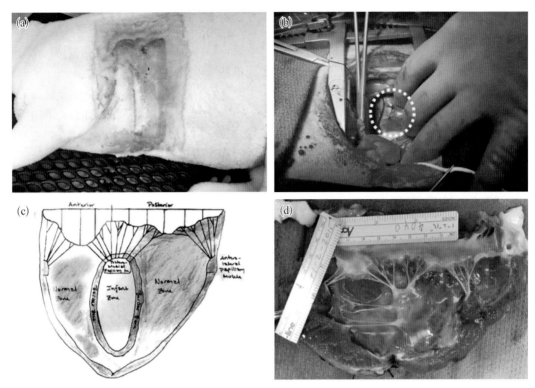

图 23-3 (a) 侧面开胸切口的部位;(b) 结扎 OM2 和 OM3;(c) 左心室和二尖瓣解剖示意图;(d) 解剖左心室的实物图,切开左心房并在前乳头肌之前从前侧连合解剖左室壁

(29) 使用 Vicryl 抗菌缝合线将肌肉分三层闭合,并使用 Vicryl(3-0)缝合线缝合皮肤。

(30) 经胸膜腔管给予 0.5% 丁哌卡因(0.5～1.0 mg/kg)镇痛。

(31) 撤除所有的胸部器械,并在负压下卸下胸管。

(32) 静脉注射速尿 20～40 mg 和头孢唑啉 1 g。

(33) 以每次 0.5% 逐渐降低异氟醚的浓度,直到达到 0%。

(34) 取下左大隐静脉通路,压迫止血 10～15 min 直至无出血。

(35) 用过氧化氢清洁手术部位和静脉输液部位,并应用三联抗生素软膏。

(36) 将动物转移至转运车上,使其从麻醉状态中恢复,然后再送回动物房。

(37) 监测恢复期间的所有生命体征,包括心率,SpO₂,血压和呼吸频率。

(38) 一旦动物开始自主呼吸,减少呼吸机的机械支持直至(动物恢复自主呼吸)停止(使用呼吸机),并允许动物呼吸室内空气,同时持续监测 SpO₂。

(39) 当动物出现警觉、吞咽、摇动头部并能够自主正常呼吸时可以拔管。

(40) 持续观察和监测动物情况以确其保恢复平稳、舒适的状态,同时最大限度地减少应激反应和不适感。

(41) 如果疼痛明显(出现心率快、快速呼吸、摇动、高血压、磨牙),则额外给予丁丙诺啡 0.008~0.01 mg/kg 肌内注射或氟尼辛葡甲胺 1~2 mg/kg 肌内注射。

（42）动物麻醉苏醒后还须继续术后监测。

（43）术后镇痛：每隔 8~12 h 给予丁丙诺啡 0.008~0.01 mg/kg 肌内注射，持续 72~96 h，并在术后 72~96 h 每隔 24 h 给予氟尼辛葡甲胺 1~2 mg/kg 肌内注射。

（44）在术后 3 d，每天观察和监测动物 3~4 次，以确保动物顺利、成功地康复。

（45）在围手术期及以后每天观察动物，与它互动并鼓励其活动，并为动物提供丰富的环境，使其有舒适感。

（46）对于心肌梗死面积和二尖瓣装置的评估，见注意事项（6）。

23.4 注意事项

（1）制作心包提篮可充分暴露心尖及合适的手术区域。这有助于获取超声心动图的心尖声窗以及用于压力-容量环测量的高保真导管插入。心包提篮的制作可以通过沿切口边缘将心包以间断缝合的方式缝合至胸部牵开器上，使其在整个手术过程中保持心脏悬吊。

（2）目前没有关于绵羊缺血性二尖瓣反流模型性别差异的数据，但与人类主动脉瓣和二尖瓣疾病的流行病学、病理生理学、临床表现和预后方面的数据存在显著的性别差异[52]。绵羊的预期寿命为 10~12 年。用于实验的绵羊年龄约 12 个月、体重为 40~45 kg，可以进行瓣膜置换和瓣环成形术，因为它们的瓣膜大小与人类相似[53]。建议使用年龄、体重和性别相同的动物，以便获得良好的结果。

（3）对于心外膜超声心动图，可以使用无菌外科探头套。也可用浸有超声凝胶的无菌乳胶手套替代，但必须有足够的超声凝胶以减少近场伪像。

（4）使用 Prolene 4-0（BB 针）缝合线，在其起源处永久性结扎左旋支冠状动脉的 OM2 和 OM3 分支，以形成心肌梗死。Prolene 缝线应放置在 OM2 和 OM3 分支周围，深度 3~4 mm，宽 4 mm。

（5）考虑到冠状动脉的解剖变化，首先结扎 OM2。通过在直视下仔细观察变白的心肌区域以及超声下出现节段性心室壁运动（regional wall motion，RMW）异常和乳头肌累及与否（见图 23-4），再决定是否结扎 OM3。

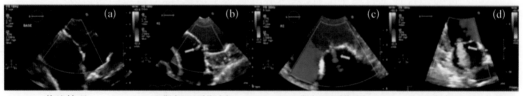

| 基线情况 | 心肌梗死后即刻 | 心肌梗死后即刻 | 心肌梗死后 2 个月 |

图 23-4 识别乳头肌功能障碍和局部壁运动异常

注 （a）基线无二尖瓣反流；（b）和（c）在建模后出现轻微的二尖瓣反流，即使在 OM2 和 OM3 闭塞之后，也仅会发展为轻微的二尖瓣反流；（d）心肌梗死后 2 个月出现了明显的二尖瓣反流。

（6）心脏标本离体后，通常首先打开左心房，并通过前侧乳头肌从前侧连合解剖左室壁（见图 23 - 4）。带标尺的照片可用于对梗死区域和二尖瓣瓣叶区域做进一步分析。为了建立标准的解剖方法，鼓励与其他研究人员进行交流，尤其是进行组织学分析。

参考文献

［1］Grigioni F，Detaint D，Avierinos J F，et al. Contribution of ischemic mitral regurgitation to congestive heart failure after myocardial infarction［J］. J Am Coll Cardiol，2005，45(2)：260 - 267.

［2］Grigioni F，Enriquez-Sarano M，Zehr K J，et al. Ischemic mitral regur gitation：long-term outcome and prognostic implications with quantitative Doppler assessment［J］. Circulation，2001，103(13)：1759 - 1764.

［3］Lamas G A，Mitchell G F，Flaker G C，et al. Clinical signnificance of mitral regurgitation after acute myocardial infarction. Survival and ventricular enlargement investigators［J］. Circulation，1997，96(3)：827 - 833.

［4］Birnbaum Y，Chamoun A J，Conti V R，et al. Mitral regurgitation following acute myocardial infarction［J］. Coron Artery Dis，2002，13(6)：337 - 344.

［5］Trichon B H，Felker G M，Shaw L K，et al. Relation of frequency and severity of mitral regurgitation to survival among patients with left ventricular systolic dysfunction and heart failure ［J］. Am J Cardiol，2003，91(5)：538 - 543.

［6］Popovic Z B，Martin M，Fukamachi K，et al. Mitral annulus size links ventricular dilatation to functional mitral regurgitation［J］. J Am Soc Echocardiogr，2005，18(9)：959 - 963.

［7］Tibayan F，Rodriguez F，Langer F，et al. Annular remodeling in chronic ischemic mitral regurgitation：ring selection implications［J］. Ann Thorac Surg，2003，76(5)：1549 - 1554.

［8］Yiu S F，Enriquez-Sarano M，Tribouilloy C，et al. Determinants of the degree of functional mitral regurgitation in patients with systolic left ventricular dysfunction：a quantitative clinical study［J］. Circulation，2000，102(12)：1400 - 1406.

［9］Otsuji Y，Handschumacher M D，Schwammenthal E，et al. Insights from three-dimensional echocardiography into the mechanism of functional mitral regurgitation：direct in vivo demonstration of altered leaflflet tethering geometry［J］. Circulation，1997，96(6)：1999 - 2008.

［10］Kono T，Sabbah H N，Rosman H，et al. Left ventricular shape is the primary determinant of functional mitral regurgitation in heart failure［J］. J Am Coll Cardiol，1992，20(7)：1594 - 1598.

［11］Dal-Bianco J P，Aikawa E，Bischoff J，et al. Myocardial infarction alters adaptation of the tethered mitral valve［J］. J Am Coll Cardiol，2016，67(3)：275 - 287.

［12］Chaput M，Handschumacher M D，Tournoux F，et al. Mitral leaflflet adaptation to ventricular remodeling：occurrence and adequacy in patients with functional mitral regurgitation ［J］. Circulation，2008，118(8)：845 - 852.

［13］Boltwood C M，Tei C，Wong M，Shah P M. Quantitative echocardiography of the mitral complex in dilated cardiomyopathy：the mechanism of functional mitral regurgitation［J］. Circulation，1983，68(3)：498 - 508.

［14］Burch G E，De Pasquale N P，Phillips J H. Clinical manifestations of papillary muscle dysfunction ［J］. Arch Intern Med，1963，112：112 - 117.

［15］Cochran R P，Kunzelman K S. Effect of papillary muscle position on mitral valve function：relationship to homografts［J］. Ann Thorac Surg，1998，66(6Suppl)：S155 - S161.

［16］Gorman R C，McCaughan J S，Ratcliffe M B，et al. Pathogenesis of acute ischemic mitral regurgitation in three dimensions［J］. J Thorac Cardiovasc Surg，1995，109(4)：684 - 693.

［17］He S，Fontaine A A，Schwammenthal E，et al. Integrated mechanism for functional mitral regurgitation：leaflflet restriction versus coapting force：in vitro Studies［J］. Circulation，1997，96(6)：1826 - 1834.

[18] Kaul S, Spotnitz W D, Glasheen W P, et al. Mechanism of ischemic mitral regurgitation. An experimental evaluation[J]. Circulation, 1991, 84(5): 2167 - 2180.

[19] Komeda M, Glasson J R, Bolger A F, et al. Geometric determinants of ischemic mitral regurgitation[J]. Circulation, 1997, 96(9 Suppl): II - 128 - 133.

[20] Kono T, Sabbah H N, Stein P D, et al. Left ventricular shape as a determinant of functional mitral regurgitation in patients with severe heart failure secondary to either coronary artery disease or idiopathic dilated cardiomyopathy[J]. Am J Cardiol, 1991, 68(4): 355 - 359.

[21] Llaneras M R, Nance M L, Streicher J T, et al. Large animal model of ischemic mitral regurgitation[J]. Ann Thorac Surg, 1994, 57(2): 432 - 439.

[22] Llaneras M R, Nance M L, Streicher J T, et al. Pathogenesis of ischemic mitral insufficiency[J]. J Thorac Cardiovasc Surg, 1993, 105(3): 439 - 442.

[23] Mittal A K, Langston M Jr, Cohn K E, et al. Combined papillary muscle and left ventricular wall dysfunction as a cause of mitral regurgitation[J]. An experimental study[J]. Circulation, 1971, 44(2): 174 - 180.

[24] Otsuji Y, Handschumacher M D, Liel-Cohen N, et al. Mechanism of ischemic mitral regurgitation with segmental left ventricular dysfunction: three-dimensional echocardiographic studies in models of acute and chronic progressive regurgitation[J]. J Am Coll Cardiol 2001, 37(2): 641 - 648.

[25] Godley R W, Wann L S, Rogers E W, et al. Incomplete mitral leaflet closure in patients with papillary muscle dysfunction[J]. Circulation, 1981, 63(3): 565 - 571.

[26] Levine R A, Schwammenthal E. Ischemic mitral regurgitation on the threshold of a solution: from paradoxes to unifying concepts[J]. Circulation, 2005, 112(5): 745 - 758.

[27] Calafifiore A M, Gallina S, Di Mauro M, et al. Mitral valve procedure in dilated cardiomyopathy: repair or replacement[J]. Ann Thorac Surg, 2001, 71(4): 1146 - 1152.

[28] Grossi E A, Goldberg J D, LaPietra A, et al. Ischemic mitral valve reconstruction and replacement: comparison of long-term survival and complications[J]. J Thorac Cardiovasc Surg, 2001, 122(6): 1107 - 1124.

[29] Hung J, Papakostas L, Tahta S A, et al. Mechanism of recurrent ischemic mitral regurgitation after annuloplasty: continued LV remodeling as a moving target[J]. Circulation, 2004, 110(11 Suppl 1): II85 - II90.

[30] Kuwahara E, Otsuji Y, Iguro Y, et al. Mechanism of recurrent/persistent ischemic/functional mitral regurgitation in the chronic phase after surgical annuloplasty: importance of augmented posterior leaflet tethering. Circulation, 2006, 114(1 Suppl): I529 - I534.

[31] McGee E C, Gillinov A M, Blackstone E H, et al. Recurrent mitral regurgitation after annuloplasty for functional ischemic mitral regurgitation[J]. J Thorac Cardiovasc Surg, 2004, 128(6): 916 - 924.

[32] Tahta S A, Oury J H, Maxwell J M, et al. Outcome after mitral valve repair for functional ischemic mitral regurgitation[J]. J Heart Valve Dis, 2002, 11(1): 11 - 18.

[33] Acker M A, Parides M K, Perrault L P, et al. Mitral-valve repair versus replacement for severe ischemic mitral regurgitation[J]. N Engl J Med, 2013, 370: 23 - 32.

[34] Goldstein D, Moskowitz A J, Gelijns A C, et al. Two-year outcomes of surgical treatment of severe ischemic mitral regurgitation[J]. N Engl J Med, 2015, 374: 344 - 353.

[35] Kron I L, Hung J, Overbey J R, et al. Predicting recurrent mitral regurgita tion after mitral valve repair for severe ischemic mitral regurgitation[J]. J Thorac Cardiovasc Surg, 2015, 149(3): 752 - 761. e751.

[36] Kron I L, Perrault L P, Acker M A. We need a better way to repair ischemic mitral regurgitation [J]. J Thorac Cardiovasc Surg, 2015, 150(2): 428.

[37] Vassileva C M, Boley T, Markwell S, et al. Meta-analysis of short-term and longterm survival following repair versus replacement for ischemic mitral regurgitation[J]. Eur J Cardiothorac Surg, 2011, 39(3): 295 - 303.

［38］ Scheuer J. Effects of physical training on myocardial vascularity and perfusion［J］. Circulation, 1982, 66(3): 491 - 495.

［39］ Milani-Nejad N, Janssen P M. Small and large animal models in cardiac contraction research: advantages and disadvantages［J］. Pharmacol Ther, 2014, 141(3): 235 - 249.

［40］ Gorman J H 3rd, Gorman R C, Plappert T, Jet al. Infarct size and location determine development of mitral regurgitation in the sheep model［J］. J Thorac Cardiovasc Surg, 1998, 115(3): 615 - 622.

［41］ Hutchison J, Rea P. A comparative study of the morphology of mammalian chor dae tendineae of the mitral and tricuspid valves［J］. Vet Rec Open, 2015, 2(2): e000150.

［42］ Hill A J, Iaizzo P A. Comparative cardiac anatomy. In: Iaizzo PA (ed) Handbook of cardiac anatomy, physiology, and devices［M］. Totowa, NJ: Humana Press, 2009.

［43］ Olsson K, Hansson K, Hydbring E, et al. A serial study of heart function during pregnancy, lactation and the dry period in dairy goats using echocardiography［J］. Exp Physiol, 2001, 86(1): 93 - 99.

［44］ Vloumidi E I, Fthenakis G C. Ultrasonographic examination of the heart in sheep［J］. Small Rumin Res, 2017, 152(Supplement C): 119 - 127.

［45］ Bartko P E, Dal-Bianco J P, Guerrero J L, et al. Effect of losartan on mitral valve changes after myocardial infarction［J］. J Am Coll Cardiol, 2017, 70(10): 1232 - 1244.

［46］ Dal-Bianco J P, Aikawa E, Bischoff J, et al. Active adaptation of the tethered mitral valve: insights into a compensatory mechanism for functional mitral regurgitation［J］. Circulation, 2009, 120(4): 334 - 342.

［47］ Poser H, Semplicini L, De Benedictis G M, et al. Two-dimensional, M-mode and doppler-derived echocardiographic parameters in sedated healthy growing female sheep［J］. Lab Anim, 2013, 47(3): 194 - 202.

［48］ Locatelli P, Olea F D, De Lorenzi A, et al. Reference values for echocar diographic parameters and indexes of left ventricular function in healthy, young adult sheep used in translational research: comparison with standardized values in humans［J］. Int J Clin Exp Med, 2011, 4(4): 258 - 264.

［49］ Moses B L, Ross J N Jr. M-mode echocardiographic values in sheep［J］. Am J Vet Res, 1987, 48(9): 1313 - 1318.

［50］ Becker A. E. Anatomy of the coronary arteries with resepct to chronic ischemic mitral regurgitation ［M］//Vetter HO, Hetzer R, Schmutzler H (eds). Ischemic mitral incompetence. Steinkopff, Heidelberg, 1991.

［51］ Gorman J H 3rd, Jackson B M, Gorman R C, et al. Papillary muscle discoordination rather than increased annular area facilitates mitral regurgitation after acute posterior myocardial infarction［J］. Circulation, 1997, 96(9Suppl): II - 124 - II - 127.

［52］ Group EUCCS, Regitz-Zagrosek V, Oertelt Prigione S, et al. Gender in cardiovascular diseases: impact on clinical manifestations, management, and outcomes［J］. Eur Heart J, 2016, 37(1): 24 - 34.

［53］ Ahlberg S E, Bateman M G, Eggen M D, et al. Animal models for cardiac valve research. In: Iaizzo PA, Bianco RW, Hill AJ, St. Louis JD (eds) Heart valves: from design to clinical implantation［M］. Boston, MA: Springer US, 2013.

第24章
起搏诱导的犬心力衰竭模型

Jeffery C. Powers, Fabio Recchia

【摘　要】快速起搏致心衰的大动物模型的建立已趋完善,该模型重现了扩张性心肌病乃至终末期充血性心衰的多种病理生理、结构及分子特征。在通常情况下,置于左右心室的起搏电极会给心脏施加基础心率 3 倍以上、长达 3～5 周的超常心率。尽管实验证明在猪、羊和兔子的身上都可以成功建立模型,但最好的选择还是犬类。本章将详细介绍犬起搏模型的方法学。通过置入探针以及导管来进行长期监测,一方面可测量心脏功能和血流动力学指标,另一方面能从不同的血管区域抽取需要的血液样本。由于心衰从代偿进展到失代偿的过程是高度可重复的,而且犬类和人类的遗传进化接近,因此快速起搏致心衰的犬类模型被认为是具有高度临床相关性的模型,可以用于探究新型药物和非药物治疗的疗效。该模型可诱导典型的心衰,表现为左心室 dP/dt 最大值<1 500 mmHg/s、舒张末期压力>25 mmHg、平均动脉压<85 mmHg,以及射血分数<35%。可以预测该模型由于致命性心律失常导致的死亡率为 5%～10%。

【关键词】起搏诱导的心衰　扩张性心肌病　临床前期心衰模型　充血性心衰　快速起搏致心衰　犬心衰模型

24.1　引言

早在 50 年前,Whipple 等就尝试了在犬上使用心脏高频刺激来复制人类快速心律失常导致的扩张性心肌病[1]。也许当时无法想象,他们正在给科学界提供一个最有价值的心衰临床前模型[2,3],时至今日该模型也仍为研究者所用。尽管不同的实验室所采用的起搏方案不同,但扩张性心肌病模型的建立通常需要施加快于自身频率至少 3 倍以上的超常心率来实现。这种模型可高度重复,并且在可预测的时间里不断演变。大量的研究表明,该模型涵盖了许多人类心衰的基本特征,包括进行性左心室扩张、室壁变薄、收缩力下降、神经体液调节激活、β-肾上腺素能通路脱敏,以及一系列细胞和分子改变[4-13]。虽然仅在犬上做了尝试,但随后在猪、羊、兔子甚至在灵长类动物也成功地建立了该模型。心脏快速起搏会导致非缺血性心肌病。作为心衰的病因而言,虽然扩张性心肌病的发病率比缺血性心肌病更低,但其恶性程度以及药物难治性导致了美国有超过 50% 的心脏移植病例。因此,心脏快速起搏不仅在导致进行性心脏重构的病理生理和分子机制的体内、体外研究上有重要价值,而且对测试非缺血性心肌病的新型治疗干预手段有着重要的意义[22,23]。

本章详细描述了原作者实验室用的犬类模型——该模型根据文献报道方法进行改良。实验犬在无菌条件下接受起搏器植入,待术后恢复期过后则开始起搏,并且在清醒状态下长程监测心脏功能恶化的进展,不受麻醉和手术创伤混杂因素的影响。致命的左心室舒张末期压力上升(≥25 mmHg)提示终末期充血性心衰。

24.2　材料

24.2.1　开胸手术/起搏诱导心衰

(1) 雄性杂种犬(22~25 kg,约 1 岁,为了避免月经或其他与性别相关的基因变异等混杂因素[24,25],只用雄性动物)。

(2) 能够维持无菌环境的手术室。

(3) 能达到至少 1 L 潮气量的呼吸机。

(4) 无菌生理盐水。

(5) 乙酰丙嗪(肌内注射)。

(6) 异氟醚。

(7) 丙泊酚。

(8) 可以存放体外起搏器的有口袋外套。

(9) 可以裁剪适合动物颈部大小的泡沫项圈(5 号)。

(10) 可以旋至左心室和/或钉在心外膜表面的起搏电极。

(11) 无菌手术包。

(12) 头孢唑啉(至少每一只犬 1 g×6 次,肌内注射)。

(13) 美洛昔康(至少静脉注射 1 次,口服 5 次)。

(14) 阿奇霉素(最大剂量 250 mg,至少 5 次,口服)。

(15) 芬太尼(皮肤贴片,75 μg/h)。

(16) 丁丙诺啡(0.3 mg/mL)。

(17) 安乐死(戊巴比妥钠和苯妥英钠溶液,如果不是在全麻下行心脏切除术,用其实施安乐死)。

(18) 至少能够测量射血分数和左心室游离壁厚度的心脏超声。

(19) 能够测量左心室压力的固态压力传感器,可留置或自股动脉侵入性引导至左心室[见注意事项(1)]。

(20) 至少能够测量最大 dP/dt、收缩压、舒张末期压力、平均压力的软件。

(21) 电凝止血器。

(22) 解剖刀(10 号)。

(23) 解剖刀(11 号)。

(24) 血管钳。

(25) 加热箱。

24.2.2　固件

(1) 固态压力传感器。

(2) 多普勒流探测器(直径 3.0～4.0 mm,Iowa Doppler Products 公司)。

(3) 压电晶体(直径 5 mm,每只动物 2 个)。

(4) 聚乙烯管[直径 0.09 英寸(2.3 mm)]。

(5) 流量计及超声波测微仪 Sonomicrometer(Triton 公司)。

24.3　方法

24.3.1　手术置入器械及术后恢复

(1) 动物到达研究机构后,进行为期至少 1 周的隔离和环境适应[见注意事项(2)]。

(2) 手术前最少禁食 18 h。

(3) 麻醉动物并将其呈右侧斜卧位。剃除左侧及背侧胸廓的毛。手术区域准备,用必妥碘或氯己定消毒,每次消毒后用酒精润洗。

(4) 手术医生在手术区域铺洞巾[见注意事项(3),相关不良事件的应对方案]。

(5) 在第 4 或第 5 肋间隙水平的皮肤切一长 10～15 mm 的切口。在切开皮肤的过程中,可以用一次性电凝止血工具逐层切开肋间肌至胸腔水平。

(6) 切开胸膜放置胸骨牵开器,轻轻地移开肺,暴露心脏和主动脉。适度暴露降主动脉,于此处置入主动脉导管。

(7) 用 3-0 不可吸收线于主动脉壁上以荷包法缝合。用血管钳部分钳夹主动脉近端至放置导管的位置。

(8) 在准备好的荷包缝合中心处刺入主动脉。

(9) 将 Tygon 导管(直径 0.09 英寸)头端插入主动脉管腔,并往前送大约 5 mm。

(10) 收紧荷包缝合以确保导管在主动脉内。放开血管钳以重建主动脉内正常血流。

(11) 一次单纯缝合(4-0 不可吸收线),确保导管贴靠主动脉壁,以提高稳定性。

(12) 切开心包并用钳子钳至胸壁形成心包篮,将心脏提起并保持其手术视角。

(13) 用 4-0 不可吸收线在左心室心尖部位行荷包缝合。

(14) 于该荷包缝合中心处刺入左心室壁,并用小号钳子扩张切口。如果立刻插入传感器会有少量出血。如果延迟插入传感器,可以暂时收紧缝合口,在传感器插入之前再松开。

(15) 将固态压力传感器(直径 5～6 mm)插入左心室心尖部位,收紧荷包缝合,固定传感器。

(16) 如果需要在右心室插导管,则需要自右心室壁事先准备好的荷包缝合中心处刺入。将 Tygon 导管头端(直径 0.09 英寸)插入右心室,收紧荷包缝合,固定 Tygon 导管。

(17) 抬起左心耳,将左回旋支冠状动脉的一段从周围的心外膜和结缔组织中剥离,在其周围放置一个袖带型多普勒血流探头(长度 0.5 mm)以监测血流。用 2 - 0 不可吸收缝线将导线固定在心外膜表面。

(18) 将圆盘状压电晶体放置在左心室前后游离壁上。首先,在左心室后壁上用 2 - 0 不可吸收线行荷包缝合。在准备好的荷包缝合的中心处室壁上做一个穿刺切口,将第一个压电晶体插入心室腔,然后将其拉回以保持附着在心内膜表面,再收紧荷包将其固定。将压电晶体与超声测量仪相连。缓慢地将第二个晶体推入左心室前壁的心外膜表面,并调整方向以对齐第一个晶体。然后按照同样的方法把它固定在心室壁的内表面,也与超声测量仪相连。

(19) 将一对起搏环状电极用 4 - 0 不可吸收缝线固定于左心室游离壁心外膜表面,将一个电极用 2 - 0 不可吸收缝线固定于同一表面心外膜表面,两者相距数厘米,且避开冠状血管。

(20) 用 4 - 0 不可吸收线在左心耳处做荷包缝合。在准备好的荷包缝合的中心处做一个穿刺切口透过左心房。将 Tygon 导管(直径 0.09 英寸)的尖端插入左心房,收紧荷包缝合固定。

(21) 每根导管都连接一个三连三通阀,与已吸取无菌生理盐水的注射器相连。

(22) 在完成探头和导管的放置后,使用钢套管针(长 12 英寸)将导线和导管从胸腔皮下通过肩胛间区域的皮肤引至体外。套管针穿过胸壁 1~2 肋间隙的肌肉组织,向颅侧或尾侧至手术切口,然后到皮下。

(23) 在每个不同的导管或导线的外侧部位的皮肤做一 0.5~1.0 cm 的切口,从中穿过套管针。

(24) 冲洗导管后打结闭合(因为导管在外观上是相同的,所以要在每根导管上打不同数量的结,以便区分)。

(25) 左心室压力导管和起搏环线一起通过同一个皮肤切口穿出。流量探测导管和二维晶体导线一起通过另一个皮肤切口穿出。

(26) 手术结束后,所有导管和导线都埋于对应的出口皮下。它们都固定在从皮肤切口处出来的粗线上。手术结束后,粗线将用于拔出导管和导线。

(27) 每个胸部背侧皮肤切口用 1~2 根缝线缝合(2 - 0 不可吸收线)。

(28) 放置胸管(胸膜导管,18 或 24Fr)以减少术后气胸,用 0 号可吸收缝合线缝合固定。

(29) 开胸手术分层封闭:在靠近切口的肋骨周围放置 4 条 2 号可吸收缝线并收紧。两层肌层以 2 - 0 可吸收缝线做单纯间断缝合。

(30) 皮下组织用 0 号可吸收缝线做单纯间断缝合。皮肤切口用无菌羊肠线在皮内连续缝合。

(31) 缝合胸壁切口后,将芬太尼透皮贴剂(75 μg/h)贴附在犬的左背外侧腰椎区域,并在术后保留 48 h。贴片的位置保持在下面的敷料后面,这样可以监测贴片是否与皮肤贴合良好。

（32）在所有手术步骤完成后，用50 mL注射器或抽吸管通过胸导管反复抽气，直到无法抽出空气，以减少气胸。然后拔出引流管，用丝线内缝合伤口，缝合不超过2针。

（33）手术结束时给予头孢唑林（20 mg/kg肌内注射）和丁丙诺啡（0.01 mg/kg皮下注射），以及美洛昔康（0.2 mg/kg皮下注射）。

（34）所有手术切口都用必妥碘消毒。然后在手术切口和植入器械的位置附近放置外科绷带，并在胸壁周围贴一层无菌贴膜。图24-1所示为植入器械后的心脏在X线透视和手术视野下的典型影像。

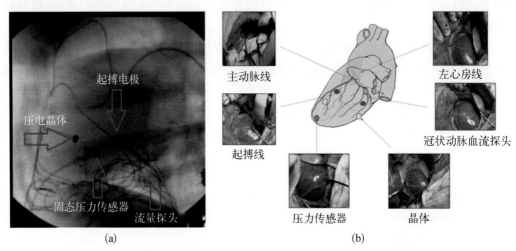

图24-1　X线透视下植入器械后的心脏的影像(a)及开胸手术时的图像(b)

24.3.2　麻醉恢复和术后护理

（1）在手术后的恢复过程中，犬被放在一个加热的笼子里［见注意事项（4）］。由工作人员监控犬麻醉后的恢复情况。

（2）当犬恢复吞咽反射或咳嗽时，将气管插管取出。

（3）每隔15 min记录以下数据：体温、心率、呼吸频率和毛细血管再充盈时间。监测持续到犬清醒并能保持胸骨卧位，直肠温度为36.7 ℃左右。

（4）美洛昔康的剂量为0.1 mg/kg口服，每日一次，手术用5 d。此外，头孢唑林的剂量：40 mg/kg，肌骨注射，每日一次，连续5 d，随后阿奇霉素5 mg/kg口服，每日两次，连续5 d。如果犬的体温大于39.4 ℃，阿奇霉素的剂量可增加到10 mg/kg［见注意事项（5）］。

（5）手术后2 d内，研究人员每天至少观察犬2次，术后8 d内至少每天观察1次。术后芬太尼贴片维持48 h［见注意事项（6）］。

（6）术后10 d后拆除所有的不可吸收缝合线（丝线或钉子）。在整个手术后直到最后的安乐死阶段，都要给犬穿上特制的背心以保护体外的电线，必要时可以用起搏器盒固定。背心一旦损坏或污染了需要及时更换。至少每7天检查一次导线和导管外置口，以防局部皮肤感染。

（7）每天检查饮食、排便功能和直肠温度。如果在实验过程中，体温大于 39.4 ℃，需再次用抗生素治疗，阿奇霉素剂量为 10 mg/kg，每日 2 次［见注意事项（5）］。恩诺沙星可作为阿奇霉素的替代药物，剂量为 5～20 mg/kg，每日 1 次。

24.3.3　实验过程

24.3.3.1　特制外套

（1）经过 10 d 的术后恢复后，只要轻轻地拉紧拴在末端的丝线（埋在皮肤下面），就可以将电线和导管拉出皮肤。如果手术伤口的导线和导管附近部位愈合良好，可以尽早取出导线和导管，但不能早于手术后的第 7 d。术后 7～10 d 取出导管导线可以减少创伤，因为这个时候伤口再生的组织仍然比较柔软。在取出导管和电线之前，先局部注射 1％利多卡因 4 mL 麻醉。

（2）直到最后的安乐死，接下来的步骤中电线和导管都需要取出。犬穿的特殊外套可以保护它们。至少每 14 d 更换一次，必要时增加更换频率。犬的脖子上需要放置软管状项圈，以防止犬碰到体外的电线和导管。

24.3.3.2　桌上训练

（1）在手术后恢复的第 8 d（持续 10 d）之前，犬在实验室的桌子上开始接受训练，直到被认为在有意识状态下准备好后再进行实验（通常 2～3 次）。

（2）训练每天最多进行一次，包括让犬在研究桌上适应右侧卧位休息，逐渐增加训练的时间（从 15～30 min 开始，逐渐增加到 2 h，见注意事项 7）。

（3）犬在桌上时，必须有人看管。为了训练或评估、测试，犬连续在桌子上的时间最长不超过 3 h，每天总时长不超过 3 h。

24.3.3.3　有意识状态下实验

（1）实验可以在术后第 10 d 开始。在整个实验过程中，将犬按 24.3.3.2 所述的"桌上训练"的方式放置在实验台上。

（2）导管连接到压力表和/或注射器，导线连接到用于测量血流动力学的电子设备上。超声心动图是一种常规的非侵入性检查。

24.3.4　冠状动脉和心室的导管置入术

在冠状动脉、冠状窦和心室置入导管有三大用途：测量血压、采血和给药。

导管置入在压力测量和血液采样中的应用

（1）所有参与实验的动物都经皮放置导管，作为发生手术并发症而需要紧急全身镇静及麻醉时的静脉通路，可用异丙酚在手术现场实行迅速的诱导麻醉。

（2）股动脉、静脉和周围静脉置管的程序（隐静脉或头静脉）都是相似的。用电动剃须刀剃去毛发，用消毒剂擦洗消毒后冲洗，用必妥碘消毒。皮肤用 1％利多卡因 3～4 mL 局部浸润麻醉，后用 6－8F 的鞘（取决于导管的大小）根据标准程序经皮穿刺置入血管。首先使用引导针穿刺，其次置入导丝，最后导管沿导丝置入血管。导管无须裁剪。额外注射 1～2 mL 利多卡因以避免犬疼痛。

通过触诊定位股动脉,股静脉在股动脉的内侧。在某些情况下,可使用多普勒回波探测器更精确地定位这两条血管。除非犬处于最后的实验阶段,实验后将立即被实施安乐死,否则必须在无菌条件下置管。

(3) 如果不是最终操作,在导管和鞘取出后,用无菌手术海绵压迫血管,以促进局部血液凝固。如果是静脉通路,压迫 10 min,如果是动脉通路,压迫 20 min。

(4) 在最后包扎之前,要用多层无菌绷带加压包扎。确保绑带在原位能保持 12 h,在手术后至少 3 h 内,每 30 min 对犬监控一次。如果止血正确,则很少发生不良事件。只有在股动脉插管时,由于股动脉内血压较高,有时会导致腹股沟区淤血和肿胀。在这种情况下,使用更紧密的绷带,如果动物表现为肢体肿胀和/或疼痛和痛苦的迹象,将立即寻求兽医介入,以确定最佳的处理方案。在某些情况下,特别是心衰的犬,出现上述状况可能很难确定是外周血管还是股部血管引起的。实验是终末期,如果需要冠状动脉窦置管,可以选择一条颈外静脉,其位置非常表浅,易于识别,对尚有意识的犬也可使用该方法,操作程序与前文描述的相同。(颈静脉插管通常用于未麻醉的患者)

24.3.5 起搏诱导心衰

(1) 心衰通过起搏器发放高频刺激诱导,起搏器埋置于肩部皮下囊袋,通过导线与起搏电极连接。起搏方案在术后 10 d 内开始,如图 24-2 所示。

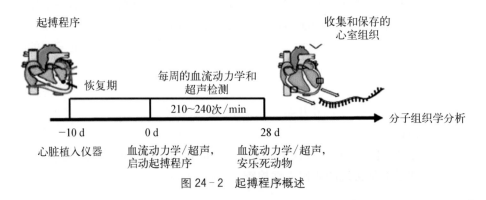

图 24-2 起搏程序概述

(2) 进行基线状态的血流动力学和超声心动图测量[见注意事项(1)和(8)]。

(3) 左心室以 210 次/min 的频率持续起搏 3 周。第 3 周后,起搏频率增加至 240 次/min。起搏电压应调整到指定频率下引发心脏收缩的最小值[见注意事项(9)和(10)]。

(4) 为了评估动物向代偿/失代偿性心衰发展的进程,至少每 7 天评估 1 次心功能[见注意事项(9)]。

24.3.6 安乐死的方法

在每个特定方案的实验设计结束时,科学安乐死的首选方法是在全身麻醉下进行心脏切除术。

（1）使用丙泊酚（5 mg/kg 静脉注射）麻醉诱导，对犬行气管插管，之后用 100% 氧气和 5% 异氟醚通气。

（2）在心脏还在跳动的情况下，迅速打开胸腔，收集心脏组织样本并立即冷冻起来，以便后续的生化和分子分析。其他样品固定进行组织学分析。或者可以用真他索［1 mL/10/b，静脉注射（1 b＝0.453 592 kg）］快速安乐死，或戊巴比妥钠（100 mg/kg 静脉注射），然后注射 20 mL 饱和氯化钾溶液。

24.4　注意事项

（1）标准血流动力学测量包括以下参数：左心室压力（左心室 dp/dt、左室收缩压、左室舒张末压）、主动脉压（收缩压、舒张压、平均）、左室直径（压电晶体测量）、冠状动脉血流（多普勒探头）、左心房压（平均收缩压、平均舒张压）。如果有留置右心室导管，也可以测量右心室的收缩期、舒张末期和 dp/dt$_{max}$。如果留置导管没有放置在左心室，或导管不能使用（即导管停止工作或动物撕咬外部连接器），可通过股动脉有创插入换能器。在理想情况下，完成这项工作需要 3 个人：一个人行动脉插管，另一个人固定另一条后腿露出腹股沟，还有一个人站在动物的头侧设法分散它的注意力。若通过右侧股动脉置管，动物应取右侧卧位。一个人站在动物的身后，右手举着它的左后腿，左手举着它的右腿与桌子平行。剃去实验动物的腹股沟区毛发。置管者通过触诊定位股动脉。一旦定位，应使用约 1% 利多卡因 4 mL 浸润麻醉。在离动脉尾部约 0.5 cm 处（以免刺穿皮肤后立即刺穿动脉），切开皮肤表层，切口长 1 cm。穿刺针通过切口穿透皮下组织，然后进入动脉。穿刺动脉后（动脉血为鲜红色，鲜血喷涌；如果血呈暗红色和/或渗出，说明误穿股静脉。按压大约 1 min 以止血），由针芯置入导丝后取出针，然后将 6 或 7 f 鞘置入动脉。此时，可以通过护套插入压力导管，最终进入左心室。在移除针鞘后立即对伤口施加直接压力，直到止血（通常为 20 min）。然后必须施以压力绷带过夜。如果在手术过程中需要对同一只动物多次做导管操作，则应尽可能地从动脉远端开始穿刺，以便在同一侧腿多次置管。

（2）在环境适应期间，实验室工作人员应尽可能每天至少与动物接触一次。由于血流动力学和超声心动图测量是在有意识状态下进行，在做这些测量时，由熟悉的实验室人员操作可以最大限度地减少动物的紧张，避免动物处于交感神经过度刺激的状态。

（3）室性心律失常：手术期间用心电图连续监测。出现室性心律失常可用利多卡因（2 mg/kg，静脉注射）治疗。若发生室颤，用手动除颤器除颤。对这些治疗没有反应的犬予以安乐死。

感染：感染的临床症状包括导管/导线部位出现分泌物，外伤处皮肤红肿，体温升高，食物消耗和活动减少，体重减轻等。如果犬出现感染症状，应咨询兽医，以采取必要的治疗。如果感染经治疗无效，则对动物实施安乐死。

（4）如果在术中犬的胸部长时间打开（1.5 h），体温可低至 35 ℃。在整个手术过程中，可以在手术台上、犬下面放置加热垫来减轻体温过低。此外，对复苏笼进行预热也很有用，可用加热器将热空气吹入复苏笼。

（5）动物的体温受它们的活动和兴奋程度影响非常明显。这意味着,动物在笼子里跳来跳去或在管理员冲洗犬舍时体温会升高,可能会给出发烧的错误指示。如果一只动物的体温在早上达到 39.4～39.7 ℃,有理由认为它可能不是由微生物感染引起的;在怀疑有刺激发生的 2～3 h 后,应重新检查体温。此时,如果体温仍然升高,应积极采取医疗措施干预,最大程度降低发生心内膜炎的可能性。此外,如果温度高于 39.7 ℃,通常可以确定这不是由于兴奋或体力活动造成的。

（6）任何出现疼痛迹象的犬,如伤口防卫反应,嗜睡和食欲下降,都要由兽医做出评估,并在检查后做适当的处理。在术后 10 d 的恢复期内,每天一次对开胸手术切口以及器械外置部位给予检查护理。更换胸外包扎带,用稀释的碘络酮清洗伤口表面,以防伤口延迟愈合,若伤口出现感染可用抗生素软膏治疗。如果发现有伤口延迟愈合需咨询兽医。

（7）当犬躺在桌子上时,约束腿部防止犬从桌子上跳下。本实验依赖于手术植入心脏监测设备,这些设备通过外部的导管和导线连接数据采集系统。若犬从桌子上跳下不仅会伤到自己(如拔出与心脏和血管相连的导管和探头),还会损坏电线、导管和监测设备,而这些对收集数据至关重要。犬的腿部约束装置由柔软的棉绳材料(从兽医相关的供应公司购买)制成,松散地放置在犬的前腿腕关节水平。犬的后腿不用约束,因为动物会本能地用前腿抬起身体。只需要简单地约束前腿,犬的行为就会受到阻碍。在桌上训练过程中,要使犬适应腿部被约束。

（8）由于犬的解剖结构,超声心动图分析最好在 V 型台上进行(见图 24-3)。最好在胸腔左侧大约第 5 肋间隙的胸骨旁获取四腔心切面(在不同的动物会存在差异)。使犬取右侧卧位,确保去除胸腔切开处的钉子以免影响超声探查。在胸腔右侧大约第 5 肋间隙的胸骨旁获取两腔心长轴和短轴切面(不同的动物会存在差异)。需要取左侧卧位,当从右侧卧位改变为左侧卧位时,许多动物不喜欢倒立,因此不要以此种方式翻转动物。

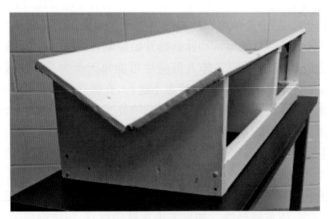

图 24-3 方便用于超声心动图检测的 V 型台

（9）每天通过听诊器听诊和/或股动脉脉搏触诊检查起搏心率。如果发现动物的心率没有起搏(窦性心律或间歇性起搏),应遵循以下步骤：① 确保起搏导线与起搏器连接,在理想情况下,螺钉引线连接负极,环形导线连接正极;② 确保起搏器电池正确充电,否则更换电池;③ 如果满足这两个条件,则增加起搏电压,直到恢复所需的心率。如果心脏在最大电压下起搏器仍然没有反应,尝试调整起搏器导线连接方式。在极少数情况下,起搏电极周围的心脏瘢痕组织形成进展快,以至于起搏无法恢复。如果这种情况发生在早期(即没有观察到心室重构),则可允许动物恢复至少 1 周,如果血流动力学和超声心动图显示心脏功能和大小已恢复到基线值,则可将该动物用作正常对照。如果没有,动物可能需要被安乐死。在这个模型中,起搏的前 3 周会导致代偿性心衰[22],并出现收缩功能恶化。但肺气体交换得以保留,动物的总体状况保持稳定,没有任何痛苦迹象。在最后 1 周,当起搏频率设置为 240 次/min 时,建议每隔一天检查一次心功能,因为可能发生心功能快速失代偿。终末期衰竭定义为左室舒张末期压达到 25 mmHg 时。根据以前的研究[22,26],这个压力值通常在起搏的第 4 周(在研究结束时),伴随着动脉血氧饱和度下降,并出现心脏功能失代偿的各种症状,包括不同程度的厌食、嗜睡、体重减轻、运动不耐受、呼吸急促(增加呼吸频率)、呼吸困难(呼吸困难)、发绀(口腔黏膜呈蓝色,表示血氧水平降低)、湿咳、外周水肿(四肢肿胀)、肺水肿(肺积水)、腹水(腹腔积水)、猝死。通过监测心脏参数和临床体征,可以精确地了解心衰的进展情况,并能够识别每只动物临近并进入失代偿性心衰。一旦动物表现出心功能代偿失调的迹象,应尽一切努力启动终末研究,从而最大限度地争取时间,因为该情况通常不会持续超过 24 h。呼吸困难是 24 h 内进行终末实验和安乐死的最关键征兆,若无法快速进行实验的情况下,可以实施简单的安乐死。

(10) 在心脏起搏程序结束前,如果犬体重减少超过基线体重的 20% 或更多,则被安乐死。另外,起搏程序启动时会在前 1~2 d 出现恶心,此时可以予以硫糖铝 40 mg/kg 口服以缓解症状。

参考文献

[1] Whipple G H, Woodman E G, Theophilis C, et al. Reversible congestive heart failure due to chronic rapid stimulation of the normal heart[J]. Proc N Engl Cardiovasc Soc, 1962, 20: 39 - 40.

[2] Recchia F A, Lionetti V. Animal models of dilated cardiomyopathy for translational research[J]. Vet Res Commun, 2007, 31(Suppl1): 35 - 41.

[3] Dixon J A, Spinale F G. Large animal models of heart failure: a critical link in the translation of basic science to clinical practice[J]. Circ Heart Fail, 2009, 2(3): 262 - 271.

[4] Riegger A J, Liebau G. The reninangiotensin-aldosterone system, antidiuretic hormone and sympathetic nerve activity in an experimental model of congestive heart failure in the dog[J]. Clin Sci (Lond), 1982, 62(5): 465 - 469.

[5] Wang W, Chen J S, Zucker I H. Carotid sinus baroreceptor reflex in dogs with experimental heart failure[J]. Circ Res, 1991, 68(5): 1294 - 1301.

[6] Shannon R P, Komamura K, Stambler B S, et al. Alterations in myocardial contractility in conscious dogs with dilated cardiomyopathy[J]. Am J Physiol, 1991, 260(6 Pt 2): H1903 - H1911.

[7] Komamura K, Shannon R P, Pasipoularides A et al. Alterations in left ventricular diastolic function in conscious dogs with pacing-induced heart failure[J]. J Clin Invest, 1992, 89(6): 1825 - 1838.

[8] O'Rourke B, Kass D A, Tomaselli G F, et al. Mechanisms of altered excitation-contraction coupling in canine tachycardia-induced heart failure, Ⅰ: experimental studies[J]. Circ Res, 1999, 84(5): 562 - 570.

［9］ Smith C J, Huang R, Sun D, rt al. Development of decompensated dilated cardiomyopathy is associated with decreased gene expression and activity of the milrinone-sensitive cAMP phosphodiesterase PDE3A［J］. Circulation, 1997, 96(9)：3116 - 3123.

［10］ Kiuchi K, Shannon R P, Komamura K, et al. Myocardial beta-adrenergic receptor function during the development of pacing-induced heart failure［J］. J Clin Invest, 1993, 91(3)：907 - 914.

［11］ Kirk J A, Chakir K, Lee K H, et al. Pacemaker-induced transient asynchrony suppresses heart failure progression［J］. Sci Transl Med, 2015, 7(319)：319ra207.

［12］ Traverse J H, Chen Y, Hou M, et al. Effect of K^+ ATP channel and adenosine receptor blockade during rest and exercise in congestive heart failure［J］. Circ Res, 2007, 100(11)：1643 - 1649.

［13］ Morimoto A, Hasegawa H, Cheng H J, et al. Endogenous beta3-adrenoreceptor activation contributes to left ventricular and cardiomyocyte dysfunction in heart failure［J］. Am J Physiol Heart Circ Physiol, 2004, 286(6)：H2425 - H2433.

［14］ Martelli D, Silvani A, McAllen R M, et al. The low frequency power of heart rate variability is neither a measure of cardiac sympathetic tone nor of baroreflex sensitivity［J］. Am J Physiol Heart Circ Physiol, 2014, 307(7)：H1005 - H1012.

［15］ Lionetti V, Guiducci L, Simioniuc A, et al. Mismatch between uniform increase in cardiac glucose uptake and regional contractile dysfunction in pacing-induced heart failure［J］. Am J Physiol Heart Circ Physiol, 2007, 293(5)：H2747 - H2756.

［16］ Spinale F G, Coker M L, Thomas C V, et al. Timedependent changes in matrix metalloproteinase activity and expression during the progression of congestive heart failure：relation to ventricular and myocyte function［J］. Circ Res, 1998, 82(4)：482 - 495.

［17］ Marcus N J, Del Rio R, Schultz H D. Reply from Noah J. Marcus, Rodrigo Del Rio and Harold D ［J］. Schultz. J Physiol, 2014, 592(8)：1905 - 1906.

［18］ Harada M, Tsuji Y, Ishiguro Y S, et al. Rate-dependent shortening of action potential duration increases ventricular vulnerability in failing rabbit heart［J］. Am J Physiol Heart Circ Physiol, 2011, 300(2)：H565 - H573.

［19］ Park M, Shen Y T, Gaussin V, et al. Apoptosis predominates in nonmyocytes in heart failure［J］. Am J Physiol Heart Circ Physiol, 2009, 297(2)：H785 - H791.

［20］ Rademaker M T, Cameron V A, Charles C J, et al. Integrated hemodynamic, hormonal, and renal actions of urocortin 2 in normal and paced sheep：beneficial effects in heart failure［J］. Circulation, 2005, 112(23)：3624 - 3632.

［21］ Khatiwala J R, Everly M J. An update on cardiac transplantation in the United States based on an analysis of the UNOS registry［J］. Clin Transpl, 2015, 31：27 - 34.

［22］ Woitek F, Zentilin L, Hoffman N E, et al. Intracoronary Cytoprotective gene therapy：a study of VEGF-B167 in a pre-clinical animal model of dilated cardiomyopathy［J］. J Am Coll Cardiol, 2015, 66(2)：139 - 153.

［23］ Pepe M, Mamdani M, Zentilin L, et al. Intramyocardial VEGF-B167 gene delivery delays the progression towards congestive failure in dogs ith pacing-induced dilated cardiomyopathy［J］. Circ Res, 2010, 106(12)：1893 - 1903.

［24］ Simpson S, Edwards J, Emes R D, et al. A predictive model for canine dilated cardiomyopathy-a meta-analysis of Doberman pinscher data［J］. PeerJ, 2015, 3：e842.

［25］ Kiczak L, Tomaszek A, Paslawska U, et al. Sex differences in porcine left ventricular myocardial remodeling due to right ventricular pacing［J］. Biol Sex Differ, 2015, 6：32.

［26］ Mitacchione G, Powers J C, Grifoni G, et al. The gut hormone ghrelin partially reverses energy substrate metabolic alterations in the failing heart［J］. Circ Heart Fail, 2014, 7(4)：643 - 651.

第25章
猪二尖瓣反流致心力衰竭模型

【摘　要】二尖瓣反流(mitral regurgitation，MR)是临床上最常见的心脏瓣膜病之一。因增加心脏容积负荷,可引起心力衰竭(简称心衰)。非缺血性心衰与缺血性心衰的生理和分子机制不同,因此建立合适的非缺血性心衰动物模型,对于了解其病理生理机制和探讨新的治疗方法具有重要的意义。此外,在大型实验动物上构建二尖瓣反流的模型,对于探讨新的外科手术方案或经皮介入治疗方法提供了途径,这两种方法可矫正二尖瓣关闭不全。

本章描述了经皮途径诱导猪二尖瓣反流的操作步骤,即二尖瓣腱索被顺行(经静脉间隔)或逆行(动脉通路)途径置入左心室的心脏活检导管切断。该技术可诱发急性和慢性心衰。

【关键词】心衰　二尖瓣反流　非缺血性　容量超负荷　组织活检导管　超声心动图二尖瓣关闭不全　跨隔膜　左心房增大

25.1　引言

二尖瓣反流是最常见的心脏瓣膜疾病之一[1]。二尖瓣反流分为原发性二尖瓣反流和继发性二尖瓣反流。原发性二尖瓣反流的主要病因是二尖瓣装置(瓣叶、腱索、乳头肌、二尖瓣环)的结构异常或退行性病变。继发性二尖瓣反流主要与左心室形态结构改变所引起二尖瓣功能失常有关,通常由无器质性二尖瓣病变所致的左心室功能紊乱所引起。

二尖瓣反流所导致的左心房和左心室容量超负荷,是临床上慢性非缺血性心衰最常见的原因之一。二尖瓣反流引起心衰的病理和分子机制与心肌梗死等缺血性病变不同[2,3]。据报道,临床上超过30%的心衰合并心脏收缩功能减弱的患者为非缺血性心衰患者[4],因此,非缺血性心衰的大型动物模型对于探讨新疗法、提升诊断和深化病理生理学的认识至关重要。

经皮介入治疗的最新进展为不开胸治疗二尖瓣关闭不全提供了又一选择。新器械的发展迅速,但在临床应用之前,这些器械的有效性和安全性都需要在动物身上测试。因此,二尖瓣反流动物模型的可重复性对于临床的应用也是至关重要的。更重要的是,慢性心衰模型中增大的左心房更贴近临床二尖瓣反流患者的实际情况。

在本章中,将描述两种不同的经皮途径方法。第一种方法是使用稳定的可操作导管从股静脉顺行进入循环通路,经房间隔穿刺法从左心室到二尖瓣腱索。充分了解左心室和左心房的三维结构对于避免心脏穿孔以及主动脉根部和周围组织等的损伤是至关重要的。第二种方法相反,即逆行入路从主动脉侧的颈动脉进入,最后到达二尖瓣腱索。虽然这种方法避免了跨间隔穿刺相关的并发症,但导管的稳定性会受到一定程度的影响,而且到达左心室基底部分(二尖瓣本身)难度较大。

我们之前报道过这种经皮穿刺手术的急性死亡率为 5.1%(2/39 头猪),与二尖瓣反流的程度大小有关。成功诱导至少中度二尖瓣反流后,中度二尖瓣反流猪的 30 d 存活率为 85.7%,而重度二尖瓣反流猪的 30 d 存活率为 47.6%[5]。造模成功后,实验猪的左心房的大小在 1 个月后显著增加[(33.32±2.5)mm $vs.$ (39.84±4.4)mm,MR 术前 $vs.$ MR 术后 1 个月]。在术者了解相应解剖结构并熟练地掌握所需的技能后,手术时间通常在 30 min~1 h。由于该手术会损伤二尖瓣装置,有时可能会损伤心内膜,引起感染性心内膜炎。因此,围手术期抗感染治疗是避免并发症发生的重要措施。

25.2 材料

(1) 猪(20~30 kg)[见注意事项(1)]。

(2) 暖垫用来保持实验动物的体温。

(3) 大型动物呼吸机。

(4) 标准导管包：无菌垫巾、无菌注射器、无菌穿刺针等。

(5) 包括压力传感器在内的重要监测器。

(6) 造影剂。

(7) 8Fr 标准穿刺导引针导管鞘。

(8) 70% 异丙醇。

(9) 聚维酮碘。

(10) 止疼药：丁丙诺啡。

(11) 麻醉药：泰拉唑(替来他明/唑拉西泮)和丙泊酚。

(12) 肝素钠。

(13) 盐水或盐酸缓冲液(PBS)。

(14) 内径 8.5Fr 的可控穿刺导引针。

(15) 8Fr 长导管鞘。

(16) Brockenbrough 针或 0.025 in 钢板。

(17) 5 或 6Fr 的猪尾导管。

(18) 7Fr 活检导管。

(19) 呋塞米。

(20) 硝酸甘油。

(21) 头孢唑啉。

（22）庆大霉素。

25.3　方法

25.3.1　顺行法

（1）替来他明/唑拉西泮（8.0 mg/kg）和丁丙诺啡（0.6 mg）麻醉［见注意事项（2）］。

（2）气管插管并通气。于耳静脉建立静脉通路。在整个手术过程中，使用异丙酚［8～10 mg/（kg·h）］维持全身麻醉［见注意事项（2）］。

（3）操作前静脉注射庆大霉素（80 mg）。

（4）动物取仰卧位置于加热垫上。将头固定在操作台上，连接好监护仪器。股静脉穿刺部位用 70％异丙醇和聚维酮碘消毒；经皮穿刺进入静脉和动脉通路放置导管鞘［见注意事项（3）］。

（5）在超声引导下穿刺股静脉和动脉。

（6）将 8.5Fr 可控管鞘插入股静脉，将 8Fr 标准管鞘插入股动脉。

（7）静脉注入肝素钠（200～300 U/kg）使活化凝血时间＞250 s。

（8）通过动脉鞘向前推进猪尾导管到升主动脉，监测主动脉压和即时评估二尖瓣反流情况。

（9）在 X 线透视下向前推进 8.5Fr 可调弯鞘，直至抵达右心房。

（10）将可控管鞘的头端弯曲 60°～80°角，并将头端插入右心室。在右前斜位 90°角（right anterior oblique，RAO）下成像，导管朝向右侧，将管鞘连接至压力传感器上就可以检测压力的变化。

（11）将可调弯鞘顺时针旋转约 90°角使其朝向房间隔。移动并调整鞘管位置直至固定在卵圆孔的位置，这是房间隔最薄的部分。在 X 线下，鞘管头端应在右前斜位 90°的图像中几乎呈垂直［见图 25-1(a)］。逆时针轻轻地旋转鞘管，并使其向右移动。若逆时针旋转向左侧移动鞘管，则表示鞘管指向右心房游离壁（180°反方向）。在这种情况下，将鞘管头端重新放回右心室，然后重复此步骤。

（12）将 X 线透视图更改为前后方位。导管应该朝向隔膜。

（13）在 X 线透视引导下，用 Brockenbrough 针在卵圆孔穿刺房间隔［见注意事项（4）和（5），图 25-1］。注入少量的对比剂，确认尖端在左心房内部。

（14）一旦 Brockenbough 针进入左心房，继续使用扩张器或 5Fr 导管。在整个推进过程中注意针尖，防止针尖插入太深导致左心房游离壁穿孔［见注意事项（6）］。

（15）将扩张器插入左心房后，向前推进可调弯鞘。遇到阻力后，顺时针和逆时针轻轻地旋转鞘管，有助于鞘管穿过房间隔。一旦鞘管进入左心房，取下扩张器和针头，将导管连接至压力传感器。用盐水冲洗导管，同时注意不要注入空气。

（16）将活检导管推进至导管顶端。

（17）逆时针旋转鞘管［见注意事项（7）］。弯曲鞘管，使尖端面向左心室后下壁（在右前斜位 90°角荧光图像的底部）。此时，鞘管头端位于左心室底的后外侧部分。在监测二尖

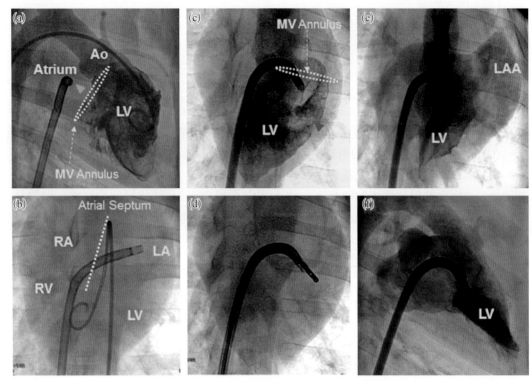

图 25 - 1　手术过程中的血管造影图像

注　(a) 侧卧位猪尾导管左心室造影(RAO 90°)，绿色箭头表示可控穿刺导引针的尖端在卵圆窝处，蓝色箭头表示乳头肌；(b) 将穿刺导引针推进到左心房后的前后(AP)视图；(c) 左心室造影，在 AP 切面检查二尖瓣和乳头肌的位置。蓝色箭头表示侧乳头肌；(d) AP 视图。橙色箭头显示活检导管尖端位于左心室基底后外侧部分，用于切断腱索；(e) 和 (f) 术后左心室收缩期代表左心室造影(AP 和 RAO 90°)。严重的二尖瓣反流血流到左心房顶部、左心耳和肺静脉。Ao：动脉；LA：左心房；LAA：左心房附属物；LV：左心室；RA：右心房；RV：右心室；MV：二尖瓣；AP：前后位；RAO：右前斜位；Atrium：心房；MV Annulus：二尖瓣环；Atrial Septum：房间隔。

瓣压力的同时顺时针旋转导管并确定二尖瓣的位置(从左心室至左心房，收缩压是下降的)。

(18) 逆时针方向旋转鞘管，当压力波随着左心室压力变化后，将活检导管向前推进，同时将尖端张开。这有利于捕捉二尖瓣腱索，并降低心肌穿孔的风险。在感觉到强烈阻力之前，关闭活检导管的尖端。这意味着鞘管附着在心肌上，在 X 线透视下肉眼就可以看到。在 X 线透视[见图 25 - 1(d)]和超声心动图[见图 25 - 2(a)]下确认活检导管头端的位置[见注意事项(8)]。在超声心动图下头端的最佳位置在二尖瓣与乳头肌平面的中间附近，朝向 4～5 点方向(后外侧壁)。

(19) 通过超声心动图确认活检导管头端在正确位置后，将活检导管拉回到可调弯鞘中。成功切断腱索后，会感到阻力降低[见注意事项(9)]。

(20) 取下活检导管并冲洗。通过血压、左心室造影和超声心动图等评估二尖瓣反流的程度[见注意事项(10)]。25.3.1 中的步骤(16)～(20)，直到达到所需的二尖瓣反流程度，如图 25 - 1(e)和(f)、图 25 - 2(b)和(c)所示。

(21) 取出鞘管和猪尾导管。

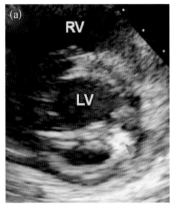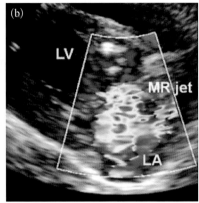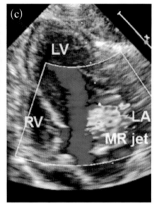

图 25 - 2　术中超声心动图图像

注　(a) 顺行入路中基础左室水平的短轴超声心动图切面,绿色箭头表示活检导管的尖端;(b) 和 (c) 代表性的长轴和四腔切面超声心动图,显示诱导二尖瓣反流后的血液回流量。LV: 左心室;LA: 左房;RV: 右室;MR: 二尖瓣反流;MR Jet: 二尖瓣反流束。

(22) 将鞘管从静脉和动脉中取出后,按压穿刺部位几分钟以止血。

(23) 术后每日给予实验动物呋塞米(50 mg)和硝酸甘油(5 mg),连续 3 d,预防急性充血性心衰所引起的呼吸衰竭。另外,每日肌内注射庆大霉素(80 mg)和头孢唑林(25 mg/kg),连用 3 d。

25.3.2　逆行法

(1) 重复 25.3.1 中的步骤(1)~(4)。

(2) 在超声心动图引导下用塞尔丁格技术穿刺左颈动脉。

(3) 将 8Fr 长管鞘插入颈动脉。

(4) 静脉注入肝素钠(200~300 U/kg)使活化凝血时间>250 s。

(5) 在 X 线透视引导下将长管鞘送至左心室。

(6) 将活检导管的尖端弯曲成 J 形[见注意事项(13)]。

(7) 活检导管插入左心室,将长鞘稍微往回拉一点。

(8) 在 X 线透视和超声心动图引导下旋转鞘管和活检导管,并将其放置在前叶外侧或内侧部分的腱索处。

(9) 经超声心动图确认活检导管尖端位置后,抓住腱索,将活检导管拉回可调弯鞘中。切断腱索后阻力会降低[见注意事项(9)]。

(10) 重复 25.3.1 中的步骤(20)~(23)。

25.4　注意事项

(1) 顺行入路:可调弯鞘的长度需要足够长,以便通过房间隔到达左室。对于体型较大的猪,在操作之前一定要确保鞘管的长度。

（2）所有的治疗方案，包括镇痛、麻醉和抗菌药物，都要经过动物委员会批准。吸入性麻醉剂可以代替异丙酚，但是吸入麻醉剂有扩张血管的作用，可能会导致血压下降，也会影响对二尖瓣反流程度的评估（可能会低估）。

（3）把猪的腿拉紧会使血管穿刺变得容易。在年轻健康的动物中，当腿松弛伸展时，血管容易移动，导致穿刺困难。因此在穿刺时可能需要用绳索帮助固定，一旦血管通路建立，可松开绳索。

（4）用 0.025 in 钢丝替代 Brockenbrough 针穿刺房间隔。预先把末端弯曲成如图 25-3 所示的形状。弯曲的程度应该根据动物（右心房）的大小进行调整。

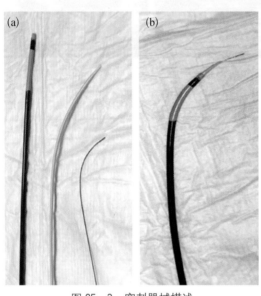

图 25-3　穿刺器械描述

注　（a）3 个组件：可调弯鞘、扩张器和硬质导丝；（b）将所有 3 个组件组合在一起。当操纵组件寻找卵圆窝时，导丝的硬端应该隐藏在扩张器的尖端。穿刺前，导丝的前端向前推进约 5 mm。

（5）主动脉内的猪尾导管是重中之重。在术者熟悉解剖之前，右心房造影可以帮助了解解剖结构。右心房造影时，（超声）透视时间要足够长，以便对进入左心房、左心室和主动脉的血流做对比。心内回声也是确定合适的穿刺部位的有用工具（如果有的话）。然而，如果术者对解剖结构和导管的操作足够熟悉，那么仅需（超声）透视引导即可，且很少发生与穿刺相关并发症。

（6）诱导二尖瓣反流前健康猪的左心房较小。进针过远很容易刺穿左心房游离壁。

（7）在右前斜位 90°角下确定导管的方向。顺时针旋转导管使其朝向心房侧，逆时针旋转导管将使其朝向左心室侧。前后位视图可用于确定从隔膜向左心房游离壁一侧的鞘管和活检导管的具体长度。

（8）术者应牢牢握住导管，这样腱索才会被牢牢抓住。如果超声心动图显示的位置不理想，请重复此步骤。要确保导管尖端不在心房内。切断房壁会导致心绞痛［见注意事项（11）］。当尖端在左心室底部时，可能会导致二尖瓣本身撕裂。同时，当抓取的部位离乳头肌太近时，一次操作即可切断多个腱索，这会导致大量的二尖瓣反流。

（9）要紧握住活检导管，确保腱索不会滑落。

（10）成功的急性重度二尖瓣反流应至少满足以下标准之一：心血管造影［造影剂反流进入肺静脉，见图 25-1（e）和（f）］，超声心动图［二尖瓣反流射流到左心房顶部，见图 25-2（b）和（c）］和血流动力学（左心室舒张末期压力增加 150%）。此模型可以导致慢性心衰，且模型可重复率高，但死亡率也较高。根据项目的具体情况，此标准可能会有所调整。

（11）如果实验猪出现心脏压塞，尽快注射硫酸鱼精蛋白以拮抗肝素的作用。胸骨下穿刺心包从猪尾置入导管。抽出心包内的血液，直到出血停止。超声心动图是评估心包血量的有用方法。连续监测血压，评价血流动力学。心包出血通常导致慢性心包粘连，可能会影响研究终点，应尽量避免。

（12）股静脉穿刺可以使用长的引导鞘管（7～8Fr）和 5Fr 活检导管。然而，导管的可控性较差，而且此过程可能需要较长的时间。由于可调弯鞘较厚，将其置入动脉内极有可能导致动脉夹层或术后出血。如果可以通过外科手术进入动脉，可以考虑选择这一方法。

（13）弯型应根据所抓取的二尖瓣腱索的导管的位置做相应的调整。

参考文献

［1］ Nkomo V T，Gardin J M，Skelton T N，et al. Burden of valvular heart diseases：a populationbasedstudy［J］. Lancet，2006，368：1005-1011.

［2］ Brillantes A M，Allen P，Takahashi T，et al. Differences in cardiac calcium release channel (ryanodine receptor) expression in myocardiumfrom patients with end-stage heart failure causedby ischemic versus dilated cardiomyopathy［J］. CircRes，1992，71：18-26.

［3］ Sen L，Cui G，Fonarow G C，et al. Differencesin mechanisms of SR dysfunction inischemic vs. idiopathic dilated cardiomyopathy［J］. Am J Physiol Heart Circ Physiol，2000，279：H709-H718.

［4］ Mosterd A，Hoes A W. Clinical epidemiology of heart failure［J］. Heart，2007，93：1137-1146.

［5］ Watanabe S，Fish K，Bonnet G，et al Echocardiographic and hemodynamic assessment for predicting early clinical events in severe acute mitral regurgitation［J］. Int J Cardiovasc Imaging，2017，34(2)：171-175.

第26章
升主动脉缩窄诱导的猪心脏后负荷增加模型

Olympia Bikou, Satoshi Miyashita, Kiyotake Ishikawa

【摘　要】高血压表现的心脏后负荷增加是心血管疾病的固有危险因素。心脏后负荷增加的动物模型的建立为确定关键分子机制和开发新治疗方法提供了研究平台。通过束带捆绑猪的升主动脉在慢性期可以导致心脏显著肥大和增加心肌纤维化，这些变化伴随着心脏僵硬度增加，但无收缩功能障碍。本章描述了采用外科手术捆绑猪的升主动脉的方法，术后3个月动物心脏出现上述变化并且左心室收缩压>200 mmHg。

【关键词】心衰　射血分数　舒张功能障碍　大型动物　慢性　肥厚

26.1　引言

高血压患者罹患心肌梗死、卒中和心血管死亡的风险增加[1]。高血压还常见于患有射血分数保留的心衰患者，而目前这种心衰的治疗方法有限。基础研究也发现在射血分数保留的心衰的急性[2,3]和慢性[4-6]阶段的病理变化归因于后负荷的增加。既往我们已经报道了通过束带捆绑猪的升主动脉可以在慢性阶段引起心脏的显著肥大和心肌纤维化的增加。这些变化伴随着心脏僵硬度的增加而没有引起收缩功能障碍，从而在疾病表型上表现为与射血分数保留心衰相似的病理过程。这种心脏后负荷增加的猪模型可能会帮助我们发现一些关于射血分数保留心衰的关键分子机制和新的治疗方法。本章介绍了通过束带捆绑升主动脉创建压力超负荷引起心衰的大型动物模型的相关流程。主动脉束带捆绑外科手术大约需要1 h，随之左心室压力将逐渐增加。3个月后动物左心室收缩期压力>200 mmHg，并伴有明显的心脏肥大和纤维化增加[4]。与主动脉缩窄的啮齿类动物模型相比，该模型保留了左心室收缩功能[7]。原作者还报道了与单独心肌梗死动物模型相比，猪的主动脉束带捆绑联合心肌梗死动物模型放大了缺血性心衰的表型[5]。在手术过程中通过超声心动图可以调整升主动脉狭窄的程度，并且也可用于连续监测心脏肥大和心衰的进展。

26.2　材料

（1）标准外科手术工具。

（2）电凝器和接地垫。

（3）麻醉药。

（4）无菌铺单。

（5）硅管如图 26-1 所示。

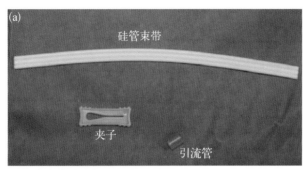

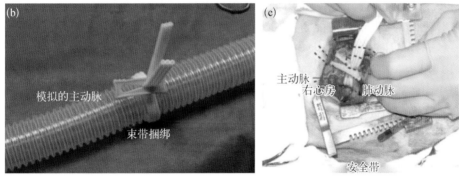

图 26-1 主动脉束带捆绑材料和方案

注 （a）主动脉束带捆绑材料；（b）主动脉束带捆绑在一个模拟的主动脉上，注意短环（一段胸腔引流管）套在夹子下面确保束带两头紧贴在一起；（c）真实的外科手术束带捆绑主动脉，主动脉位置在虚线处。

（6）硅胶胸腔引流管。

（7）固定硅管两端的短环（我们从胸腔引流管切下一短环），如图 26-1 所示。

（8）夹子如图 26-1 所示。

（9）Umbilical 布带。

（10）超声心动图。

（11）异氟醚。

（12）芬太尼透皮贴剂，25～50 μg/h。

（13）抗生素。

26.3 方法

（1）让实验动物在饲养房中进行适当时间的适应后，安排动物进行手术。手术前将动物禁食过夜。

（2）镇静动物并插管予以人工通气。开始麻醉并使用止痛药和预防性抗生素。

（3）刮除手术部位以及臀部区域毛发，以放置接地垫。

（4）连接生命监护仪，包括心电图电极和血压监护仪袖套。

（5）将动物放置在手术台上，固定上肢至头侧方向［见注意事项（1）］。

（6）对手术部位进行消毒并覆盖无菌单。

（7）于第3肋间隙上方的皮肤上实施局部麻醉。经皮肤可以触及肋骨［见注意事项（2）］。注射麻醉剂后等待至局部麻醉生效。

（8）在第3个肋间隙上方做一个5 cm大小的皮肤切口［见注意事项（3）］，使用电凝器凝结出血点。

（9）用电凝器切开背阔肌。

（10）在第三个肋间隙切开胸膜，并使用牵开器加宽肋骨间隙［见注意事项（4）］。获得胸腔内部心包的良好视野。

（11）用湿纱布将肺部朝背部方向推离出手术窗。记住放在胸腔内的纱布的数量。

（12）可以看到和触摸到心包腔内搏动的肺动脉。在肺动脉上方的心包上做一小切口（3～4 cm）［见注意事项（5）］。

（13）插入一根手指以确认主动脉的位置，并使用手指钝性分离主动脉的右侧（在手术视野中为底部）。

（14）用镊子小心轻柔地抓住肺动脉外膜并将其提起，在肺动脉和主动脉之间的结缔组织上做一小切口。

（15）用钝镊子小心地沿背尾侧方向钝性分离肺动脉和主动脉之间的结缔组织［见注意事项（6）］。逐渐将方向改为右侧（在手术视图中为底部）围绕主动脉做解剖分离。可多次在主动脉右侧插入手指，以了解主动脉的大小并确定解剖的出口位置［见注意事项（7）］。

（16）只需将镊子靠近主动脉并用其夹住硅带的末端，通过解剖分离出的空间将其拉出，使其围绕主动脉即可。

（17）在硅带上放一个短环和一个夹子，然后逐渐拉紧束带［见注意事项（8）］。

（18）应用超声心动图确认狭窄程度（见图26-2），并应用连续普勒估计狭窄处的压力梯度。相对于左室流出道的狭窄程度可以使用左室流出道的速度时间积分（VTI，使用脉冲多普勒）与狭窄处的VTI（使用连续多普勒）的比率来测量［见注意事项（9）］。

（19）如果狭窄程度太轻，可以拉紧束带以调节。如果狭窄程度过大，则松开束带［见注意事项（10）和（11）］。

（20）用 Umbilical 布带固定夹子。关胸前再次使用超声心动图确认狭窄程度。

（21）通过第4肋间隙在胸腔中插入引流管，取出之前放置在胸腔使肺移位用的纱布。连接一个 Ambu 袋并手动为肺部充气。尽可能归位肋骨并缝合肌肉并关胸，然后缝合皮肤。

（22）对引流管施加负压吸引，排除胸腔内空气。移去引流管并关闭孔道。

（23）停止麻醉并应用芬太尼透皮贴剂。复苏动物并将其置于连续监测下直至完全

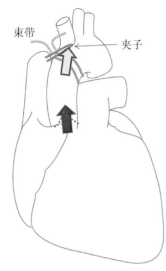

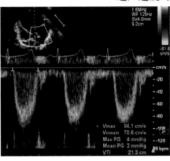

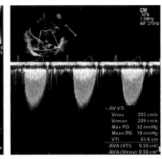

超声速度时间积分比

脉冲波多普勒(左心室流出通道)　　　　连续波多普勒(束带)

图 26－2　超声心动图通过计算速度时间积分(velocity time integral, VTI)比评估缩窄程度

注　左心室流出道(脉冲多普勒,位于红色箭头处)的 VTI 与束带缩窄部位的 VTI(连续多普勒,位于黄色箭头处)比值代表相对于左心室流出道的狭窄程度。如下所示的动物首先经历了心肌梗死,然后行升主动脉束带捆绑。左心室流出道的 VTI＝21.3(脉冲多普勒,左)和狭窄处 VTI＝63.6(连续多普勒,右)的比值,即计算出的 VTI 比率为 0.33。

恢复。

(24) 超声心动图可用于连续评估狭窄程度和心肌肥厚的进展。

26.4　注意事项

(1) 左前肢相较于右前肢应更拉向头侧,以使左肱三头肌不要与第 3 肋间隙重叠。

(2) 固定好前肢后应标记切口的位置,因为皮肤层可以通过拉动手臂而移动。

(3) 避免切口部位太靠近四肢,这些部位的手术伤口在康复阶段由于肢体移动比其他部位更容易裂开。

(4) 确保良好的手术视野是手术成功的关键。如果手术窗口的通路或视野受限,请考虑加宽手术窗口。

(5) 左侧膈神经走行在心包的背侧,注意不要损伤膈神经。

(6) 由于狭窄的手术空间以及肺动脉和主动脉并排紧密连接,使得解剖分离操作无法在直视下进行。因此,此步骤需要在不可视的情况下完成。直径类似于主动脉的 L 型镊子有助于围绕主动脉做解剖分离。

(7) 分离主动脉需要缓慢、轻柔,不要用力过大,因为主动脉的背面是壁很薄的心房。

(8) 当狭窄变得明显时,将一根手指放在主动脉上可感觉到震颤。此时狭窄仍不足以在合理的时间内诱发正常猪的心衰,需在感觉到颤动后进一步收紧束带。

(9) 在评估狭窄程度之前,拉动并扭动绑带以解除周围组织对主动脉产生的任何缩窄效应。

（10）使超声多普勒波束方向和血液流向平行以获得准确的值，否则会导致流量和压力被低估。

（11）狭窄程度过大时，心率通常会升高而外周压力会降低。因此，使用侵入性外周动脉通路用于血压监测对评估狭窄程度是有帮助的，但也可以使用无创血压监测。根据我们的经验，如果相对左心室流出道的狭窄处 VTI 比率大约为 0.2，在慢性期（3～4 个月）可导致显著的压力超负荷（左心室收缩压力＞200 mmHg），并且不会引起急性死亡。

参考文献

［1］Thune J J, Signorovitch J, Kober L, Velazquez E J, et al. Effect of antecedent hypertension and follow-up blood pressure on outcomes after high-risk myocardial infarction[J]. Hypertension, 2008, 51(1): 48-54.

［2］Toischer K, Rokita A G, Unsold B, et al. Differential cardiac remodeling in preload versus afterload[J]. Circulation, 2010, 122(10): 993-1003.

［3］Nolan S E, Mannisi J A, Bush D E, et al. Increased afterload aggravates infarct expansion after acute myocardial infarction[J]. J Am Coll Cardiol, 1988, 12(5): 1318-1325.

［4］Ishikawa K, Aguero J, Oh J G, et al. Increased stiffness is the major early abnormality in a pig model of severe aortic stenosis and predisposes to congestive heart failure in the absence of systolic dysfunction[J]. J Am Heart Assoc, 2015, 4(5): e001925.

［5］Motloch L J, Ishikawa K, Xie C, et al. Increased afterload following myocardial infarction promotes conductiondependent arrhythmias that are unmasked by hypokalemia[J]. JACC Basic Transl Sci, 2017, 2(3): 258-269.

［6］Pfeffer M A, Braunwald E. Ventricular remodeling after myocardial infarction. Experimental observations and clinical implications[J]. Circulation, 1990, 81(4): 1161-1172.

［7］Furihata T, Kinugawa S, Takada S, et al. The experimental model of transition from compensated cardiac hypertrophy to failure created by transverse aortic constriction in mice[J]. Int J Cardiol Heart Vasc, 2016, 11: 24-28.

第 27 章
严重急性心源性休克的大型猪模型

Ole K. Møller-Helgestad, Hanne B. Ravn, Jacob E. Møller

【摘　要】心源性休克是急性心肌梗死后最常见的死亡原因,见于 10% 的大面积心肌梗死患者,病死率高达 50%。本章节将描述一种急性缺血性心源性休克的大型猪模型。该急性左心室或右心室衰竭模型通过经左侧或右侧冠状动脉内逐步注射微球制备,成功率接近 100%,用该方法制作心衰模型的严重程度可根据需要滴定至预期的水平。

【关键词】心源性休克　急性心衰　冠状动脉缺血　微球　病理生理学　血流动力学
终末脏器灌注

27.1　引言

心源性休克是急性心肌梗死的一种严重并发症,见于 10% 大面积 ST 段抬高的心肌梗死患者,院内病死率达 50%[1,2]。其临床症状多变,可入院时已病情危重,也可症状相对较轻而逐渐进展至循环衰竭、终末器官低灌注。这种临床症状的多样性使得临床研究不易开展,尤其涉及治疗干预效果。而按标准制备的心源性休克大动物模型则可在预设的血流动力学状态下予以干预,使其成为相关研究的必要手段。

爆发性心源性休克是一种心衰所致的终末器官低灌注状态,其病理生理学机制为缺血性心肌损伤致心脏收缩和舒张功能不全、心输出量和收缩压下降、心脏灌注不足,进而加重收缩和舒张功能不全的恶性循环[3]。其多由左心室衰竭所致,也可由右心室衰竭引发[3]。体循环低血压和终末器官低灌注合并乳酸性酸中毒的程度与病死率呈强相关[4-6]。在理想的心源性休克动物模型中,缺血性心肌损伤、心脏功能不全及所致的严重终末器官低灌注、动脉血乳酸升高程度应是可控的。同时,该模型在使选择偏倚最小化的前提下应充分可控,以避免过多损失实验动物。冠状动脉阻塞—再灌注可模仿急性心肌梗死,但因猪冠状动脉近段完全闭塞后易发生室颤,心功能不全和循环损伤的程度不可预测,因此如果实验动物已发生心脏骤停,则大多均存在严重的终末器官低灌注、动脉血乳酸升高[7,8]。急性冠状动脉微栓塞用作制备缺血性心肌功能不全模型广为人知[9-12],我们则提出了左心室或右心室衰竭制备严重心源性休克模型的方案。该模型可用于心源性休克时终末器官病理生理学研究,特别适合于评估药物和/或器械循环支持治疗心源性休克的效果。简而言之,心源性休克可在 45 min 之内引发,实验动物不会突然出现室颤。微球以间隔 3～10 min 的方式逐步注入并滞留于相应心肌,按照注射的是左侧冠状动脉还是右侧冠状动脉从而决定产生左心室或是右心室的衰竭。该模型可以根据预期的血流动力学状态滴定心室衰竭的程度,如不予干预则数分钟内发生严重的心衰直至停搏。

27.2 材料

使用重 70～80 kg 的动物。操作应在合适的手术室进行,包括手术床、呼吸机、有创血流动力学监测设备和 X 线影像系统。

27.2.1 监测

(1) 置入有创血压监测,用于测量收缩压、肺动脉压和中心静脉压。

(2) 三导联心电图监测。

(3) 血压和心电图监测显示屏。

(4) Swan - Ganz 导管连续监测心输出量和混合静脉血氧饱和度(CCOmbo 肺动脉导管,Edwards Lifesciences 有限公司,美国加州 Irvine)。

(5) 心输出量(L/min)、心脏指数[L/(min · m²)]、静脉氧饱和度(%)和深部体温(℃)监测显示屏。

(6) 血气分析仪。

(7) 血气针。

27.2.2 麻醉和药物

(1) 诱导麻醉前肌内注射麻醉前用药使动物放松。

(2) 麻醉前用药：咪达唑仑 0.2 mg/kg,美托咪定 0.04 kg/kg。

(3) 外周静脉置管。

(4) 诱导麻醉：丙泊酚 5 mg/kg。

(5) 适当型号的带套囊气管插管。

(6) 呼吸机。

(7) 七氟醚。

(8) 芬太尼。

(9) 等张盐水。先以 1 000 mL/h 的速度输入,继以约 500 mL/h 输注。

(10) 抗凝：肝素静脉注射。

(11) 抗心律失常：胺碘酮。

(12) 心脏骤停抢救包[见注意事项(1)]。

27.2.3 血管通路[见注意事项(2)]

(1) 穿刺针(可连接装有肝素和生理盐水的注射器)。

（2）带有血管探头的超声。

（3）6Fr（或其他适当型号）鞘及导丝用于左颈动脉穿刺以置入冠状动脉导管［见注意事项（3）］。

（4）6Fr（或其他适当型号）鞘及导丝用于（股）动脉穿刺以做体循环血压监测。

（5）多腔道中心静脉导管（MAC™，Arrow 公司）用于右颈外动脉穿刺以补液，并置入 Swan‐Ganz 导管［见注意事项（4）］。

27.2.4　冠状动脉导管和微栓塞

（1）JL3.5 指引导管。

（2）三通接头。

（3）硬导丝。

（4）指引针。

（5）头端软、体部可弯曲导丝。

（6）对比剂，用于冠状动脉造影。

（7）适当型号的注射器用于注入对比剂。

（8）0.125 g Contour™ PVA 微球（Boston Scientific）（直径＝45～150 μm），与 10 mL 盐水和 10 mL 对比剂混合后置于容器中［见注意事项（5）］。间断搅拌以避免沉淀。

27.3　方法

实验动物应置于与手术室类似的场所以适应手术环境，术前一夜禁食不禁水。诱导麻醉前连接并准备所有监护设备。

27.3.1　诱导和维持麻醉

（1）经颈部轻柔地肌内注射麻醉前用药，等待实验动物入睡。

（2）经一侧耳静脉置入外周静脉导管并注射诱导麻醉药物（丙泊酚）。经外周静脉注入芬太尼和盐水直至右颈外静脉穿刺成功。

（3）以特制猪喉镜见声带后行气管插管。以气囊充气结合听诊器确认气管内插管（ETT）已置于适当的位置。将 ETT 与呼吸机连接。

（4）对实验动物行辅助通气，潮气量 6～8 mL/kg，频率 10～14 次/min，氧浓度 20%～50%，呼吸末正压 5 cmH_2O。通过连续测动脉血气分析调整呼吸机设置，使 $PO_2 \geqslant$ 12 kPa，PCO_2 在 4.5～6.5 kPa，pH 值在 7.35～7.45。

（5）以七氟醚［使平均肺泡压（MAC）1.5%～2%］和芬太尼［泵速 25～50 μg/（kg·h）］维持麻醉。

（6）实验动物取仰卧位固定于手术床，确保气管内插管固定良好。

27.3.2　监护和血管通路

（1）放置心电图电极并连接心电图导线。

（2）将实验动物肢体拉向足侧并固定。在股部区域将后肢拉向足侧可暴露腹股沟，股静脉和股动脉行走于其中。

（3）在超声引导下，穿刺针进入目标血管［见注意事项（6）］。以 Seldinger 技术经穿刺针置入导丝。沿导丝切皮，以鞘交换穿刺针并沿导丝送入血管后撤出导丝。经鞘抽血确认鞘置入血管内后将其与皮肤缝合。重复上述步骤建立所有的血管通路。

（4）建立动脉通路后立即取样行动脉血气分析，据以调整呼吸机设置，并测动脉压。

（5）将多腔道中心静脉通路导管置入右颈外静脉，用于补液并可送入 Swan - Ganz 导管至肺动脉。将该导管分别连接两传感器测压（分别用于测量肺动脉压和中心静脉压），并连接至 Swan - Ganz 传感器。

（6）在体经 Swan - Ganz 导管测量静脉血氧饱和度。在监护仪上开始采集数据测量心输出量。

（7）右颈外静脉通路建立后开始输注胺碘酮，用法为前 30 min 内为 4 mg/kg，继以每小时 0.8～1 mg/kg［见注意事项（7）］。

（8）所有血管通路建立后予以普通肝素 20 000 IU，此后每隔 2 h 重复追加。

27.3.3　冠状动脉导管术

在 X 线引导下进行冠状动脉导管置入。

（1）将三通与 JL3.5 指引导管连接并经三通置入硬导丝使指引导管伸直，并使导丝刚好从导管头端露出。

（2）从左颈动脉鞘内将导管推送至主动脉根部，撤出导丝。

（3）通过轻轻地旋转、推送和回撤等操作把导管送至目标冠状动脉，注入对比剂确认其位置无误。

（4）经由连接指引针的三通送入头端软、体部可弯曲的导丝，并使其远端置于目标冠状动脉内，以便后续导管放置。

（5）检查确认所有监护系统均已就位且运转正常，所有药物均已输注，并复习实验方案。

27.3.4　微栓塞诱发心源性休克

这里描述的方法和结果均基于左冠状动脉内注射微球，导致以左心室为主的心衰（见图 27 - 1）。然而，取决于冠状动脉解剖，右心室也可能部分受累。如将微球注入右冠状动脉，此模型也可能造成以右心室衰竭为主的心源性休克（见图 27 - 2）。以下方法造成的心室功能减退稳定、可控，可滴定至所需的水平。

（1）确认指引导管位于目标冠状动脉近端［见注意事项（8）］。

（2）注射 1 mL 微球溶液，迅速以数毫升等张盐水彻底冲洗导管［见注意事项（9）］。

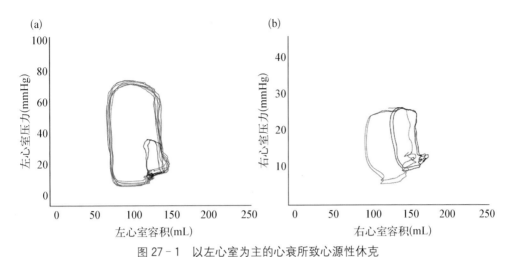

图 27 - 1　以左心室为主的心衰所致心源性休克

注　左心室(a)和右心室(b)基线(分别为红色和蓝色)和心源性休克(黑色)下的压力-容积环。

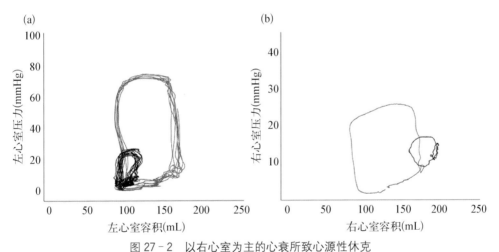

图 27 - 2　以右心室为主的心衰所致心源性休克

注　左心室(a)和右心室(b)基线(分别为红色和蓝色)和心源性休克(黑色)下的压力-容积环。

（3）监测每次注射对体循环血压、心输出量和混合静脉血氧饱和度的影响［见注意事项（10）］。

（4）每隔 3～10 min 重复注射一次，使得实验动物在两次注射之间能完全达到稳定的状态，直至达到预期所需的心功能不全水平，这种水平基于动脉血气、心输出量和/或混合静脉血氧饱和度的衡量［见注意事项（11）］。

（5）达到严重的心源性休克（动脉血乳酸浓度升高，提示严重终末器官低灌注）所需的注射次数因实验动物而异，但一般可在 45 min 内实现［见注意事项（12）］。图 27 - 3 所示为逐次微球注射引发的血流动力学指标变化，该研究包括 12 例实验动物，注射次数为 8～42 次。

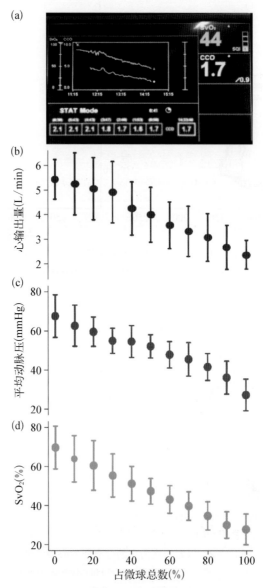

图 27-3　12 只雌猪逐步微栓塞的血流动力学后果

注　(a) 其中一只实验动物的心输出量监护仪照片，浅蓝色为混合静脉血氧饱和度(SvO_2，%)，橙色为心输出量(L/min)；(b) 心输出量逐渐下降(L/min)；(c) 平均动脉压逐渐下降(mmHg)；(d) SvO_2(%) 逐渐下降。圆圈所示为平均值，误差条示 ±1 SD。

27.4　注意事项

(1) 心脏骤停抢救包内物品应随时可用，包括除颤器，最好使用除颤电极板，因自黏性电极片可能影响 X 线透视程度，还应包括肾上腺素和胺碘酮等。虽然制作模型的目的是造成低灌注,但猪的情形可能迅速恶化,所以应配好血管收缩药物如去甲肾上腺素注射泵,一旦需要可迅速泵入。

（2）建立血管通路既可采用直视切开的方式也可在超声引导下经皮穿刺。我们推荐经皮穿刺法,因其对实验动物创伤较小,创口失液较少,有助于更稳定的血流动力学状态,且对于熟练术者耗时更短。诱发休克并监测其进展需要至少 3 处血管通路。事实上置管数目无上限,猪的椎动脉系统和 Willis 环发育良好,故即使穿刺双侧颈动脉也不致危及脑血流的供应。

（3）经左颈动脉路径更易将导管置入冠状动脉。

（4）经右颈静脉更易将 Swan‑Ganz 导管送入肺动脉,经压力指引或在 X 射线下放置均可。

（5）与单纯与盐水混合相比,将微球与盐水加对比剂混合可致发热心律失常,从而产生更稳定的心功能下降。

（6）确保熟悉猪的血管解剖以及目标血管定位。

（7）注入胺碘酮负荷量可致一过性血流动力学改变,如收缩压下降[13],一般 30 min 内可恢复。

（8）将导管置于近端为关键点所在,尤其是左冠状动脉,因前降支(LAD)和回旋支(LCX)供应的心肌均被微球累及才能产生严重的心源性休克。从左主干注入微球时,LAD 血管床充盈阻塞先于 LCX。如果需要选择性 LAD/LCX 微球栓塞,则需在所需血管内置入微导管。

（9）根据原作者经验,注射剂量大于 1 mL 会增加循环衰竭和心脏停搏的风险。因气泡进入冠状动脉循环会立刻致循环衰竭,每次注射微球和盐水前均应用注射器抽吸,确保绝无气泡进入指引导管。

（10）遵循逐步注射的方案,极少遇到需要直流电复律的心律失常事件,在我们已实验的动物中从未发生。

（11）在平均体循环动脉血压<45 mmHg、混合静脉血氧饱和度<45% 和/或心输出量<3 L/min 之前,两次注射的间隔可短一些。在达到该点之后,实验动物似乎更为脆弱,因此此后注射微球应更谨慎,两次注射的间隔应足够长以使实验动物状态稳定。

（12）就 70~80 kg 重的实验动物而言,在动脉血乳酸升高之前应已出现血流动力学严重不稳定(心输出量<2.5 L/min、平均动脉血压<35 mmHg 和/或混合静脉血氧饱和度<35%)。

参考文献

［1］Goldberg R J, Makam R C, Yarzebski J, et al. Decadelong trends (2001‑2011) in the incidence and hospital death rates associated with the in‑hospital development of cardiogenic shock after acute myocardial infarction[J]. Circ Cardiovasc Qual Outcomes, 2016, 9(2): 117‑125.

［2］Obling L, Frydland M, Hansen R, et al. Risk factors of late cardiogenic shock and mortality in ST‑segment elevation myocardial infarction patients[J]. Eur Heart J Acute Cardiovasc Care, 2017, 7(1): 7‑15.

［3］ Reynolds H R，Hochman J S. Cardiogenic shock：current concepts and improving outcomes[J]. Circulation，2008，117(5)：686 - 697.

［4］ Sleeper L A，Reynolds H R，White H D，et al. A severity scoring system for risk assessment of patients with cardiogenic shock：a report from the SHOCK trial and registry[J]. Am Heart J，2010，160(3)：443 - 450.

［5］ Haas S A，Lange T，Saugel B，et al. Severe hyperlactatemia，lactate clearance and mortality in unselected critically ill patients[J]. Intensive Care Med，2016，42(2)：202 - 210.

［6］ Vermeulen R P，Hoekstra M，Nijsten M W，et al. Clinical correlates of arterial lactate levels in patients with ST-segment elevation myocardial infarction at admission：a descriptive study[J]. Crit Care，2010，14(5)：R164.

［7］ Moller-Helgestad O K，Poulsen C B，Christiansen E H，et al. Support with intra-aortic balloon pump vs. Impella2.5(R) and blood flflow to the heart，brain and kidneys — an experimental porcine model of ischaemic heart failure[J]. Int J Cardiol，2015，178：153 - 158.

［8］ Beurton A，Ducrocq N，Auchet T，et al. Benefificial effects of norepinephrine alone on cardiovascular function and tissue oxygenation in a pig model of cardiogenic shock[J]. Shock，2016，46(2)：214 - 218.

［9］ Agress C M，Rosenberg M J，Jacobs H I，et al. Protracted shock in the closed-chest dog following coronary embolization with graded microspheres[J]. Am J Phys，1952，170(3)：536 - 549.

［10］ Hamburger W W，Priest W S，Bettman R B. Experimental coronary embolism[J]. Am J Med Sci，1926，171：168 - 185.

［11］ Nordhaug D，Steensrud T，Korvald C，et al. Preserved myocardial energetics in acute ischemic left ventricular failure — studies in an experimental pig model[J]. Eur J Cardiothorac Surg，2002，22(1)：135 - 142.

［12］ Nordhaug D，Steensrud T，Muller S，et al. Intraaortic balloon pumping improves hemodynamics and right ventricular effifificiency in acute ischemic right ventricular failure[J]. Ann Thorac Surg，2004，78(4)：1426 - 1432.

［13］ Karlis G，Iacovidou N，Lelovas P，et al. Effects of early amiodarone administration during and immediately after cardiopulmonary resuscitation in a swine model[J]. Acta Anaesthesiol Scand，2014，58(1)：114 - 122.

第28章
慢性肺动脉栓塞大型动物模型的构建

【摘　要】已有大量的研究关注并且描述如何构建肺血管疾病动物模型。目前,肺高压患者的临床异质性已经促使人们开发出不同的技术,在数个不同物种中构建肺动脉高压的模型,用来体现特定的肺动脉高压/肺血管疾病的表型。我们知道,慢性血栓栓塞性肺动脉高压是肺动脉高压的临床重要表型。据报道,有肺栓塞病史的患者,慢性血栓栓塞性肺动脉高压的患病率为 0.4%～9.1%。因此,在临床前研究中必须建立一个完善的、针对慢性血栓栓塞性肺动脉高压大动物模型来研究这种疾病。在既往的研究中,许多文献采用不同实验方案报道了不一致的结果。

我们目前专注于在一个通用的研究框架内表现肺动脉高压大型动物模型,包括肺血流动力学、右心室功能和肺血管疾病的组织学特征。而这样研究框架也能够让研究者针对新的诊断工具和新的治疗策略做出最理想的评估。本文旨在描述如何利用葡聚糖微球诱导复发性肺栓塞病变,从而在猪体内构建慢性血栓栓塞性肺动脉高压动物模型的方法。这种实验建模方法的主要特征是:① 完全经皮的微创技术,而非手术;② 最少有 4 个栓塞程序,时间为 1～2 个月;③ 轻至中度肺动脉高压血流动力学特征(平均肺动脉压力升高 20%～60%);④ 具有严重的肺血管重塑特征;⑤ 轻度的右心室重塑;⑥ 重复性高和低死亡率(<10%)的特点。

【关键词】肺动脉高压　肺栓塞　大动物疾病模型　血管重塑　肺血管疾病

28.1　引言

已有大量的研究关注并且描述如何构建肺血管疾病动物模型。目前,肺动脉高压患者的临床异质性促使人们开发出不同的技术,在数个不同的物种中构建肺动脉高压的模型,用来体现特定的肺动脉高压/肺血管疾病的表型[1]。值得注意的是,用于不同研究目的的相应技术和方法,应该依据目标疾病的临床表型制定,而该表型的分类也是基于当前的肺动脉高压的分类[1]。

慢性血栓栓塞性肺动脉高压,也称为第四大类肺动脉高压。慢性血栓栓塞性肺动脉高压通常发生在急性肺栓塞后,患病率为 0.4%～9.1%,具体取决于不同的人群[2]。但是,在这些患者中,只有约 75% 的患者发生急性血栓栓塞事件[3],这提示在慢性血栓栓塞性肺动脉高压的发病过程中还存在许多不同的亚临床过程，具体发病机制尚不清楚。

在一般情况下，急性肺栓塞经历肺动脉血凝块溶解不完全、纤维化改变、黏附肺动脉血管壁，最终发展为慢性血栓栓塞性肺动脉高压[4]。因此，大血管慢性梗阻是慢性血栓栓塞性肺动脉高压的主要标志。然而，也有文献报道小血管或微血管与经手术切除肺动脉阻塞性血栓（即血栓内膜剥除术）后出现的持续性肺动脉高压有密切关系[2,4]。因此，慢性血栓栓塞性肺动脉高压中的微血管疾病，现已被确认为是小血管阻塞或发生在阻塞和非阻塞血管末端的固有小动脉壁疾病的结果[2,5]。

针对慢性血栓栓塞性肺动脉高压的临床前研究，需要建立良好的动物模型，来全面概括所研究的临床疾病的原因和表型。截至目前，许多文献已报道了各种各样的实验方案，我们研究小组也已对相关文献做了总结。值得注意的是，血栓栓塞模型由于自发的血栓溶解，会使肺动脉压力测量无法持续测量，由此导致测量结果不一致。已有文献报告了针对慢性血栓栓塞性肺动脉高压模型的许多变量进行了修改，包括栓塞材料（如葡聚糖微球、陶瓷微球、空气等）、栓塞程序频率（例如连续/每天、每周 1 次、每 2 周 1 次等）以及对主要功能终点评估期间的实验条件（如通气和氧合水平）。基于这些不确定变量，现有文献报道的慢性血栓栓塞性肺动脉高压的实验动物模型和实验数据都具有广泛的研究方案异质性。针对肺动脉高压动物模型，目前广泛使用的评估标准通常包括以下 3 个：① 肺血流动力学评估；② 右心室功能评估；③ 肺血管疾病和右心室重塑的组织学和分子生物学特征。在这一点上，大型动物模型允许使用临床相关的诊断工具（如右心导管术和先进的影像成像技术）、组织学特征和分子生物学特性，以全面地研究肺动脉高压。上述研究方案可对新型诊断工具以及新的治疗策略进行最佳评价。

本章的目的是描述如何使用葡聚糖微球诱导的反复肺栓塞实验，在猪体内构建慢性血栓栓塞性肺动脉高压模型的不同方法。

这种实验建模方法的主要特征：① 完全经皮手术，避免了因开胸手术导致损伤、肺部粘连以及潜在的感染和死亡；② 至少有 4 个栓塞程序，研究时间为 1～2 个月。当然，研究时间可取决于目标疾病的严重程度、观察期和/或干预类型；③ 轻度至中度肺动脉高压血流动力学（平均肺动脉压力升高约 20%～60%）；④ 严重的肺血管重构；⑤ 轻度右心室重塑（肺高压标志之一）；⑥ 重复性高，死亡率低（<10%）。

28.2 材料

28.2.1 动物准备

麻醉诱导及维持：

（1）Telazol（乙胺噻吩环己酮/唑拉西泮）。

（2）异丙酚。

（3）适合猪用的呼吸器，吸氧浓度可适当调整。

（4）心电图和脉搏血氧监测仪。

28.2.2　心功能评估：血流动力学和超声心动图

(1) 配备 X 线透视系统(C 型臂)的手术室。

(2) 用于无菌经皮血管造影的标准导管包(注射器、毛巾、碗、纱布)。

(3) 8F 鞘管导引器。

(4) 7F Swan - Ganz 导管。

(5) 二氧化碳分析仪。

(6) 血气分析仪。

(7) 压力传感器。

(8) 0.5% 盐酸丁哌卡因。

(9) 配备宽带扇形阵列换能器超声心动图机(频率范围：1～5 MHz)。对于体积采集，矩阵阵列探针是必要的。

(10) 超声耦合剂。

(11) 用于超声心动图图像后处理的软件。有几个选项是可用的，取决于超声心动图机的制造商，这些软件允许进行 3D 和应变分析。

28.2.3　栓塞模型建立

(1) 尖端柔软的 4F 冠状动脉导管。

(2) 0.9 mm 血管导丝。

(3) 静脉碘造影剂。

(4) 葡聚糖微球(直径 100～300 μm，coarse Sephadex G - 50，Sigma - Aldrich 公司生产)和无菌缝合丝线。

28.2.4　组织学检查

(1) 冷冻组织标本的包埋剂(最佳切割温度)。

(2) 麦胚凝集素(可与 Oregon Green 488 染料结合，浓度为 10 μg/mL)和鬼笔环肽(共于 Alexa fluor 546 染料结合，浓度为 165 nmol/L)。

(3) 胶原纤维染色试剂盒(Masson Trichrome，Elastica Van - Gieson 和 Picrosirius 染色试剂套件)。

28.3　方法

28.3.1　动物准备

(1) 术前动物禁食一夜。

(2) 用 Telazol(6.0 mg/kg，肌内注射)诱导麻醉动物。待动物充分麻醉后，立即由训练有素的人员进行气管插管，并持续监测外周血氧饱和度和心率[见注意事项(1)]。随后建立周围耳静脉通道。

(3) 静脉注射异丙酚(8～10 mg/kg · h^{-1})进行血流动力学评估[见注意事项(1)]。

（4）在无菌条件下，用 Seldinger 技术建立股血管通路。右心导管术需使用 7F Swan-Ganz 导管，在股静脉置入一根 8F 鞘管。另外一种选择，猪的颈内静脉也可以作为入路，但是进入时必须小心，避免刺破颈动脉，因（刺破颈动脉导致的）气管周围大血肿可导致拔管后呼吸衰竭。强烈建议现在的实验室在血管超声引导下行经皮穿刺术。因为在所有的方案中都需要重复肺栓塞步骤以及随后的血流动力学研究，在每个步骤中都应尽可能保持血管的完整性。在超声引导下的经皮血管穿刺术可以减少尝试的次数，防止损伤血管。在每次操作中使用肝素（1 000 U）将降低股静脉穿刺后完全闭塞的风险。

（5）在操作过程中，在透视引导（C 臂）下，在肺动脉中放置一根 Swan-Ganz 导管，以监测右侧血流动力学。在测量右侧压力时，仔细校准压力传感器，这一点尤为重要，因为右侧压力通常比左侧压力低得多。在测量之前，必须保证血流动力学的稳定性，且每次测量时都要用 X 线和压力波形来确认导管的位置。

28.3.2 肺栓塞步骤

方案 1：远端栓塞模型［见注意事项（3）］

（1）将葡聚糖微球用 20 mL 生理盐水稀释。根据我们的经验，关键的一步是至少在注射前 2 h 准备稀释液，从而使微球在注射前膨胀［见注意事项（4）］。

（2）将（葡聚糖）微球通过 Swan-Ganz 导管尖腔注入主肺动脉，使（葡聚糖）微球均匀地分布于双肺。慢慢地注入稀释的（葡聚糖）微球，在注射一半剂量后等待几分钟，检查血流动力学的变化。如果全身动脉压稳定（收缩压＞80 mmHg），继续注射（稀释的葡聚糖微球）。Swan-Ganz 导管应在透视（X 线）引导下放置在主肺动脉中［见注意事项（5）］。

（3）在注射葡聚糖微球（稀释）期间，建议持续监测肺和全身血流动力学。过度的肺动脉压力增加和（或）体循环压力下降表明为低输出状态，应该避免继续注射葡聚糖微球。

（4）注射完葡聚糖微球（稀释）后，收集相关必需的功能性数据。拔除血管鞘管，等待动物恢复。

（5）每周重复栓塞一次。带回动物后，实施栓塞步骤与第一次类似，包括准备、麻醉、血管通路构建以及基本血流动力学检查（详见 28.3.1 中的步骤），并重复 25.3.2 中的步骤（1）～（4）［见注意事项（6）］。

28.3.3 肺栓塞步骤

方案 2：远端栓塞＋近端盘绕［见注意事项（7）］

（1）准备栓塞和盘绕材料：① 按方案 1，将葡聚糖微球用 20 mL 生理盐水稀释；② 将无菌丝线剪成 3 cm 长，并保持干燥，以便后续操作。

（2）在透视引导下，将 Swan-Ganz 导管推进至左肺动脉，球囊尖端充气，以完全阻止血液进入左肺动脉（见图 28-1）。这是为了预防在实施右心室舒张期栓塞时，微球逆向溢出至右肺动脉。在 1 min 内缓慢地注入稀释的（葡聚糖）微球。（完成注射后）排空球囊中气体，取出 Swan-Ganz 导管［见注意事项（8）］。

（3）随着微球进入左肺动脉，用 0.035 in（0.088 9 cm）钢丝将带有柔性尖端的 5F 冠状

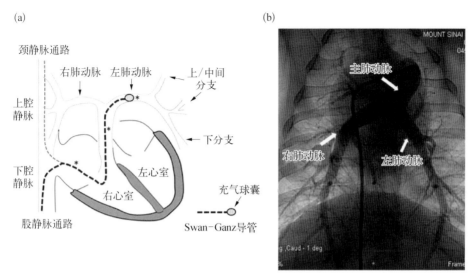

图 28 - 1　(a) 方案 2 球囊尖端导管(Swan - Ganz)位置的示意图。以股静脉或颈静脉为入路,将导管
　　　　通过右心腔送入肺静脉主干,并定位于左肺动脉,在第一(上面)分支的开口前。气囊充气
　　　　以阻止前向血流。对于右上分支开口靠近主分叉,堵塞右肺动脉困难,可能需要单独注射。
　　　　(b) 肺动脉血管造影(正位)显示:猪的左右肺动脉分支的分布

动脉导管推送至左肺动脉分支。注射对比剂,以确认导管尖端的位置。小心地将导管推
进至较小的肺动脉分支并盘绕,如图 28 - 2 所示。

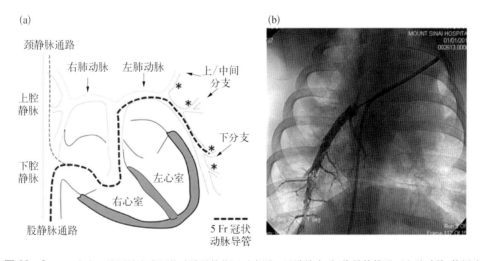

图 28 - 2　(a) 方案 2 线圈栓塞术冠状动脉导管位置示意图。远端栓塞后,将导管推送至左肺动脉,使用造
　　　　影剂确定次级分支。一旦导管头端稳定在目标分支的近端,被"盘绕"的丝线就可以被输送。
　　　　(b) 右下肺动脉血管造影显示:盘绕丝线置入,一些分支的血流阻塞

　　(4) 为了插入 3 cm 长的丝线,取出钢丝,填充造影剂。由于造影剂为高黏度,减缓了
其在导管内的回流,使缝线更容易插入导管[见注意事项(9)]。在导管近端插入一条丝
线,并用生理盐水冲洗导管。这一操作需要快速进行,以确保丝线不会因丝线膨胀而卡在
导管内[见注意事项(10)]。输送丝线后,可以通过注射造影剂来检查血管闭塞的部位以

及对局部肺血流的影响(见图 28-3)。

(5) 在左肺动脉的上叶、中叶和下叶的几个分支中,重复 25.3.3 中的步骤(3)和步骤(4)。在猪肺中,上叶偏小,下叶通常占优势。在所有准备好的丝线中,至少应有 2/3 被送入肺下叶的动脉分支中。通常在每次术中可送入 20 根长 3 cm 的丝线。

(6) 1 周后,将动物带回并重复实验动物准备、血管通路和基础血流动力学步骤。在右肺动脉重复进行 28.3.3 中的步骤(2)~(5)[见注意事项(11)]。

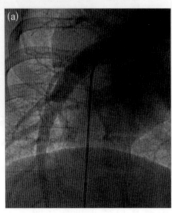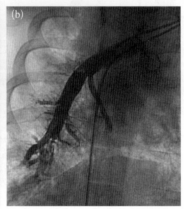

图 28-3 血管闭塞之前(a)和之后(b)的右下肺动脉血管造影图像

28.3.4 右心室功能评估[见注意事项(12)]

经胸的超声心动图检查可用于右心室功能的无创显像。只要有合适的设备,即可方便地实施操作。图像采集建议采用以下方法:

(1) 如 28.3.1 的("实验动物预备"段)所述,将动物全身麻醉并取右侧卧位。

(2) 在上肢和下肢放置电极。仔细检查心电图信号是否佳,因为大多数心电图的图像是通过心电图门控技术获得的。

(3) 停止呼吸机,诱导短暂的呼吸暂停以获取超声视频。这在需要数个心搏的门控采集中尤为重要(尤其是完整的三维图像)。

(4) 心尖切面是将超声心动图探头放在剑突下位置,而动物取右侧卧位。这种改良心尖切面是二维或三维超声观察右心室的最佳切面。

(5) 观察胸骨旁长轴和短轴切面时,动物取左侧卧位,将超声心动图探头放置在右上肢下方。

(6) 表 28-1 总结了主要的采集模式和超声心动图参数。

表 28-1 猪肺动脉高压模型的超声心动图采集流程

获 取 模 式	参 数
左肋下声窗	
二维图像	左心室容积和射血分数(通常来自左心室四腔切面)

续 表

获 取 模 式	参 数
左心室流出道的脉冲多普勒	左心室流出道的频谱多普勒信号的速度-时间积分(估算每搏量)
二尖瓣环的脉冲多普勒	左心室舒张功能
二尖瓣环脉冲组织多普勒(间隔/后壁)	左心室舒张功能
主动脉瓣和二尖瓣的彩色多普勒	存在瓣膜反流
左心室三维影像	左心室容积
右心室关注: 二维图像 三尖瓣环运动的 M 型超声 侧三尖瓣环的脉冲组织多普勒 右心室入流道的脉冲多普勒 三尖瓣上的彩色多普勒 三尖瓣血流的连续多普勒 右心室三维影像	右心室功能参数: 右心室面积变化分数(%) 右心室纵向应变曲线(见图 28 - 4) 三尖瓣环收缩期位移(mm) 收缩期血流速度(s', cm/s) 右心室 Tei 指数 三尖瓣反流存在/严重程度 三尖瓣反流峰值速度(估算右心室收缩压) 右心室三维容积
右肋下声窗	
二维图像	左心室功能(短轴视图),压力过载时隔膜位移
M 型超声	右心室壁厚度,右心室直径
三尖瓣彩色多普勒	三尖瓣反流存在/严重程度
三尖瓣血流的连续多普勒	三尖瓣反流峰值(估算右心室收缩压)
右心室流出道的脉冲多普勒	右心室流出道频谱多普勒信号的速度-时间积分,肺动脉血流量加速时间

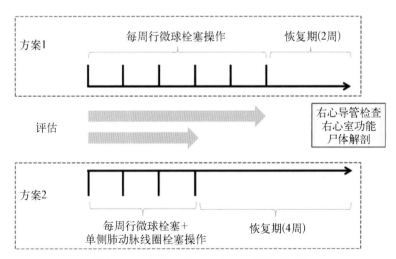

图 28 - 4 栓塞方案 1 和方案 2 研究时间线

注 每周均会重复急性栓塞操作以诱导慢性肺高压。对于长期研究的最终功能学测定,建议在最后一次注射右旋糖酐微球粒后,经过 2～4 周的恢复期后进行。

（7）将 DICOM 文件导出至工作站（如果有）便于离线分析，以获得右心室形态和功能的定量参数。对于三维体积定量和二维应变分析，图像的质量和心内膜边缘的测定是获得可重复结果的关键。

28.3.5 在体模型肺高压纵向评估

我们认为有 2 个关键因素决定了急性/反复栓塞所致肺血管疾病、肺高压动物模型的表型：① 自最后一次栓塞操作的时间；② 对麻醉动物实施右心室导管术插入的实验条件（麻醉方案和通气参数），[见注意事项（12）]。

（1）对最终功能测定和肺血管疾病的评估，自最后一次栓塞术后应至少留出 2 周时间，以防止对肺血管压力数值严重程度的高估（可根据研究的目的做相应的调整）。

（2）在相同的实验条件下获得连续的肺血流动力学数据（至少在基线和最后随访时间点）。

（3）使用多个参数进行一系列右心室功能的研究，以监测后负荷持续增加时心腔重构和功能损害的长期变化。

（4）对于栓塞方案 1 和 2，根据图 28-4 所示的研究时间线对系列功能数据进行了描述。

28.3.6 镜下结果及组织学分析

（1）在完成所有体内测量后的最后随访时间点，根据动物操作方案做动物尸检。在外置的肺脏中，根据栓塞方案，肉眼可以发现明显的微球和丝线填塞闭塞的血管，如图 28-5 所示。

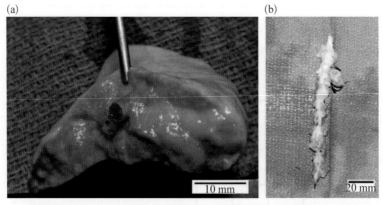

图 28-5 （a）宏观尸体解剖检查可见微球；（b）丝线圈所致的血管闭塞

（2）在组织固定和切片后，用不同的试剂盒（Masson's trichrome, elastic Van Gieson）进行肺组织染色，以检测血管重构和纤维化[见图 28-6 和注意事项（13）]。

（3）右心室心肌组织特异性染色，可通过横截面积（麦胚凝集素与鬼笔环肽共染色）评估心肌细胞肥大程度。用 Masson's trichrome 或 Picrosirius 染色来量化心肌纤维化程度。

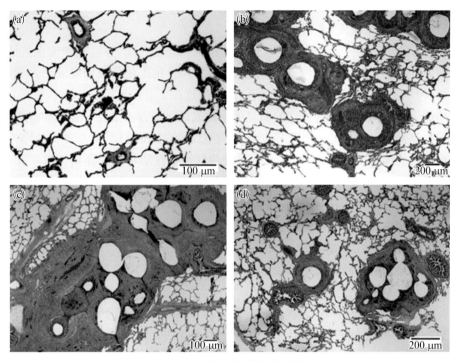

图 28 - 6　肺栓塞模型的组织学分析

注　通过 Masson 三色染色法可评估致病动物模型[(b)～(d)与对照组(a)相比]中包括微球血
管栓塞及纤维化在内的血管重构表现。

28.4　注意事项

（1）在中到重度肺高压动物模型中，低氧血症可导致血流动力学严重恶化，短暂的缺氧期间即可轻易地导致动物死亡。因而在准备阶段应持续供氧，同时应尽快行气管插管及辅助通气以避免缺氧时间延长对血流动力学稳定性评估产生影响。

（2）特定麻醉剂，包括吸入性麻醉剂如异氟醚（常用于实验动物操作），可产生血管舒张效应，可能会导致肺高压模型中肺动脉血流动力学被低估。

（3）在该方案中仅针对远端脉管系统进行肺动脉葡聚糖微球注射，注射剂量根据动物体重进行调整。然而，最佳剂量仍取决于动物种类及品种。根据我们的经验，在幼年约克郡猪中每次操作注射 20 mg/kg 的葡聚糖微球耐受良好且能诱导重度急性肺高压。

（4）在部分试验中，我们观察到未经前期葡聚糖微球膨胀准备，直接行葡聚糖微球注射可诱发迟发型（2～4 h）重度呼吸窘迫从而导致较高的急性期死亡率。其他利用羊进行试验报告提示，应使用非甾体抗炎药预防以减轻呼吸窘迫反应[9]。

（5）有些方案从右心房或更外周部位行微球粒注射。从右心房注射可能因右心房滞留效应或双侧分布不均导致微球粒注射剂量欠准确。

（6）重复急性栓塞操作的次数及间隔时间将取决于动物的种类及品种，以及所诱导疾病的目标程度。我们的方案最多为行 6 次栓塞操作，每 2 次注射之间有 1 周的缓冲时间，让动物恢复。

（7）该方案在急性栓塞操作期间仅使肺动脉压力轻度升高，并且在绝大多数情况下，不会导致急性右心衰竭。尽管与方案 1（远端栓塞方案）相比在急性期血流动力学的改变更加轻微，但从长期来看，肺动脉压力显著升高，虽然在 1 周恢复期后可观察到部分恢复。右心室功能学分析提示有中等程度的明显的重构表现。该方案依此对远端和近端的肺动脉血管予以局部葡聚糖微球注射及局部线圈栓塞（栓塞＋线圈）。和方案 1 一样，该方案需要根据动物的体重、种类及品种调整微球粒的剂量。在幼年约克郡猪中每次操作注射葡聚糖微球 20 mg/kg 耐受良好且能诱发重度急性肺高压。在方案 2 中，每次栓塞＋线圈操作仅在一侧肺进行，每周操作更换左右侧肺，目的是提高血流动力学的耐受性并将急性失代偿性右心室衰竭的风险降到最低。

（8）在第一次操作后，肺动脉分支闭塞有时可导致肺动脉压力显著升高并使心输出量减低，从而导致心率升高。仔细监测血流动力学改变对于避免持续低心输出量状态至关重要。

（9）在填塞丝线圈时，5Fr 冠状动脉导管是最佳选择。更粗的导管逆流更强，导致丝线填塞更加困难，而更细的导管（4Fr 或更小）则可能会使丝线圈堵住导管腔。

（10）若丝线团堵在导管内，可用 0.035 in（0.9 mm）导丝疏通。若仍无法推出线圈，撤出导管并用水流冲出线圈，再将导管重新置入肺动脉分支。

（11）该方案中至少 4 项操作建议间隔 1 周恢复期（左右肺动脉分别行 2 次栓塞＋线圈操作），尽管这取决于动物种类、品种以及所诱导疾病的目标程度。我们的方案最多行 6 次栓塞操作，每 2 次操作之间有 1 周的时间供动物恢复。

（12）试验中将根据研究者的需求设定适当的通气参数。根据我们的经验下列参数可在全身麻醉时提供稳定且可重复的状态：吸入氧浓度 40%，潮气量 10 mL/kg、呼吸频率 15 次/min 以维持二氧化碳图描记的潮气末 CO_2 分压 35～45 mmHg。血气分析可提供详细的血气状态信息，在动物模型中尤其重要。心输出量将通过热稀释法测定。

同前所述，一些麻醉药品如异氟醚存在血管舒张效应并可能掩盖轻度肺高压。在评估肺高压程度时，由于在实验室状态下健康动物肺动脉压较低（平均肺动脉压约 15 mmHg），仅 5 mmHg 的轻度升高即可使压力水平相对升高 33%，因而所有血流动力学测量均需要对实验状态进行非常严谨的控制，以对模型产生的"影响程度"以及新型疗法的潜在治疗效果做出更加一致的评估。

（13）含有栓塞材料的闭塞血管在外置的肺脏中很容易识别。组织学分析常可发现包括炎症浸润及闭塞血管灶在内的广泛血管重构。

参考文献

[1] Galie N，Humbert M，Vachiery J-L，et al. 2015 ESC/ERS guidelines for the diagnosis and treatment of pulmonary hypertension：The Joint Task Force for the Diagnosis and Treatment of Pulmonary Hypertension of the European Society of Cardiology（ESC）and the European

Respiratory Society（ERS）；endorsedby：Association for European Paediatric and Congenital Cardiology（AEPC），International Society for Heart and Lung Transplantation（ISHLT）［J］. Eur Heart J，2016，37（1）：67 - 119.

［2］ Lang I M，Madani M. Update onchronic thromboembolic pulmonary hypertension［J］. Circulation，2014，130（6）：508 - 518.

［3］ Pepke-Zaba J，Delcroix M，Lang I，et al. Chronic thromboembolic pulmonary hypertension（CTEPH）：results from an international prospective registry［J］. Circulation，2011，124（18）：1973 - 1981.

［4］ Simonneau G，Torbicki A，Dorfmuller P，et al. The pathophysiology of chronicthromboembolic pulmonary hypertension［J］. Eur Respir Rev，2017，26（143）：160112.

［5］ Lang I. Chronic thromboembolic pulmonary hypertension：a distinct disease entity［J］. Eur Respir Rev，2015，24（136）：246 - 252.

［6］ Aguero J，Ishikawa K，Fish K M，et al. Combinationproximal pulmonary artery coiling and distalembolization induces chronic elevations in pulmonary artery pressure in swine［J］. PLoS One，2015，10（4）：e0124526.

［7］ Garcia-Alvarez A，Fernandez-Friera L，GarciaRuiz J M，et al. Noninvasive monitoring of serialchanges in pulmonary vascular resistance andacute vasodilator testing using cardiac magnetic resonance［J］. J Am Coll Cardiol，2013，62（17）：1621 - 1631.

［8］ Mercier O，Fadel E. Chronic thromboembolic pulmonary hypertension：animal models［J］. Eur Respir J，2013，41（5）：1200 - 1206.

［9］ Pohlmann J R，Akay B，Camboni D，et al. A low mortalitymodel of chronic pulmonary hypertension insheep［J］. J Surg Res，2012，175（1）：44 - 48.

［10］ Shelub I，van Grondelle A，McCullough R，et al. A model ofembolic chronic pulmonary hypertension inthe dog［J］. J Appl Physiol Respir Environ ExercPhysiol，1984，56（3）：810 - 815.

［11］ Weimann J，Zink W，Gebhard M M，et al. Effects of oxygenand nitric oxide inhalation in a porcine modelof recurrent microembolism［J］. Acta Anaesthesiol Scand，2000，44（9）：1109 - 1115.

［12］ Zhou X，Wang D，Castro C Y，et al. A pulmonary hypertension model induced bycontinuous pulmonary air embolization［J］. J SurgRes，2011，170（1）：e11 - e16.

第29章
猪毛细血管后肺动脉高压模型

Olympia Bikou, Kiyotake Ishikawa, Kenneth M. Fish, Iratxe Zarragoikoetxea, Roger J. Hajjar, Jaume Aguero Olympia Bikou, Kiyotake Ishikawa, Kenneth M. Fish, Iratxe Zarragoikoetxea, Roger J. Hajjar, Jaume Aguero

【摘 要】肺动脉高压(pulmonary hypertension，PH)是指在静息状态下,右心导管测得的平均肺动脉压力≥25 mmHg。基于血流动力学标准,毛细血管前 PH 是指平均肺动脉楔压(pulmonary capillary wedge pressure，PCWP)≤15 mmHg,而毛细血管后 PH 是指平均肺动脉楔压>15 mmHg。毛细血管后 PH 是临床上最常见的一种 PH 类型,常由左心功能不全和心衰引起。

在本章中,将介绍一种大动物毛细血管后 PH 模型的建立方法。通过动物开胸结扎肺静脉建立肺动脉高压,这种方法具有动物死亡率低、手术操作相对简单、造模结果重复性好的优势,且肺动脉和心脏在结构、功能以及分子水平均发生了重构。右心室重构导致右心衰竭是肺动脉高压患者的主要死亡原因。肺动脉高压疾病在进展过程中代偿期和失代偿期右心室重构的特点均可在该动物模型中观察到,这是本章节介绍的肺动脉高压动物模型优点之一。该模型有助于进一步理解人右心衰竭发生发展的病理生理机制。此外,在本章中还将详细介绍无创(超声心动图)和有创(心导管)评价右心功能的两种方法。

【关键词】肺动脉高压　动物模型　大型动物/毛细血管后肺动脉高压　右心衰竭　右心超声心动图

29.1 引言

目前欧洲心脏协会和欧洲呼吸协会指南将静息状态下右心导管测得的平均肺动脉压力(mean pulmonary arterial pressure，mPAP)≥25 mmHg,定义为肺动脉高压(PH)。

29.1.1 分类

临床中引起肺动脉高压的病因很多。为进一步区分肺动脉高压的不同类型及提高诊疗水平,目前有多种不同的肺动脉高压分类体系。世界卫生组织当前推荐 5 种不同的肺动脉高压临床分型。肺动脉高压根据临床表现、病理机制、血流动力学特点及疗方法进行

分类[1,2]。不同的组织病理反映了不同的病理机制,为进一步理解和治疗肺动脉高压提供
线索[3]。血管压力、血管阻力和血管血流模式的变化导致了能够触发和维持肺动脉高压
的微观和宏观变化[4]。从这个观点来看,需要根据血流动力学对肺动脉高压进行分类。
根据肺动脉楔压(PCWP)、肺血管阻力(pulmonary vascular resistance,PVR)和心输出量
(cardiac output,CO)这些血流动力学参数进行分类(见表 29 - 1)[1,5]。重要的是 PCWP
参数的测量。临床中需要区分前毛细血管肺动脉高压(PCWP<15 mmHg)和后毛细管肺
动脉高压(PCWP>15 mmHg)[1,5],以便于识别病因和判断预后及制订治疗方案。

表 29 - 1　肺动脉高压的血流动力学特征

定　　　义	血流动力学特征	临 床 分 类
肺动脉高压	mPAP≥25 mmHg	全部
毛细血管前肺动脉高压	mPAP≥25 mmHg PCWP≤15 mmHg	原发性肺动脉高压 肺部疾病导致的肺动脉高压 慢性血栓性肺动脉高压 不明原因和/或多因素机制的肺动脉 高压
毛细血管后肺动脉高压	mPAP≥25 mmHg PCWP>15 mmHg	左心疾病导致的肺动脉高压 不明原因和/或多因素机制的肺动脉 高压
孤立性毛细血管后性肺动脉高压	DPG<7 mmHg 和/ 或 PVR≤3 WU	
毛细血管前、后混合性肺动脉高压	DPG≥7 mmHg 和/ 或 PVR>3 WU	

注　DPG:舒张压差(舒张期 PAP -平均 PCWP);mPAP:平均肺动脉压;PCWP:肺毛细血管楔压;PVR:肺血管阻
力;WU:Wood 单位。

　　前毛细血管肺动脉高压包括特发性肺动脉高压,慢性阻塞性肺疾病,慢性血栓性疾病
导致的肺动脉高压。后毛细血管肺动脉高压主要由左心室收缩和舒张功能不全导致。其
他原因包括先天性心脏病,静脉阻塞的肺动脉高压和医源性肺静脉狭窄(心房颤动消融或
肺移植)导致。左心室压力升高导致肺血管压力升高。肺血管压力持续升高导致肺血管
的重塑,从而导致肺动脉高压[6]。后毛细血管肺动脉高压是临床最常见的一种肺动脉高
压的形式,具有很高的发病率和病死率[5]。

29.1.2　肺动脉高压与右心室

　　尽管肺动脉高压的发病机制是血管重塑,但是右心衰竭是肺动脉高压患者死亡的主
要原因[7,8]。增加后负荷迫使右心室通过自分泌、旁分泌和神经内分泌信号级联以及代
谢、分子、炎症和细胞重构来适应压力负荷的改变。这个初始的代偿反应转换成一个失代
偿的、持续的右心功能障碍。尽管这种转换与患者预后密切相关,但目前具体机制尚不清

楚[9]。到目前为止，与左心相比，治疗右心衰竭的特异性药物尚未成功研发[8-10]。显然，明确导致右心失代偿的分子机制对新疗法的开发至关重要。

29.1.3 临床相关的动物模型

尽管肺动脉高压的治疗策略取得了重大进展，但是病死率仍然很高，而且功能和血流动力学参数在大多数患者身上基本没有变化[8,11]。这都说明治疗肺动脉高压的关键分子通路或者治疗靶点未被发现。动物模型有助于发现肺动脉高压的主要病理生理机制。考虑到肺动脉高压临床表现的多样性和复杂性，显然我们需要多种模型来模拟肺动脉高压相关疾病。在过去的几十年中，已经有几种动物模型揭示了肺动脉高压的致病机制。感兴趣的读者可以阅读该主题的综述[3,12,13]。

29.1.4 如何构建与临床相关的动物模型

在本章中，我们将构建一个大型动物（猪）毛细血管后肺动脉高压模型。如上所述，毛细血管后肺动脉高压是肺动脉高压最常见的病因之一[5,14]。它通常与射血分数保留或减少的左心衰竭相关。目前的指南不支持治疗射血分数保留的左心衰竭的肺动脉高压患者[7]。此外，用药物疗法治疗与左心室衰竭相关的肺动脉高压导致右心室衰竭在很大程度上是不成功的[7]。尤其重要的是毛细血管后肺动脉高压机制不明。构建出毛细血管后肺动脉高压的模型可以提升我们对疾病机理的理解并开发出针对此类肺动脉高压疾病治疗的新疗法。

（1）需要什么样的动物模型。动物模型应符合临床后毛细血管后肺动脉高压的条件。在理想状态下，血流动力学参数以及宏观和微观血管重构应与人体中毛细血管后肺动脉高压中观察到的一致。此外，应该与合理的心脏病理生理相适应。本章中描述的猪模型满足这些要求。它是通过开胸手术（外侧开胸术）结扎肺静脉，从而减少大部分肺血流排入左心房（见图 29 - 1）。

（2）这种动物模型的优点。到目前为止，这是唯一具有慢性毛细血管后肺动脉高压的典型血管重构以及右心衰竭特征的大型动物模型。此外，在模型中，可以观察到对毛细血管后肺动脉高压的适应性和不适应性的右心室反应[15]。这表明该模型可以为理解人类右心衰竭各种条件提供思路[16]。另外，该模型的特点是死亡率低且手术程序相对简单，结果可重复。

29.2 材料

29.2.1 试剂和设备

（1）注射器和针头。

（2）外周注射导管，22G。

（3）喉镜和气管导管。

（4）大型动物麻醉呼吸机。

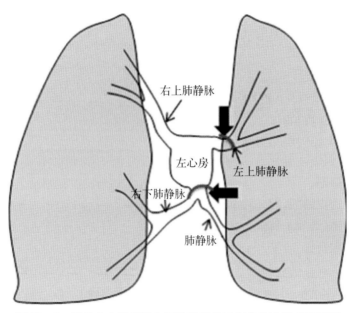

图 29 - 1　结扎左上肺静脉和下肺静脉共干制作肺动脉高压模型

注　图呈现猪肺静脉解剖,上肺静脉分两个口流入左心房,下肺静脉合并成一个口流入左心房。为了创建毛细血管后肺动脉高压模型,需同时结扎左上肺静脉和下肺静脉共干(粗箭头)。红色表示结扎位置。

（5）麻醉注射泵。

（6）生命和血流动力学监测仪。

（7）二氧化碳分析仪。

（8）心脏超声机配备成人心脏检查的传感器($5\sim2\,MHz$)。

（9）70％乙醇和聚维酮碘。

（10）加热垫。

（11）无菌单。

（12）纱布。

（13）标准手术工具：剪刀,镊子,手术刀,针头支架,牵开器,电刀。

（14）缝合线：可吸收生物和尼龙缝合线。

（15）棉脐带 $1/8''\times18''$。

（16）硅胶胸腔引流管 22Fr。

（17）透明的医用敷料。

（18）配备 X 光检查系统(C 型臂)的手术室。

（19）用于无菌经皮血管造影的标准导管包：注射器、毛巾、碗、纱布。

（20）鞘管 7 - 8F。

（21）Swan - Ganz 导管 7F。

（22）血气分析仪。

（23）用于大型动物的电导微压计导管(7F)。

(24) 用于压力-体积信号数据采集的软件接口，便于校准和分析。

(25) 用于下腔静脉堵塞的气囊导管。

29.2.2 药品

(1) 替拉唑（6.0～8.0 mg/kg）。

(2) 丁丙诺啡（0.6 mg）。

(3) 异丙酚［8～10 mg/(kg · h)］。

(4) 异氟醚（2%～3%）。

(5) 局部麻醉剂。

(6) 芬太尼透皮贴剂，25～50 μg/h。

(7) 头孢唑啉（25 mg/kg）。

(8) 抗生素软膏。

(9) 速尿。

(10) 0.9%氯化钠。

29.3 方法

猪（10～20 kg）模型建立具体步骤［见注意事项（1）］。

29.3.1 动物准备

(1) 术前动物禁食过夜，只提供水。

(2) 通过肌内注射替拉唑诱导麻醉。

(3) 将动物转移到准备工作台上，提供氧气。

(4) 监测外周血氧饱和度和心率。

(5) 给猪气管插管[17]［见注意事项（2）］。

(6) 将动物连接到呼吸机。建议通过呼吸末二氧化碳测量来调整潮气量和呼吸频率［见注意事项（3）］。

(7) 清洁猪的耳朵，从耳缘静脉放置静脉导管。

(8) 清洁并剃除左胸毛。

(9) 肌内注射预防性抗生素（头孢唑啉，25 mg/kg）。

(10) 进行术前镇痛（如丁丙诺啡，0.03 mg/kg）。更高剂量的丁丙诺啡有效时间8～12 h，因此是术前首选镇痛药。

(11) 将动物转移到手术室。

(12) 静脉注射异丙酚维持麻醉：如果动物从镇静中恢复过来，开始以3 mg/kg给药，然后继续以8～10 mg/(kg · h)给药［见注意事项（4）］。

(13) 脉搏血氧仪、心电图、心率和血压应在麻醉诱导、维持和恢复过程中予以监测。

(14) 开始静脉滴注生理盐水（5～10 mL/kg，按体重予以补液）以纠正夜间禁食导致的脱水[见注意事项(5)]。

(15) 猪取右侧卧位,左侧向上。将电烧灼贴片放在猪的右侧。然后系紧前腿并朝头部方向拉动。

(16) 用酒精清洁手术区域,并用聚维酮碘消毒。

29.3.2　手术操作

开始外科手术之前,必须熟悉猪心脏以及肺静脉的解剖。在猪中,通常有三个肺静脉开口于左心房。右上肺静脉回收右上肺叶和中肺肺叶血流,左上肺静脉回收从左上叶排出的血液,共同下肺静脉回收从两侧下叶排出的血液[18]。该模型是通过结扎左上肺静脉和共同下肺静脉。图 29-1 显示了猪肺静脉的解剖和手术结扎位点。

(1) 用大的无菌布盖住猪并准备手术器械。手术全过程均采用无菌技术。在手术切口之前,确保动物麻醉水平适当[见注意事项(4)]。

(2) 术前先行局部麻醉。麻醉药要等几分钟才能起效。

(3) 在第五肋间隙切口[见注意事项(6)]。切口的长度取决于猪的体型。在我们的操作中,通常猪的体重为 10~15 kg,切口长度为 6 cm。

(4) 仔细解剖肌肉层,用电灼技术止血。

(5) 手术时用钝镊子刺穿胸膜进入胸腔。通过沿肋骨两侧手动扩展肋间隙以扩大手术视野[见注意事项(7)]。将肺向背侧移位,并用湿纱布挤压肺,以便获得良好的手术窗口。

(6) 确定左上肺静脉。在包绕肺静脉的膜上剪一小口,并用一把带角度的镊子小心分离。肺静脉周围放置一根结扎带。图 29-1 展示了相关猪肺静解剖[见注意事项(8)]。

(7) 调整手术窗以获得良好的左心房视野:公共下肺静脉连接区域。用细剪刀小心地解剖肺静脉周围的包膜并用钝钳分离公共下肺静脉。在静脉周围放置一个结扎带[见注意事项(9)和(10)]。

(8) 将固定直径的塑料管放在离体的公共下静脉的根部,并将静脉和该管捆扎在一起。取下塑料管并检查被结扎静脉的尺寸[图 29-2(a)为如何利用参考管直径以缩小肺静脉管腔的示意图]。对左上静脉做相同的操作并缩短结扎带[见注意事项(11)]。

(9) 监视心电图和心率。如果动物生命体征稳定,关胸[见注意事项(12)]。在手术部位的尾侧创建一个小切口,并在第六肋间做一小隧道。在隧道放置一根排气管,将胸腔中空气排出。

(10) 取下肺部的纱布,并给予适当的压力帮助肺部充气。

(11) 分层关闭胸腔,在体内使用生物可吸收缝线,皮肤使用不可吸收缝线。向排气管施加负压以除去空气。清洁手术部位,放置抗生素软膏后用纱布覆盖。

(12) 关闭异氟醚,让动物复苏。必须注意评估自主呼吸的恢复情况,以便人工机械通气撤机,及时拔管。将动物置于加热垫上复苏。

(13) 静脉注射呋塞米 4 mg/kg。在恢复过程中,应防止急性肺水肿[见注意事项(13)]。

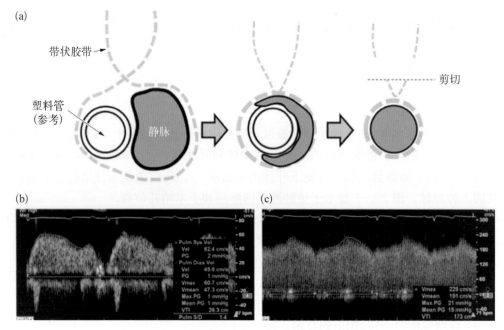

图 29 - 2　肺静脉结扎手术过程和超声评价结扎效果

注　(a) 塑料管作为参考管，将肺静脉围绕参考管结扎，然后将参考管移走；(b)和(c)肺静脉血流速度和收缩期-舒张期平均压力梯度变化率以评价结扎效果。

（14）开胸手术后 5 d 内每天使用抗生素 2 次。将芬太尼贴剂贴在耳后的皮肤上以镇痛，必要时固定。每天检查动物是否有疼痛和其他症状。这些异常可包括异常步态或姿势、外观变化、不愿移动、食欲下降、逃避或回避和异常发声[19,20]。根据需要调整止痛药的剂量。

29.3.3　超声心动图评估肺动脉高压模型

右心室重塑指标和侵入性方法做肺血流动力学检测，这些参数都是检测慢性持续性增加的后负荷诱导的右心室重构的重要指标。从模型制作前开始并跟进测量以评估单个动物的一系列变化。

（1）在做超声心动图之前，确保被检测动物的生命体征平稳。图像收集最好是在屏气时连续采集。

（2）在心尖切面、胸骨旁切面取像。在显示心尖切面和左胸骨旁的切面图像时，需要动物取右侧卧位。显示右胸骨旁图像时，动物取左侧卧位。表 29 - 2 总结了超声心动图在肺动脉高压模型猪上的主要成像，重点关注肺动脉高压模型中相关的结构图像。

（3）取左侧卧位，短时间屏气测肺静脉血流（在第 3 或 4 肋间隙），用彩色多普勒显示肺静脉。血流加速显示为肺静脉结扎后疏散的彩色成像。用脉冲式多普勒根据需要调整参数，以测量肺静脉血流。图 29 - 2(b)和(c)分别显示了肺静脉结扎后肺静脉血流速度加快以及收缩和舒张期平均压力梯度增加。

表 29－2　猪右心超声心动图图像采集及参数分析

探头位置	成 像 模 式	参 数
左胸骨旁	脉冲多普勒(肺静脉)	肺静脉血流
左肋下	二维(以 RV 流入口为焦点)	分数面积变化(%) 　右心室纵向应变(需要后处理) 　三维体积和射血分数(需要后处理)
	M 型(外侧三尖瓣环) 组织多普勒(外侧三尖瓣环)	三尖瓣环平面收缩位移 　收缩波速度(s′,cm/s) 　右心室 Tei 指数
	彩色和连续波多普勒(三尖瓣)	三尖瓣反流程度和收缩压峰值(评估肺动脉压)
右胸骨旁	二维(左心室短轴,焦点在隔膜上)	左心室功能,压力过载时的间隔移位 右心室壁厚、右心室直径、右心室/左心室比值
	彩色和脉冲波多普勒(右心室流出道)	心室流出道血流速度时间积分、肺动脉血流加速时间、肺反流

（4）心尖切面显示长轴图像以及三尖瓣收缩期反流（tricuspid annular plane systolic excursion，TAPSE）。在猪模型上,心尖部可显示 5 个腔室。显示右心室游离壁时需特别注意,因为纵向移动非常明显。调整帧频可以提高图像的质量,同时显示右心室心肌层和三尖瓣。图 29－3(a)和(b)分别显示了正常右心室及扩张右心室。后期处理 2D 图像可提供更多的右心室定量参数。

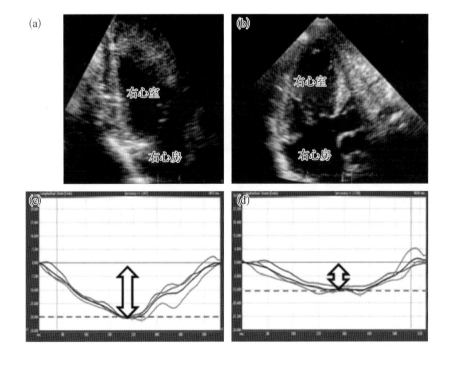

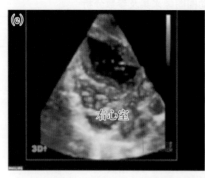
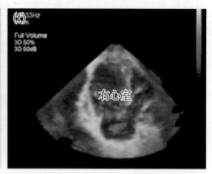

图 29 - 3　猪肺动脉高压模型右心室超声图像

注　(a)(b) 分别为对照组和实验组的心尖切面测量右心室直径；这些图像经过特殊的软件后处理获取定量负荷参数；(c) 健康猪纵向负荷峰值；(d) 肺动脉高压模型猪纵向负荷峰值；(e) 同一切面 3D 模式观察健康猪的右心室；(f) 肺动脉高压模型猪的右心室

（5）定量分析三尖瓣反流，三尖瓣血流速度可以通过脉冲式彩色多普勒和连续多普勒获取。

（6）右心室游离壁用组织多普勒成像。快速扫描可获得更高的时间分辨率。彩色多普勒用于显示三尖瓣反流，如果存在三尖瓣反流可用连续多普勒测量速度。用脉冲式多普勒测量右心室血流流入速度。

（7）图 29 - 3(e) 的图像用 3D 探头在心尖获取。聚焦在右心室通过提高帧频以获取最佳成像。图 29 - 3(e) 和 (f) 显示了健康动物正常的右心室和肺动脉高压动物扩张的右心室。

（8）左侧卧位（右胸骨旁成像、第 3 肋间）在肋骨下可检测的右心室，用 M 模式获取清晰的右心室游离壁的厚度。旋转探头可获取心脏短轴图像。在进展过程中可看到肺动脉高压猪右心室扩张以及间隔向左心室摆动（见图 29 - 4）。

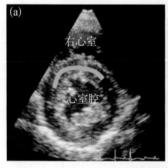
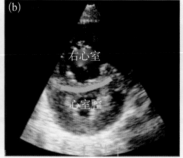
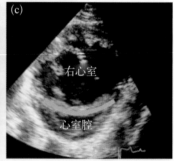

图 29 - 4　心脏短轴切面，室间隔形态可以作为评价肺动脉高压的一个重要标志

注　(a) 健康猪收缩末期室间隔形态；(b) 和 (c) 肺动脉高压模型猪模型进展过程中收缩末期室间隔向左心室突出

（9）旋转探头（短轴顺时针旋转）可显示三尖瓣。彩色多普勒显示有无反流。反流异常时，从这个视角可以更加精确地测量三尖瓣反流的流速。

（10）旋转探头（三尖瓣顺时针旋转）可显示肺动脉瓣。彩色多普勒显示有无反流。

用脉冲式多普勒探测近端肺动脉可显示肺动脉血流的流速。快速扫描可显示肺动脉血流加速时间。

29.3.4　利用右心导管测量右室血流动力学

(1) 在同一实验条件下获得连续的肺血流动力学数据(基础状态和最终的随访时间节点要统一)。

(2) 右心导管检查,在无菌条件下使用 Seldinger 技术建立股静脉通路。使用 7 French Swan Ganz 导管进行右心导管检查:在股静脉中放置一根 7 - 8 - Fr 鞘管,鞘管中置入 7 French Swan Ganz 导管做右心导管检查。当然也可以选择猪颈静脉入路,但必须注意避免颈动脉窦受损。

(3) 在透视引导下将 Swan - Ganz 导管放置在右肺动脉中,以获得右侧血流动力学数据。仔细校准压力传感器。必须确保在导管位置稳定状态下测量血流动力学的数据。

(4) 获得用于肺动脉高压评估的主要血流动力学参数:收缩期和舒张期右心房压力和左右肺动脉、肺动脉楔压(PCWP)的平均压力[见注意事项(15)]。

(5) 使用热稀释法测量心输出量(CO)。肺血管阻力(PVR)的计算公式为(平均肺动脉压-肺动脉楔压)/CO。

29.3.5　肺和右心室组织病理分析

(1) 在随访时间节点完成所有在体数据测量后。根据动物程序规程,在深度麻醉下对动物实施安乐死。

(2) 组织固定和切片后,肺组织利用用不同的试剂盒(Masson's trichrome, elastic Van Gie son)进行染色以检测血管重塑和纤维化[见注意事项(16)]。

(3) 右心室心肌组织特异性染色检测肥大心肌细胞的横截面积(wheat germ agglutinin costained with phalloidin)。用 Masson's trichrome 或者 Picrosirius 染色定量分析心肌纤维化。

29.4　注意事项

(1) 根据我们的经验,在肺静脉狭窄相同的条件下,约克夏猪与尤卡坦迷猪产生的结果是不一样的。具体来说,与约克夏猪相比,尤卡坦迷猪对肺动脉高压的耐受性差而且症状出现的早。因此,在做应变差异设计研究时应考虑这些因素。

(2) 猪气管插管有难度。插管不当会导致外伤(喉破裂,皮下气肿)。插管前应给予动物镇静,但要小心,特别是当动物患肺动脉高压时,应特别注意 SpO$_2$ 和心率(脉搏)。

(3) 猪的肺组织很脆弱。为了避免过度充气使呼吸机压力保持在 22 cmH$_2$O 以下[17]。

(4) 麻醉剂应谨慎选择,因为它可能会影响终点测量[21]。手术过程中首选挥发性麻醉剂(如异氟醚 1%～3%),因为它具有镇痛作用,根据需要调整剂量以达到动物镇静状态。但是挥发性麻醉剂也具有强烈的血管舒张作用,可降低 pH 值。因此,我们是在丙泊酚麻醉下执行所有的超声心动图和血流动力学测量的。一旦测量完成后，在手术前将麻醉切换为异氟醚。在后续时间点（如果没有计划进行手术干预的话），我们只使用静脉注射麻醉（丙泊酚）测量功能。

（5）尽管动物可以在夜间获得液体，但夜间禁食容易导致脱水。在输液前应评估动物状态，因为生病严重的猪即使整夜禁食也可能会导致容量超载。

（6）获得良好的手术视野有助于手术操作。将覆盖肺静脉的肺叶移开，暴露肺静脉。切口应在心脏的后上方位置。术前可以通过透视确定心脏的位置。

（7）注意切开胸膜时不要损伤肺组织。人工分离很少会引起出血。肋间隙大血管较少，过大的开放手术窗口会导致出血。对于这种手术，没有必要开胸。

（8）在左上肺静脉的颅侧，奇静脉与它平行延伸。不同的是肺静脉里是红色的动脉血很容易区分。结扎肺静脉之前需要将奇静脉分离。

（9）下肺静脉共干在右侧胸腔很深的位置，手术操作不方便。分离肺静脉时需要格外小心和操作应轻柔。慢慢地分离肺静脉的两个可见侧面（头侧和足侧）用成角度的镊子挑起肺静脉。切记不要暴力操作。如果不能挑起，请继续向更深处分离肺静脉，一直到用很小的力量即可以将其挑起。

（10）如果分离解剖位置距离左心房太远，则右下肺静脉流入下肺静脉干之前的那段可能会遗漏。放置参考管之前确保没有肺静脉分支遗漏。值得注意的是下腔静脉和下肺静脉干位置毗邻。不要将下腔静脉和下肺静脉干结扎在一起。

（11）肺静脉狭窄程度是该模型制作的关键方面。选择 $10\sim15$ kg 的约克夏猪，将无菌 1 mL 注射器的圆筒部分（直径为 4 mm）作为参考直径，制造相同的肺静脉狭窄直径。肺静脉严重狭窄（使用较小的圆柱体尺寸）可引起严重的术后肺水肿，而轻度肺静脉狭窄在随访期间并未诱发慢性肺动脉高压。因此，优化手术过程制造理想的狭窄程度是实验成功的关键。此优化需要综合考虑手术时动物的大小、生长速度、肺静脉的解剖结构和物种的差异。

（12）结扎后心率将增加 $5\%\sim10\%$。如果心率增加 15% 以上，应当结扎松一点。

（13）脱水过多会导致低心输出量和前负荷降低。心输出量低的表现为嗜睡、呼吸费力和心动过速。出现急性肺水肿的特征是嗜睡、呼吸困难、低氧饱和度、心动过速和粉红色泡沫痰。如果猪表现出这样术后症状，仔细评估体征，而且需要做心电图和超声心动图检查。识别这两个条件通常非常具有挑战性，但是出现粉红色痰强烈提示急性肺水肿。如果速尿不能缓解症状，容量仍超负荷。

（14）肺动脉高压模型的猪应避免长时间屏气，以防止缺氧大大增加肺动脉的压力（右心室后负荷）。

（15）在该模型中，肺静脉解剖变异，所以结扎会不同程度影响双侧肺部，通常应当优先结扎左侧静脉。因此，肺动脉楔压应该两侧分开报告或取双侧的平均值。

（16）对于形态的评估，采用甲醛溶液固定石蜡包埋的组织质量可靠。但是，当需要免疫组化时，冷冻切片包埋剂中的冰冻切片可能是首选。肺组织中充满空气，很难去除空气，除非用冷冻切片机切割。去除空气，向气管中注入生理盐水：冷冻切片包埋剂（1:1）

或可以使用 20％ 蔗糖固定 24 h。但是，染色前应当评估抗体的反应性。

参考文献

［ 1 ］ Galie N，Humbert M，Vachiery J L，et al. 2015 ESC/ERS guidelines for the diagnosis and treatment of pulmonary hypertension：the joint task force for the diagnosis and treatment of pulmonary hypertension of the European Society of Cardiology（ESC）and the European Respiratory Society（ERS）：endorsed by：Association for European Paediatric and Congenital Cardiology（AEPC），Inter national Society for Heart and Lung ansplantation（ISHLT）［J］. Eur Heart J，2016，37(1)：67 - 119.

［ 2 ］ Simonneau G，Galie N，Rubin L J，et al. Clinical classifification of pulmonary hypertension［J］. J Am Coll Cardiol，2004，43(12 Suppl S)：5S - 12S.

［ 3 ］ Stenmark K R，Meyrick B，Galie N，et al. Animal models of pulmonary arterial hypertension：the hope for etiological discovery and pharmacological cure［J］. Am J Physiol Lung Cell Mol Physiol，2009，297(6)：L1013 - L1032.

［ 4 ］ Dickinson M G，Bartelds B，Borgdorff M A，et al The role of disturbed blood flflow in the development of pulmonary arterial hypertension：lessons from preclinical animal models［J］. Am J Physiol Lung Cell Mol Physiol，2013，305(1)：L1 - L14.

［ 5 ］ Humbert M，Montani D，Evgenov O V，et al. Defifinition and classifification of pulmonary hypertension［J］. Handb Exp Pharmacol，2013，218：3 - 29.

［ 6 ］ Rich S，Rabinovitch M. Diagnosis and treatment of secondary（non-category 1）pul monary hypertension［J］. Circulation，2008，118(21)：2190 - 2199.

［ 7 ］ Opitz C F，Hoeper M M，Gibbs J S，et al. Pre-capillary，combined，and post-capillary pulmonary hypertension：a pathophysiological continuum［J］. J Am Coll Cardiol，2016，68(4)：368 - 378.

［ 8 ］ Lau E M T，Giannoulatou E，Celermajer D S，et al. Epidemiology and treatment of pulmonary arterial hypertension［J］. Nat Rev Cardiol，2017，14(10)：603 - 614.

［ 9 ］ Gomez-Arroyo J，Sandoval J，Simon M A，et al. Treatment for pulmonary arterial hypertension-associated right ventricular dysfunction［J］. Ann Am Thorac Soc，2014，11(7)：1101 - 1115.

［10］ van Campen J S，de Boer K，van de Veerdonk M C，et al. Bisoprolol in idiopathic pulmonary arterial hypertension：an explorative study［J］. Eur Respir J，2016，48(3)：787 - 796.

［11］ Rosenkranz S，Gibbs J S，Wachter R，et al. Left ventricular heart failure and pulmonary hypertension［J］. Eur Heart J，2016，37(12)：942 - 954.

［12］ Colvin K L，Yeager M E. Animal models of pulmonary hypertension：matching disease mechanisms to etiology of the human disease［J］. J Pulm Respir Med，2014，4(4)：198.

［13］ Maarman G，Lecour S，Butrous G，et al. A comprehen sive review：the evolution of animal models in pulmonary hypertension research；are we there yet？［J］. Pulm Circ，2013，3(4)：739 - 756.

［14］ Pereda D，Garcia-Alvarez A，Sanchez Quintana D，et al. Swine model of chronic postcapillary pulmonary hypertension with right ventricular remodeling：long-term characterization by cardiac catheterization，magnetic resonance，and pathology［J］. J Cardiovasc Transl Res，2014，7(5)：494 - 506.

［15］ Aguero J，Ishikawa K，Hadri L，et al. Characterization of right ventricular remodeling and failure in a chronic pulmonary hypertension model［J］. Am J Phys Heart Circ Phys，2014，307(8)：H1204 - H1215.

［16］ Gomez-Arroyo J N I，Yu P B. Animal models of pulmonary hypertension［M］.//Maron B A，Zamanian R T，Waxman A B（eds）Pulmonary hypertension. Springer Cham，2016.

［17］ Swindle M M. Swine in the laboratory surgery，anesthesia，imaging，and experimental techniques［M］. CRC Press，Boca Raton，2007.

［18］ Vandecasteele T，Vandevelde K，Doom M，et al. The pulmonary veins of the pig as an anatomical model for the development of a new treatment for atrial fifibrillation［J］. Anat Histol Embryol，

2015，44(1)：1－12.

[19] Bradbury A G，Eddleston M，Clutton R E. Pain management in pigs undergoing experimental surgery：a literature review (2012－4)[J]. Br J Anaesth，2016，116(1)：37－45.

[20] Ison S H，Clutton R E，Di Giminiani P，et al. A review of pain assessment in pigs[J]. Front Vet Sci，2016，3：108.

[21] Lecour S，Botker H E，Condorelli G，et al. ESC working group cellular biology of the heart：position paper：improving the preclinical assessment of novel cardioprotective therapies [J]. Cardiovasc Res，2014，104(3)：399－411.

第30章
家兔动脉粥样硬化模型及多参数评价

Max L. Senders, Mark E. Lobatto, Raphael Soler, Olivier Lairez, Carlos Pe'rez-Medina, Claudia Calcagno, Zahi A. Fayad, Willem J. M. Mulder, Francois Fay

【摘　要】目前已经有多种研究动脉粥样硬化的动物模型。在这里,我们提出一种兔动脉粥样硬化模型,该模型是经由外科手术切除主动脉内皮,并结合高脂肪和高胆固醇饮食而建立的。这种模型的特点是通过血管病变揭示人类动脉粥样硬化的几个特征。与啮齿类动物相比,兔子的体型相对较大,因此该模型适用于对新的临床治疗策略作影像学评估。本章介绍了诱导兔主动脉粥样硬化病变的程序以及评估该疾病的方法,包括无创性活体多参数成像和组织病理学。

【关键词】新西兰白兔　兔动脉粥样硬化模型　平移　成像模型　PET/MRI

30.1　引言

动脉粥样硬化是导致心肌梗死和卒中等心血管事件的主要病理生理机制[1]。一些动物模型已经被开发出来,用于解释从免疫细胞募集、增殖到炎症反应,再到脂质积聚致泡沫细胞形成的病理途径。大多数啮齿类动物模型缺乏重要的人类斑块特征[2],如病变面积小和无新生血管,但猪、绵羊或非人灵长类动脉粥样硬化模型的建立在经济和后勤上都具有一定难度。在这种情况下,兔模型可能代表了完美的权衡。新西兰白兔可以相对快速地达到一个有利而合适的体型,因此非常适合用于造模与研究。动脉粥样硬化的诱导是通过两次球囊扩张损伤内皮层与高脂肪高胆固醇饮食相结合实现的(见图 30 - 1)。该方案诱导炎症反应并促进主动脉血管壁脂质积聚[3,4]。由此诱导的斑块显示了所谓人类易损斑块的几个方面[3],包括大面积的巨噬细胞聚集、缺氧导致的新生血管形成和大量的斑块[5,6]。该模型的腹主动脉大小与人体冠状动脉相当,便于使用临床设备做无创成像检查。这使得无创研究主动脉斑块的解剖结构和成分特征成为可能。例如,计算机断层扫描(computed tomography,CT)可用于研究钙化[7],磁共振成像(magnetic resonance imaging,MRI)可用于研究斑块的面积(T2 加权 MRI,T2WI)[8,9],动态对比增强 MRI 研究新生血管[10,11]和使用氧化铁 T2* - MRI 研究巨噬细胞负荷[12-14]。动脉粥样硬化的分子成像可通过正电子发射断层扫描（positron emission tomography，PET）实现，包括 [18]F-氟脱氧葡萄糖-PET 评估斑块炎症或缺氧[15,16]，[18]F-氟胸腺嘧啶-PET 评估巨噬细胞增殖[17]，[18]F-氟化钠 PET 评估微钙化[18-20]。最后，免疫组化可用于评估和验证斑块在显微镜下的严重程度。

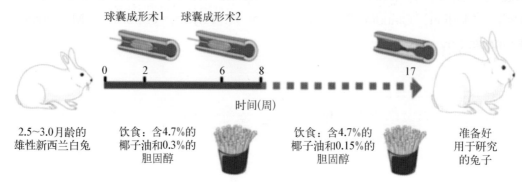

图 30-1　球囊扩张与高脂饮食相结合造模流程

　　综上所述，经历双球囊损伤和高脂高胆固醇饮食的新西兰白兔是研究动脉粥样硬化生物学、开发和评价新诊断方法以及研究心血管治疗的一个很好的模型。此外，用这种模型可以在 17 周内形成明显的斑块，存活率为 95％。本章概述了诱导兔动脉粥样硬化病变的必要条件，包括饮食方面的细节和血管成形术去除内皮层的方法和步骤。最后，介绍了几种评估和验证动脉粥样硬化病变的方法，包括兔斑块的无创活体多模式成像和组织病理学。

30.2　材料

30.2.1　饮食
（1）兔高脂肪高胆固醇饮食（方案 1）含有 4.7％的椰子油和 0.3％的胆固醇。
（2）兔高脂肪高胆固醇饮食（方案 2）含有 4.7％的椰子油和 0.15％的胆固醇。

30.2.2　外科手术过程
手术所用的所有仪器和溶液均须是无菌的。
30.2.2.1　手术器械设备
（1）0.9％氯化钠溶液。
（2）碘哌醇（Bracco Diagnostics，美国新泽西州门罗镇）。
（3）4-F Fogarty 取栓导管。
（4）20/30 压力泵。
（5）静脉穿刺导管导入器。
（6）丝质 2-0 缝线 Au3。
（7）可吸收 3-0 缝线。

(8) 普理灵缝合线 2.0。

(9) 注射器：5 mL 和 10 mL。

(10) 无菌纱布(4×4 in)。

(11) 无菌棉头涂抹器。

(12) 基本的手术器械包括手术刀、牵开器和小弯梅森鲍姆剪刀(见图 30 - 2)。

(13) 荧光透视系统，如 Allura Xper FD20/10。

(14) X 线防护铅围裙。

30.2.2.2　麻醉

(1) 1%盐酸利多卡因溶液。

(2) 氯胺酮(100 mg/mL)和甲苯噻嗪(20 mg/mL)溶液。

(3) 兽医麻醉和呼吸系统。

(4) 麻醉监测：脉搏血氧仪。

30.2.3　动脉粥样硬化的无创多参数成像评价

(1) 临床用 3 特斯拉 Biograph mMR(西门子，德国埃尔兰根)。

(2) 氯胺酮(100 mg/mL)和甲苯噻嗪(20 mg/mL)溶液。

(3) 儿童 8Fr 导尿管。

(4) 腿式尿袋。

(5) 异氟醚。

(6) 兽医麻醉和呼吸系统。

(7) 磁共振造影剂如钆喷酸二聚葡萄糖胺(Magnevist®)。

(8) 用于图像重建和分析的计算机，包括 Matlab 和 Osirix 等软件。

30.2.4　安乐死和主动脉及器官采集

(1) 戊巴比妥钠。

(2) 静脉导管，附有 500 mL 袋(肝素化)生理盐水。

(3) 表 30 - 1 和图 30 - 2 所示为第二套兔体外应用仪器。

表 30 - 1　球囊剥除术中使用的手术器械清单

器　　械	功　　能
无菌托盘	器械灭菌
解剖刀	切开皮肤
手术钳	切开皮肤
解剖钳	打开手术部位
贝克曼牵开器	暴露手术部位
梅森鲍姆剪刀	分离肌肉组织和开口动脉
持针器	缝合

续 表

器 械	功 能
插管器	在动脉中引入导管
一次性充气装置	膨胀血管成形术中的球囊
无菌碗	混合碘酰胺醇的
巾钳	固定术区无菌巾

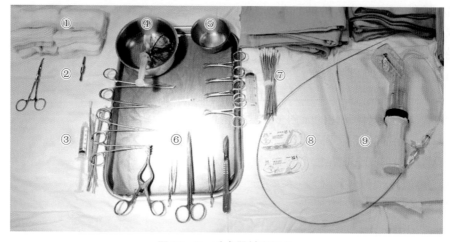

图 30 - 2　手术器械和设备

注　① 无菌纱布；② 动脉夹；③ 装满利多卡因的注射器；④ 氯化钠溶液和湿丝线；⑤ 碘哌醇：盐水溶液(1∶1)；⑥ 手术器械；⑦ 无菌棉头涂抹器；⑧ 安装在压力泵上的4 - F Fogarty 取栓导管；⑨ 20/30 压力泵。

30.2.5　动脉粥样硬化病变的组织学验证

(1) 甲醛溶液。

(2) 石蜡。

(3) 标准苏木精和伊红染色液。

(4) 单克隆小鼠抗兔巨噬细胞，克隆 RAM11。

(5) 基于过氧化物酶的免疫组化显示试剂盒，以增强抗体的可视化。

30.3　方法

30.3.1　监管

所有涉及使用动物的实验都应按照机构动物护理和使用委员会（Institutional Animal Care and Use Committee，IACUC）批准的方案进行，并遵循美国/国际动物福利指南。涉及辐射的影像学实验应按照该机构辐射安全委员会批准的方案进行。

30.3.2　饮食

（1）获得 2.5～3.0 月龄的雄性新西兰白兔。

（2）兔子可以被关在单独或成对的笼子里，随意地接受定期的食物和水。

（3）当兔子达到 2.5～3.0 kg 的目标体重时，将饮食改为富含胆固醇的高脂肪饮食（饮食方案 1），其中含有 4.7％的椰子油和 0.3％的胆固醇。

（4）在开始饮食 2 周后，在任一股动脉行主动脉血管成形术（见 30.3.3）。

（5）第一次手术 4 周后，取对侧股动脉入路，重复主动脉成形术。

（6）在开始高胆固醇饮食 8 周后（最后一次血管成形术后 2 周），饮食改为饮食（饮食方案 2），其中含有 4.7％椰子油和 0.15％胆固醇［见注意事项（1）］。

（7）大约 17 周后，这些动物出现临床成像系统可检测到的动脉粥样硬化病变。若兔子长时间保持按饮食方案 2 进食，就会发展成晚期动脉粥样硬化病变。

30.3.3　手术过程

30.3.3.1　动物准备

（1）在准备室肌内注射氯胺酮（35 mg/kg）和甲苯噻嗪（5 mg/kg）使兔子镇静［见注意事项（2）］。

（2）刮去腹股沟区的毛，用碘伏酮和酒精消毒手术区。

（3）把兔子移到手术室。将兔子放在手术台上的支架上，使其后肢放松［见注意事项（3）］。术者的位置应该与兔子的后肢一致。

（4）确保颈部处于伸展位置，并在头部覆盖面罩，使用兽医麻醉和呼吸系统为整个手术过程提供氧气。

（5）家兔的心率和血氧饱和度要用附着在前爪上的脉搏血氧饱和度仪来监测。

（6）整理手术器械，准备取栓导管。按 1∶1 的比例用灭菌盐水稀释碘酰胺醇。

（7）将手术用的纱布覆盖在氧气面罩上，只露出消毒的手术区域［见图 30-3(a)中①和注意事项（4）］。

30.3.3.2　主动脉血管成形术

（1）触诊腹股沟区，找到腹股沟韧带下方的股动脉。然后从股动脉向膝关节划一条长为 3～5 cm 的线。

（2）用利多卡因行局部麻醉，在步骤（1）中确定轨迹的全长上，从近端到远端做皮肤切口［见图 30-3(a)中②］。

（3）打开皮肤后，分离内收肌和股四头肌，以便看到股神经血管束。这可以使用弯曲的梅森鲍姆剪刀实现［见注意事项（5）］。

（4）分离肌肉组织后，定位股神经血管束，并使用自动牵开器保持，使易进入手术区。此外，可以扩大切口以增加视野范围。

（5）用棉头敷贴器将股神经血管束与周围组织分离［见图 30-3(a)中③］。

（6）用弯尖镊子或较小的弯形梅森鲍姆剪刀和棉头敷贴器识别并分离股动脉与神经血管束［见注意事项（6）］。

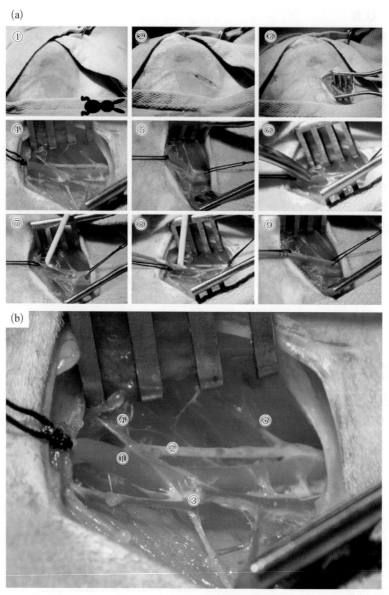

图 30 - 3　动脉分离和导管导入

注　(a) 手术过程：① 兔子取仰卧位，后肢放松（动物的方位由兔子的形状指示）；② 从腹股沟韧带下方至膝关节处切开 3～5 cm；③ 分离内收肌与股四头肌，以显示股神经血管束；④ 分离股动脉与神经血管束，在动脉最远端结扎；⑤ 血管环位于股动脉近端并处于张力下；⑥ 尽可能远地在动脉上做一纵向小切口；⑦ 导引器放置在动脉管腔中；⑧ 在导引器的帮助下，导管被插入动脉；⑨ 导管伸入左锁骨下动脉（约 30 cm，有三条条纹）。(b) 神经血管束放大图：① 股动脉；② 股神经；③ 股静脉；④和⑤ 股动脉分支

　　(7) 分离远端股动脉，用 2 - 0 丝线结扎动脉［见图 30 - 3(a)中④，(b)为放大图和注意事项(7)］。

　　(8) 环形切除股动脉周围的外膜层和剩余的相关脂肪［见注意事项(8)］。

　　(9) 在股动脉近端放置一个血管环（丝线 2.0）并使其处于张力下［见图 30 - 3(a)中⑤

和注意事项(9)]。

(10) 用利多卡因浸泡棉头敷贴器,轻轻地抚摸动脉,以增强血管扩张,并在引入导管时方便取用[见注意事项(10)]。

(11) 使用梅森鲍姆剪刀或手术刀在动脉远端做一纵向小切口,同时保持近端环路的压力,以防止不必要的失血[见图 30 - 3(a)中⑥]。

(12) 使用导引器以便将导管插入动脉,同时减轻近端环的压力[见图 30 - 3(a)中⑦⑧和注意事项(11)]。

(13) 将导管推进至左锁骨下动脉,约 30 cm[用三条条纹标记,见图 30 - 3(a)中⑨和注意事项(12)]。

(14) 在 X 线引导下,以确保整个主动脉,即从主动脉弓到髂分叉,都在视野范围内[见注意事项(13)]。

(15) 用稀释的对比剂轻轻地充盈球囊,直到压力达到 1.5~2.0 大气压(atm),此时球囊可以在 X 线下看到。根据血管的阻力,调整球囊充盈压力[见图 30 - 4(a)]。

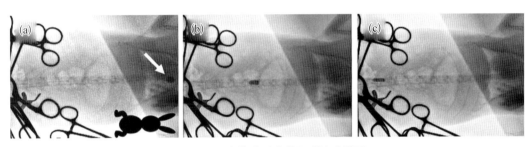

图 30 - 4　血管成形术的(X 线)透视图

注　(a) 在 X 射线引导下,在视野内的主动脉弓和髂骨分叉处(动物的方位由兔子形状指示)。轻轻地充盈球囊并可视化(白色箭头)。(b) 导管沿着主动脉逐渐回撤,通过膈肌时,可能会感觉到阻力,因此球囊应稍微减压。(c) 一旦到达髂骨分叉处,球囊应完全回抽并停止 X 线引导。

(16) 沿着主动脉逐渐回撤导管至髂骨分叉。当导管进入髂动脉时,负压回抽球囊并停止 X 线检查[见图 30 - 4(b)和(c),注意事项(4)]。

(17) 再重复步骤(13)~(16)2 次。

(18) 最后一次收回球囊后,将导管从动脉中取出,同时保持近端血管环的压力。导管完全取出后,用近端血管环结扎股动脉[见图 30 - 5(a)和注意事项(15)]。

(19) 检查是否有活动性出血,并用生理盐水冲洗手术部位。清洁该区域并清除任何残留的血块[见注意事项(16)]。

(20) 用 2~4 个缝线(薇乔 3 - 0)间断缝合肌肉组织。术后应用利多卡因延长局部镇痛时间,如图 30 - 5(b)所示。

(21) 用普理灵 2.0 缝线连续缝合皮肤[见图 30 - 5(d)和注意事项(17)]。

30.3.3.3　术后护理与监护

(1) 在伤口上放置电子项圈或防护材料,以避免自残或污染手术部位,直到伤口完全愈合。

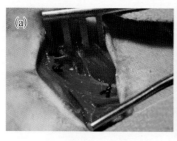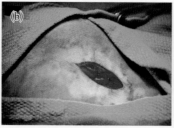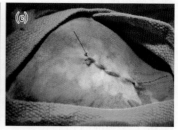

图 30 - 5　切口闭合

注　(a) 取出导管后,使用近端环(silk 2 - 0)结扎股动脉。对手术部位进行清洁并检查是否有活动性出血;(b) 肌肉组织采用可吸收 3 - 0 缝线间断缝合;(c) 皮肤用 2.0 普理灵缝合线连续缝合。

(2) 术后每天检查兔子是否有痛苦、失血、感染、裂开或神经损伤的症状,直到术后 7~10 d。

(3) 治疗轻微的并发症,如感染,局部使用抗菌霜,或在需要时进行全身治疗。切口裂开可以通过手术重新打开伤口检查和清创治疗。

(4) 如果术后出现活动性出血、严重脱水或有明显的痛苦迹象,强烈建议安乐死,以防止任何非人道的痛苦。此外,IACUC 协议应该清楚地描述了人性化终点。

30.3.3.4　*存活*

经过初期恢复后,兔子可能会经历(可逆的)神经损伤[见注意事项(18)],这可能导致自残。如果行走障碍或观察到瘫痪,则需要安乐死。伤口感染很少见(<1%),在大多数情况下可以用局部抗生素治疗。当感染持续存在时,应在手术清创前开始全身治疗。当兔子恢复较慢时,体重减轻是很常见的,而且往往是可逆的。然而,当观察到体重下降超过 20%时,应考虑进一步分析、支持和安乐死。

由于饮食中添加了油脂和胆固醇,兔子会患上脂肪肝,最终可能导致肝脏衰竭和死亡。因此,有必要定期监测兔子并检查黄疸症状[见注意事项(19)]。当怀疑有肝功能衰竭迹象时,可以抽血分析肝功能,动物应接受额外的饮食支持。此外,兔子应在短时间内用于实验。

30.3.4　动脉粥样硬化的无创多参数显像评价

30.3.4.1　*动物成像准备*

(1) 用 ^{18}F-氟脱氧葡萄糖(^{18}F - FDG)显像时,在注射前 4 h 禁食。

(2) 使用双耳的边缘耳静脉放置静脉导管,连接一个带有短静脉线的旋塞阀。

(3) 经静脉注射 ^{18}F - FDG(1 mCi/kg)。

(4) 注射后 2.5 h,用氯胺酮(35 mg/kg)和甲苯噻嗪(5 mg/kg)麻醉兔子,用儿童导尿管排空膀胱,并附有尿袋。

(5) 将兔子运送全 PET/MRI 系统(确保移除所有的金属)。

(6) 将兔子放在手术床的中央,足先,取仰卧位,然后在头上戴上面罩,使用兽医麻醉和呼吸系统为整个手术过程提供氧气/异氟醚混合物(Penlon Ltd., Abingdon, UK)。

（7）在兔子周围放置一个身体矩阵线圈或膝盖线圈，至少覆盖腹部区域［见注意事项（20）］。

（8）使用自动注射仪器注射 MR 造影剂，并将生理盐水（冲洗）连接到未使用的静脉导管上，以进行动态对比增强磁共振成像（DCE - MRI）扫描。

30.3.4.2　PET/MR 显像

（1）开始 PET 扫描以量化腹主动脉中的 ^{18}F - FDG 信号，并进行时间飞跃法（time to flight，TOF）MR 扫描以做解剖定位，如图 30 - 6（a）所示。

（2）TOF 结束后，开始 3D T2WI 序列评估血管壁面积，如图 30 - 6（b）所示。

（3）启动动态对比增强磁共振（dynamic contrast-enhaneed-MRI，DCE-MRI）序列以评估血管壁通透性[21]，并在动态 MR 序列中获得多个帧后注射钆喷酸葡胺，如图 30 - 6（c）所示。

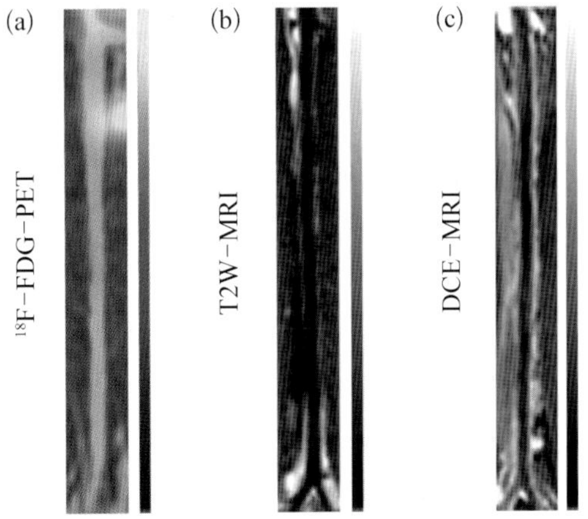

30.3.4.3　图像重建和分析

（1）必要时可用供应商提供的专用工具，单独或与定制软件结合进行离线 PET 图像重建。

图 30 - 6　动脉粥样硬化的无创 PET/MR 显像评价
注　（a）具有代表性的 ^{18}F - FDG - PET 冠状动脉融合 PET/MR 图像；（b）T2 加权 MRI T2WI；（c）动态增强 MRI（DCE - MRI）。主动脉全长可见病变。

（2）DCE - MRI 数据通常应用定制软件做分析。定制软件可以用 Matlab、javascript 或其他编程语言编写，这些语言库可以方便地处理图像数据，正如其他地方所讨论的那样[11]。

（3）处理过的（DCE - MRI）或未处理的（斑块大小，PET）图像可以使用现成的图像分析软件（如 Osirix 或类似的 DICOM 分析软件）处理，方法是在肾下腹主动脉和其他感兴趣的组织上手动绘制感兴趣区域[11]。

30.3.5　安乐死和主动脉及器官的采集

30.3.5.1　安乐死和灌注

（1）静脉注射 100 mg/kg 戊巴比妥钠对兔子实施安乐死。

（2）从颈静脉切口切开耻骨。

（3）使用剪刀或骨刀行胸骨切开术，以便更好地观察心脏和胸主动脉，同时用自动牵开器保持胸腔打开。

（4）在左心室放置一根静脉导管，用至少 500 mL（肝素化）生理盐水给兔子灌流，并在门静脉切一切口，以排出血液和生理盐水。

30.3.5.2　主动脉和器官的采集

（1）从心脏到髂骨分叉处剥离主动脉。

（2）再次用生理盐水冲洗主动脉。

（3）最后将主动脉切成 5 mm 厚的薄片，保存在甲醛溶液中以用于组织学分析。

30.3.6 动脉粥样硬化病变的组织学验证

（1）从甲醛溶液中取出块状物，并将其用石蜡包埋。

（2）切割成 7 μm 厚的部分，最好是每个载玻片两个部分。

（3）让载玻片在 37 ℃ 预热的烤箱中干燥至少 24 h。

（4）常规的苏木精和伊红（H&E）染色和巨噬细胞的 RAM‑11 染色（见图 30‑7），可根据制造商的方案操作。

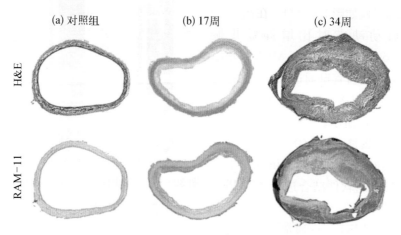

图 30‑7　动脉粥样硬化病变的组织学验证

注　（a）正常饮食的健康对照组；（b）动脉粥样硬化兔接受双球囊损伤并伴高脂肪和高胆固醇饮食 17 周；（c）34 周的常规苏木精‑伊红（上）和 RAM‑11（下）的主动脉巨噬细胞染色图。

30.4　注意事项

（1）将胆固醇含量为 0.3% 的饮食（饮食方案 1）改为低胆固醇（0.15%）的饮食（饮食方案 2），以防止肝功能衰竭。

（2）根据我们的经验，一次肌内注射就足以使兔子在整个过程中保持麻醉（30～45 min）。如有需要再额外注射。

（3）放松腿部可以防止髂动脉的人为弯曲，从而在插入导管时容易通过。

（4）保护兔子的身体以防止体温过低是很重要的。此外，覆盖非手术区以防止松散的毛皮引起感染。

（5）这个步骤十分重要：当你直接切开时，要小心不要损伤股神经、动脉或静脉。在分离前，去除筋膜有助于确定肌纤维的方向，并有助于正确分离。

（6）由于氧合的不同，动脉血的颜色与静脉血呈紫色相比是鲜红色的。股神经呈白色结构。小心不要用棉签以外的任何东西触碰神经,也不要拉伸神经。这可能导致严重的神经损伤,为此动物可能需要安乐死。

(7) 首先结扎动脉远端,有助于血管扩张。如果需要的话,可以进一步分离以放松。丝线应在盐水中润湿,以方便打手术结。

(8) 去除外膜层将使动脉扩张。然而,没有这一层,动脉更脆弱而容易破裂。周围小动脉可位于切口附近。建议保留这些小分支,以利于侧枝动脉的形成。无论如何,当血管丛处于紧张状态时容易破裂,可以考虑结扎,防止血液外溢。

(9) 确保第一个结和这个环之间的距离足够长,可方便导管进入。剥脱术完成后,用该环结扎股动脉近端。

(10) 为了便于导管的引入,在动脉上涂抹利多卡因,直到动脉直径大约增加 1 倍。

(11) 尽可能与血管平行,以防止导管插入时动脉被刺穿。确保导管没有被引入血管壁的外膜和介质层之间。

(12) 导管插入动脉时不要用力过大,如果导管卡住,可退回一点,然后再试一次。确保将用于导管导入的动脉部分除去外膜层。若将导管强行插入动脉可能导致股动脉破裂。

(13) 为了减少辐射,在穿着防辐射围裙的同时,尽量远离 X 射线。

(14) 在收回导管时,如果遇到阻力,尤其是通过隔膜时,应缓慢放气。由于第一次手术的结果是狭窄区域会沿着主动脉发展,如果在第二次手术中球囊没有充分放气,可能会增加动脉瘤发生的概率。

(15) 股动脉结扎后,随着时间的推移,会形成新的侧支动脉,防止肢体缺血的进展。

(16) 任何残留在伤口中的血肿都会增加感染的机会,并可能导致感染和自残。

(17) 保留较长的末端,以便在毛发重新生长后能够轻松地移除。缝合线可以在手术后 10～14 d 拆线。

(18) 手术后观察到大多数神经损伤是可逆的,在术后数小时到 3 d 内可以恢复。如果神经损伤在术后第 3 d 后仍持续存在,很可能是永久性损伤,需要对动物实施安乐死;然而这种并发症的发生率不到 2%。

(19) 术后兔子的行为可能会改变,会出现活动和反应能力下降。肝衰竭的症状首先表现为耳朵、眼睛和鼻子周围出现黄疸。我们发现大约 10% 的兔子发生了肝衰竭,但只是在它们吃了富含胆固醇的高脂肪饮食 6～12 个月后才发生的。

(20) 一定要把兔子放在一个稳定的位置,防止它翻滚,并在没有引起衰减的情况下诱发运动伪影。亚麻布可以用来稳定侧面。

参考文献

[1] Hansson G K. Inflflammation, atherosclerosis, and coronary artery disease[J]. N Engl J Med, 2005, 352(16): 1685-1695.

[2] Bentzon J F, Falk E. Atherosclerotic lesions in mouse and man: is it the same disease? [J] Curr Opin Lipidol, 2010, 21: 434-440.

[3] Virmani R, Burke A P, Farb A, et al. Pathology of the vulnerable plaque[J]. J Am Coll Cardiol,

2006，47(8)：C13 - C18.

[4] Falk E, Nakano M, Bentzon J F, et al. Update on acute coronary syndromes: the pathologists' view[J]. Eur Heart J, 2013, 34(10): 719 - 728.

[5] Bocan T M A, Mueller S B, Mazur M J, et al. The relationship between the degree of dietaryinduced hypercholesterolemia in the rabbit and atherosclerotic lesionformation [J]. Atherosclerosis, 1993, 102: 9 - 22.

[6] Falk E. Pathogenesis of atherosclerosis[J]. J Am Coll Cardiol, 2006, 47(8 Suppl): C7 - C12.

[7] Motoyama S, Kondo T, Sarai M, et al. Multislice computed tomographic characteristics of coronary lesions in acute coronary syndromes[J]. J Am Coll Cardiol, 2007, 50(4): 319 - 326.

[8] Mateo J, Izquierdo-Garcia D, Badimon J J, et al. Noninvasive assessment of hypoxia in rabbit advanced atherosclerosis using 18f-flfluoromisonidazole positron emission tomographic imaging[J]. Circ Cardiovasc Imaging, 2014, 7(2): 312 - 320.

[9] Tarkin J M, Dweck M R, Evans N R, et al. Imaging atherosclerosis[J]. Circ Res, 2016, 118(4): 750 - 769.

[10] Lobatto M E, Z a F, Silvera S, et al. Multimodal clinical imaging to longitudinally assess a nanomedical antiinflflammatory treatment in experimental atherosclerosis[J]. Mol Pharm, 2010, 7(6): 2020 - 2029.

[11] Calcagno C, Lobatto M E, Dyvorne H, et al. Three-dimensional dynamic contrast-enhanced MRI for the accurate, extensive quantifification of microvascular permeability in atherosclerotic plaques [J]. NMR Biomed, 2015, 28(10): 1304 - 1314.

[12] Keliher E J, Ye Y, Wojtkiewicz G R, et al. Polyglucose nanoparticles with renal elimination and macrophage avidity facilitate PET imaging in ischaemic heart disease[J]. Nat Commun, 2017, 8: 14064.

[13] Ruehm S G, Corot C, Vogt Pet al. Magnetic resonance imaging of atherosclerotic plaque with ultrasmall superparamagnetic particles of iron oxide in hyperlipidemic rabbits[J]. Circulation, 2001, 103(3): 415 - 422.

[14] Tang T Y, Howarth S P S, Miller S R, et al. The ATHEROMA (Atorvastatin Therapy: Effects on Reduction of Macrophage Activity) study. Evaluation using ultrasmall superparamagnetic iron oxide-enhanced magnetic resonance imaging in carotid disease[J]. J Am Coll Cardiol, 2009, 53(22): 2039 - 2050.

[15] Tawakol A, Migrino R Q, Hoffmann U, et al. Noninvasive in vivo mea surement of vascular inflflammation with F - 18 flfluorodeoxyglucose positron emission tomography[J]. J Nucl Cardiol, 2005, 12(3): 294 - 301.

[16] Vucic E, Dickson S D, Calcagno C, et al. Pioglitazone modulates vascular inflflammation in atherosclerotic rabbits noninvasive assessment with FDG-PET-CT and dynamic contrast-enhanced MR imaging[J]. JACC Cardiovasc Imaging, 2009, 4(10): 1100 - 1109.

[17] Ye Y, Calcagno C, Binderup T, et al. Imaging macrophage and hematopoietic progenitor proliferation in atherosclerosis[J]. Circ Res, 2015, 117(10): 835 - 845.

[18] Joshi N V, Vesey A T, Williams M C, et al. [18]F - flfluoride positron emission tomography for identifification of ruptured and high-risk coronary atherosclerotic plaques: a prospective clinical trial [J]. Lancet, 2014, 383(9918): 705 - 713.

[19] Irkle A, Vesey A T, Lewis D Y, rt al. Identifying active vascularmicrocalcifification by [18]F - sodium flfluoride positron emission tomog raphy[J]. Nat Commun, 2015, 6: 7495.

[20] Dweck M R, Chow M W L, Joshi N V, et al. Coronary arterial 18F - sodium flfluoride uptake: a novel marker of plaque biology[J]. J Am Coll Cardiol, 2012, 59(17): 1539 - 1548.

[21] Calcagno C, Mani V, Ramachandran S, et al. Dynamic contrast enhanced (DCE) magnetic resonance imaging (MRI) of atherosclerotic plaque angiogenesis[J]. Angiogenesis, 2010, 13(2): 87 - 99.

索　引